NOURRIR LA MACHINE HUMAINE

ÉTUDES D'HISTOIRE DU QUÉBEC/
STUDIES ON THE HISTORY OF QUEBEC

Magda Fahrni et/and Jarrett Rudy
Directeurs de la collection/Series Editors

1 Habitants and Merchants in Seventeenth-Century Montreal
Louise Dechêne
2 Crofters and Habitants
Settler Society, Economy, and Culture in a Quebec Township, 1848–1881
J.I. Little
3 The Christie Seigneuries
Estate Management and Settlement in the Upper Richelieu Valley, 1760–1859
Francoise Noel
4 La Prairie en Nouvelle-France, 1647–1760
Louis Lavallée
5 The Politics of Codification
The Lower Canadian Civil Code of 1866
Brian Young
6 Arvida au Saguenay
Naissance d'une ville industrielle
José E. Igartua
7 State and Society in Transition
The Politics of Institutional Reform in the Eastern Townships, 1838–1852
J.I. Little
8 Vingt ans après *Habitants et marchands*,
Lectures de l'histoire des XVIIe et XVIIIe siècles canadiens
Habitants et marchands, Twenty Years Later
Reading the History of Seventeenth- and Eighteenth-Century Canada
Edited by *Sylvie Dépatie, Catherine Desbarats, Danielle Gauvreau, Mario Lalancette, Thomas Wien*
9 Les récoltes des forêts publiques au Québec et en Ontario, 1840–1900
Guy Gaudreau
10 Carabins ou activistes? L'idéalisme et la radicalisation de la pensée étudiante à l'Université de Montréal au temps du duplessisme
Nicole Neatby
11 Families in Transition
Industry and Population in Nineteenth-Century Saint-Hyacinthe
Peter Gossage
12 The Metamorphoses of Landscape and Community in Early Quebec
Colin M. Coates
13 Amassing Power
J.B. Duke and the Saguenay River, 1897–1927
David Massell
14 Making Public Pasts
The Contested Terrain of Montreal's Public Memories, 1891–1930
Alan Gordon
15 A Meeting of the People
School Boards and Protestant Communities in Quebec, 1801–1998
Roderick MacLeod and Mary Anne Poutanen
16 A History for the Future
Rewriting Memory and Identity in Quebec
Jocelyn Létourneau
17 C'était du spectacle!
L'histoire des artistes transsexuelles à Montréal, 1955–1985
Viviane Namaste
18 The Freedom to Smoke
Tobacco Consumption and Identity
Jarrett Rudy
19 Vie et mort du couple en Nouvelle-France
Québec et Louisbourg au XVIIIe siècle
Josette Brun

20 Fous, prodigues, et ivrognes
Familles et déviance à Montréal au XIXe siècle
Thierry Nootens

21 Done with Slavery
The Black Fact in Montreal, 1760–1840
Frank Mackey

22 Le concept de liberté au Canada à l'époque des Révolutions atlantiques, 1776–1838
Michel Ducharme

23 The Empire Within
Postcolonial Thought and Political Activism in Sixties Montreal
Sean Mills

24 Quebec Hydropolitics
The Peribonka Concessions of the Second World War
David Massell

25 Patrician Families and the Making of Quebec
The Taschereaus and McCords
Brian Young

26 Des sociétés distinctes
Gouverner les banlieues bourgeoises de Montréal, 1880–1939
Harold Bérubé

27 Nourrir la machine humaine
Nutrition et alimentation au Québec, 1860–1945
Caroline Durand

Nourrir la machine humaine

Nutrition et alimentation au Québec, 1860–1945

CAROLINE DURAND

McGill-Queen's University Press
Montreal & Kingston • London • Ithaca

ISBN 978-0-7735-4488-8 (relié toile)
ISBN 978-0-7735-4489-5 (relié papier)
ISBN 978-0-7735-9715-0 (ePDF)
ISBN 978-0-7735-9716-7 (ePUB)

Dépôt légal, deuxième trimestre 2015
Bibliothèque nationale du Québec

Première édition reliée papier 2016

Imprimé au Royaume-Uni

Cet ouvrage a été publié grâce à une subvention de la Fédération des sciences humaines, dans le cadre du Prix d'auteurs pour l'édition savante, à l'aide de fonds provenant du Conseil de recherches en sciences humaines du Canada.

Nous reconnaissons l'aide financière du gouvernement du Canada par l'entremise du Fonds du livre du Canada pour nos activités d'édition. Nous remercions le Conseil des arts du Canada de l'aide accordée à notre programme de publication.

Catalogage avant publication de Bibliothèque et Archives Canada

Durand, Caroline, 1979–, auteur
Nourrir la machine humaine: nutrition et alimentation au Québec, 1860–1945/Caroline Durand.

(Études d'histoire du Québec – Studies on the history of Quebec; 27)
Comprend des références bibliographiques et un index.
Publié en formats imprimé(s) et électronique(s).
ISBN 978-0-7735-4488-8 (relié). –
ISBN 978-0-7735-4489-5 (couverture souple). –
ISBN 978-0-7735-9715-0 (ePDF). –
ISBN 978-0-7735-9716-7 (ePUB)

1. Alimentation – Aspect social – Québec (Province) – Histoire. 2. Politique alimentaire – Québec (Province) – Histoire. 3. Habitudes alimentaires – Québec (Province) – Histoire. 4. Anthropologie de l'alimentation – Québec (Province) – Histoire. I. Titre. II. Collection: Studies on the history of Quebec; 27

TX360.C32Q8 2015 363.809714 C2014-907714-9
C2014-907715-7

Mis en pages par Interscript en 10.5/13 Sabon.

MIX
Paper | Supporting responsible forestry
FSC www.fsc.org FSC® C013604

À Brigitte Girard, Guylaine Desgagné
et Natacha Durand

Table des matières

Figures et tableaux

FIGURES

TABLEAUX

Abréviations

AMC	Association médicale canadienne
BANQVM	Bibliothèque et Archives nationales du Québec, Vieux-Montréal
CCN	Conseil canadien de la nutrition
CECM	Commission des écoles catholiques de Montréal
CND	Congrégation de Notre-Dame
DDM	Dispensaire diététique de Montréal
EMP	École ménagère provinciale
FNSJB	Fédération nationale Saint-Jean-Baptiste
INDBC	Institut Notre-Dame du Bon-Conseil
LSR	League for Social Reconstruction
SPH	Service provincial d'hygiène
SSJB	Société Saint-Jean-Baptiste
SSVP	Société de Saint-Vincent de Paul
USC	Unités sanitaires de comté
VON	Victorian Order of Nurses

Remerciements

Publier un livre est un travail de longue haleine, et pour parvenir à ce résultat, j'ai compté sur le travail et le soutien de beaucoup de gens. Ces personnes ont fait de cette expérience un privilège et un plaisir, et m'ont aidé à articuler ma pensée à différents moments. Suzanne Morton, avec qui j'ai eu un grand nombre de conversations fort égocentriques autour de ce projet, a été généreuse, rigoureuse et encourageante ; j'en suis très reconnaissante. Michèle Dagenais et Denyse Baillargeon ont cru que ma vague idée d'étudier les discours sur l'alimentation valait la peine d'être poursuivie. Leur appui, alors que mon projet n'en était qu'au stade du développement et des demandes de financement, a été essentiel.

Au fil des congrès, ateliers et colloques, j'ai eu de nombreuses discussions avec tout un groupe de chercheurs et chercheuses intéressés par divers aspects de l'histoire de l'alimentation. Ian Mosby, Catherine Carstairs, Franca Iacovetta, Marlene Epp, Nathalie Cooke et François Rousseau ont particulièrement stimulé mes réflexions grâce à leurs questions, leurs commentaires et leurs propres travaux.

Ces recherches n'auraient pas été possibles sans le support financier du Conseil de recherches en sciences humaines du Canada, de l'Institut canadien de recherches sur les femmes et de l'Institut d'études canadiennes de McGill. Madame Marcelle Cinq-Mars, de Bibliothèques et Archives Canada, de même que le personnel des archives de la Ville de Montréal, de la Commission scolaire de Montréal et de l'Université de Montréal m'ont rendu des services très appréciés. Je tiens à souligner l'aide précieuse apportée par Bibliothèque et Archives nationales du Québec. Par son financement, le prêt d'un espace de travail sur les lieux de mes principales recherches et ses services courtois et professionnels lors de mes innombrables demandes de documents à la Collection nationale, BAnQ a fourni des matériaux indispensables à ce livre.

Ma collaboration avec McGill-Queen's University Press a été facile et agréable ; merci à Jonathan Crago ainsi qu'à Jarrett Rudy et à Magda Farhni, directeurs de la collection d'études d'histoire du Québec.

À Trent, j'ai bénéficié des encouragements de mes collègues et amis du Département d'histoire et du programme d'études canadiennes. J'ai été accueillie avec chaleur et générosité dans ce milieu stimulant sans lequel il n'aurait peut-être pas été possible de mener ce projet à terme.

Je dois exprimer ma reconnaissance et mon affection envers mes parents, Guylaine Desgagné et Carol Durand, ma sœur Natacha et mon frère Frédéric. En réfléchissant aux repas du passé, j'ai souvent pensé à ceux que nous avons partagés. Merci à Jean-François Tremblay, un compagnon de vie aimant, ouvert, respectueux et encourageant, qui m'aide toujours à équilibrer la discipline, la rationalité et l'autocontrôle avec une bonne dose d'humour, de rêve et de folie.

Les chapitres 3 and 6 comprennent du texte publié dans Caroline Durand, « Rational Meals for the Traditional Family : Nutrition in Quebec School Manuals, 1900–1960 », *Edible Histories, Cultural Politics. Towards a Canadian Food History*, Franca Iacovetta, Valerie J. Korinek et Marlene Epp, dir. (Toronto : University of Toronto Press, 2012)

NOURRIR LA MACHINE HUMAINE

Introduction

> Elle se souvenait maintenant qu'à la clinique, il avait été question d'alimentation rationnelle, propre à former les os, les dents, et à assurer la santé. Une espèce de ricanement monta à sa gorge. Ne lui avait-on pas souligné que cette alimentation était à la portée de tous les budgets ? Ne lui avait-on pas clairement montré son devoir ? Ses prunelles se remplirent d'angoisse. Peut-être manquait-elle, en effet, à sa tâche. Elle finit par s'en persuader[1].

Ces pensées appartiennent au personnage de Rose-Anna Lacasse, une mère de famille de Saint-Henri imaginée par Gabrielle Roy dans *Bonheur d'occasion*. Ce roman réaliste dépeint les dures conditions de vie des gens de ce quartier montréalais au début des années 1940. Rose-Anna assiste, impuissante et rongée de remords, à la mort de son fils Daniel, souffrant de malnutrition et de leucémie. Dans cette situation, il semble que la nutrition, telle qu'enseignée dans les cliniques par les médecins et les infirmières, ait apporté plus de culpabilité que de secours.

Pour illustrer la misère de ses personnages, Gabrielle Roy décrit leurs visages maigres, leurs membres décharnés, leurs corps fluets. Alphonse, refusé par l'armée, a les dents cariées et une mauvaise vue. Lors de son examen médical, le docteur le rabroue « parce qu'au lieu de bon lait pasteurisé [il avait] été élevé aux beans pis aux fricassées d'oignons[2] ». Florentine Lacasse, l'aînée de Rose-Anna, frappe par sa maigreur et ne semble pas manger à sa faim[3].

D'une certaine manière, *Bonheur d'occasion* contredit les idées qui dominent au début des années 1940 au sujet du lien entre pauvreté, alimentation et santé. La misère des gens de Saint-Henri se manifeste, entre autres, par des corps mal nourris, maigres et malades, mais le régime alimentaire en cause dépend surtout des conditions matérielles d'existence : les personnages, quoique peu instruits, souffrent d'abord de pauvreté. Les deux héroïnes du roman trouvent leur salut économique et probablement une meilleure diète lorsque leur époux respectif joint l'armée. À l'époque où Gabrielle Roy écrit, les médecins et les gouvernements fédéral, provincial et municipal ne partagent généralement pas cette interprétation. La conception la plus fréquemment admise alors veut que les individus mal nourris doivent leur état non pas à des facteurs économiques, mais à leur ignorance des principes de base de la nutrition. Le principal objectif des autorités est donc d'instruire les filles et les femmes sur cette science.

Aujourd'hui, la science de la nutrition est souvent au cœur du discours dominant sur l'alimentation. De très nombreux acteurs sociaux, allant des industries agroalimentaires à l'État en passant par les gastronomes et les médecins, diffusent des informations scientifiques et rationnelles sur les aliments et les habitudes diététiques idéales. Les experts et les expertes de la nutrition ne cessent de le répéter : les individus doivent s'informer pour faire de bons choix, et la santé de chacun dépend de ces décisions. Ce discours peut sembler neutre, objectif et universellement bénéfique. Pourtant, des membres du milieu académique et des journalistes remettent en question l'usage actuel et passé de la nutrition pour éduquer la population. Certains soulignent le peu de certitudes offertes par cette science ; d'autres dénoncent son usage par l'industrie agroalimentaire alors que plusieurs critiques affirment que les outils éducatifs promus par l'État masquent l'insuffisance de ses interventions pour combattre la pauvreté et accroître la justice sociale[4].

Plusieurs sociologues, anthropologues, nutritionnistes et journalistes d'ici et d'ailleurs craignent que le mode de vie moderne ne déstructure les repas familiaux et que cette déstructuration ne dégrade l'identité individuelle et collective, les relations interpersonnelles et la santé. Pour certains sociologues, ce phénomène accroît l'individualisme, l'isolement et la perte de repères. Il résulte du travail rémunéré féminin, de l'augmentation des distances entre le foyer, le travail et l'école, de la popularité des activités parascolaires, de la télévision ainsi que de la hausse des divorces, des séparations et des ménages composés d'une seule personne[5]. Au Québec, des nutritionnistes comme Marie Marquis prônent le sauvetage du repas familial comme lieu de transmission de saines habitudes alimentaires[6]. Les analyses des habitudes alimentaires contemporaines comparent parfois les pratiques d'aujourd'hui à celles d'autrefois, mais comme d'autres chercheurs, nous nous demandons si cette perception du passé n'est pas enjolivée[7]. Nous estimons nécessaire d'historiciser le repas, la diète et les conseils diététiques du passé pour éviter de les idéaliser et pour comprendre pourquoi et comment les pratiques alimentaires ont changé. Comme le rappelle la professeure de littérature Nathalie Cooke, les repas quotidiens ont constamment été modulés par des contraintes matérielles et temporelles liées au travail, aux autres activités, à la structure du ménage et à son statut socio-économique[8]. Loin d'être immuables et uniformes, l'alimentation et les repas présentent d'infinies variations. Il n'y a pas *un* repas familial d'antan à sauver, mais il existe des habitudes et des pratiques estimées supérieures par certains acteurs sociaux. En exposant la pluralité des pratiques alimentaires entre 1860 et 1945, en explorant les causes des transformations survenues durant cette période et en décrivant les inquiétudes et les conseils formulés par différents experts, nous voulons contribuer à déconstruire certains mythes et à atténuer quelques-unes des craintes actuelles.

Ce livre contribue à ces discussions en se penchant sur l'histoire de la nutrition dans le Québec francophone entre la seconde moitié du XIXe siècle et 1945. Nous y explorerons les modalités de l'apparition de la nutrition dans les discours de différents acteurs tels que les médecins, l'État, les enseignantes et certaines entreprises de transformation alimentaire. Nous analyserons les principales recommandations diététiques pour identifier les valeurs et les idées véhiculées dans les prescriptions sur la nourriture, les relier à certains courants de pensée et expliquer leurs effets. Nous montrerons que la nutrition représente un instrument idéologique et politique. La plupart du temps, ses experts et promoteurs soutiennent les structures sociales et les autorités en place, quoique quelques-uns l'emploient pour réclamer des changements et des réformes. Entre 1860 et 1945, mais principalement à partir de 1900, plusieurs médecins, enseignantes, clercs et laïcs œuvrant dans le domaine de l'éducation, de la santé et de l'agriculture souhaitent rendre les travailleurs et les agriculteurs plus productifs grâce à une alimentation adéquate. La diète préconisée vise à construire et à entretenir des corps performants, nécessaires à l'économie industrielle, capitaliste et libérale. Il s'agit d'accroître la prospérité et la compétitivité nationale, au sens démographique, économique et parfois militaire. À partir de la Grande Dépression, la nutrition sert aussi à demander à l'État de redistribuer la richesse, mais cet usage est moins fréquent que celui appuyant l'ordre établi. La nutrition véhicule donc un idéal social plutôt conservateur et traditionnel dans lequel la mère est au cœur de la famille, lieu de reproduction et d'entretien du capital humain.

Ce discours scientifique diffuse des métaphores, des arguments et des connaissances en accord avec la modernité, la productivité et le libéralisme économique. Entre 1860 et 1945, la technologie, la science et la rationalité présentes dans les conseils nutritionnels modernisent les représentations du corps et de la personne, mais, en même temps, l'usage d'images traditionnelles de la femme, de la famille et de la nation canadienne-française suggère une certaine continuité dans les mentalités. Dans leurs discours normatifs, les experts et les expertes de l'alimentation combinent tradition et modernité : ils reconnaissent et apprécient la modernité scientifique et technologique et prônent des valeurs modernes et libérales, mais sans jamais critiquer la famille patriarcale ni la nation canadienne-française et sans proposer de changer le rôle des femmes à l'intérieur de ces structures. Nous soutenons donc que, dans les discours nutritionnels, les arguments et les valeurs traditionnelles et modernes ne sont pas toujours dichotomiques et peuvent même se renforcer réciproquement.

La nutrition, les idées, la politique et la culture

En quoi la nutrition peut-elle s'inscrire dans l'histoire des idées telles que le libéralisme et le nationalisme, et comment peut-elle nous éclairer sur le conservatisme et la modernité ? Une définition du sens du terme « nutrition » et des limites où nous l'emploierons s'impose d'abord. La nutrition est la science qui étudie comment le corps humain tire sa subsistance des aliments consommés et qui recherche les meilleures manières de s'alimenter pour prévenir la maladie ou guérir de certaines affections. Elle constitue un domaine de recherche fondamentale ; toutefois, nous aborderons peu ce pan de l'histoire, car dans le Québec des années 1860 à 1945, la nutrition constitue surtout un savoir importé. La plupart des grandes découvertes sont alors effectuées en Europe et aux États-Unis, et les universités locales n'y contribuent pas encore. Nous avons aussi mis de côté les aspects curatifs de la nutrition, soit ses usages pour soigner des personnes atteintes de maladies comme le diabète ou l'anémie. Le champ d'action de la nutrition qui nous intéresse est celui de la vulgarisation, des conseils donnés à la population. Les diètes, les guides alimentaires, les informations nutritionnelles, les publicités et les recettes en constituent des exemples. Ces conseils visent une population large que différents intervenants veulent convaincre de modifier son régime pour éviter de dégrader sa santé ou pour l'améliorer.

En tant que discours préventif et normatif, la nutrition s'inscrit dans certaines relations de pouvoir, et donc dans le domaine du politique. Les acteurs sociaux qui insistent sur l'éducation à la nutrition et ceux qui bénéficient de cette activité n'occupent pas les mêmes positions que les personnes visées par les conseils. Selon Charlotte Biltekoff, une professeure d'études américaines dont les recherches portent sur les sciences et technologies de l'alimentation, l'acceptation et l'application des principes de la nutrition servent à comparer et à juger les différentes classes sociales. Les pauvres sont souvent qualifiés de têtus et blâmés pour leur supposé manque d'intérêt pour une alimentation saine. Même aujourd'hui, une forte distinction sociale existe entre différents types de plaisir culinaires, les plus légitimes et raffinés étant ceux des classes privilégiées, tandis que la restauration rapide ne fournirait à ses clients qu'une satisfaction superficielle et décevante[9].

En somme, lorsqu'ils parlent de diète, ceux qui émettent des discours ne parlent pas seulement d'aliments ou de repas, ils expriment aussi leurs idées sur les individus, dont ils jugent souvent les habitudes et les comportements. Ils parlent de leur société, et souvent ils ne considèrent pas tous ses membres de manière égale. Ils partagent donc, d'une certaine manière, leur conception de la personne, de la famille, des hommes et des femmes, de la nation. Ils sont, sur ces sujets, influencés par les visions du monde qui dominent à leur époque. Telle qu'elle est enseignée et employée, la nutrition appuie des valeurs pouvant renforcer certaines idéologies. Nos recherches sur la nutrition participent ainsi au projet intellectuel de comprendre ce que l'historien Ian McKay a nommé l'ordre libéral. Sans s'intéresser à tous ses aspects, elles en explorent des facettes genrées, quotidiennes, domestiques et corporelles. Ian McKay affirme que les fondements du libéralisme reposent sur la liberté individuelle, l'égalité et le droit à la propriété privée[10]. L'exercice de ces droits s'appuie sur une définition philosophique de l'individu : celui-ci doit être raisonnable, libéré de l'emprise de ses passions et capable de s'autocontrôler[11]. Entre les années 1860 et 1945, cette conception de l'individu occupe une place croissante dans les textes sur la diète.

Nous utiliserons une conception englobante du libéralisme : nous ne parlerons pas du libéralisme idéologique des élites politiques, mais plutôt du libéralisme comme mode de pensée, comme philosophie et comme mentalité. Ce libéralisme est versatile, compatible avec d'autres idéaux; il n'est ni monolithique, ni statique, ni réservé à l'élite. Selon Jean-Marie Fecteau, la vision du monde issue de cette philosophie ne se limite pas à une simple idéologie: c'est un « mode d'exister », un « appel de liberté », un « substrat culturel qui peut laisser place à une grande diversité d'interprétations, générer un réseau d'aspirations souvent irréconciliables entre elles, permettre des lectures du passé et des argumentaires justificatifs d'une grande variété[12] ». Toujours selon Fecteau, la version qui domine au Québec est un libéralisme bourgeois qui dépolitise les dysfonctionnements de la société que sont le crime et la pauvreté pour les transformer en questions individuelles, en responsabilités personnelles et morales. La nutrition a contribué à consolider l'ordre libéral dominant en responsabilisant les individus par rapport à leur diète et en mêlant connaissances scientifiques et valeurs morales dans les conseils sur l'alimentation. Soulignons toutefois que plusieurs acteurs prodiguant ces conseils ne s'identifient pas comme des libéraux. Plusieurs valeurs libérales conviennent aux courants de pensée nationalistes et conservateurs, de telle sorte que des membres de différents groupes sociaux y adhèrent, y compris au sein de l'Église catholique[13], et que des adversaires politiques s'y rejoignent. Individualisme, rationalité et liberté inscrivent la nutrition dans le libéralisme. La liberté individuelle est au centre de maints conseils sur l'alimentation: l'action de prodiguer ces conseils repose d'abord sur l'idée que les gens sont capables de réflexion et de prise de décision avant de répondre aux besoins physiologiques de la faim et de la soif. La plupart des experts affirment que les choix diététiques sont le fruit de décisions individuelles. Ils souhaitent que ces choix soient effectués selon leur propre conception de ce qui est raisonnable, soit l'usage de savoirs dits objectifs. En outre, le libéralisme philosophique se fonde sur la confiance dans la possibilité d'améliorer et de perfectionner les institutions sociales et politiques. Cette foi dans le progrès a motivé les nombreux projets de réforme sociale de la fin du XIXe siècle et du début du XXe siècle[14]. Dans les conseils diététiques, cet optimisme s'applique à l'organisme de chaque individu. En utilisant les métaphores du corps-machine et des aliments-matériaux ou carburants, les médecins, les infirmières et les enseignantes en arts ménagers participent à l'élaboration et à la diffusion d'un idéal selon lequel chacun peut contrôler son corps, le protéger contre la maladie, et l'améliorer en fonction des critères énoncés par les experts.

La nutrition contribue aussi à la construction de l'individu libéral idéal en excluant ceux et celles qui ne parviennent pas à maîtriser leur corps et leur appétit. Comme la professeure de communications Charlene D. Elliott l'affirme, la société actuelle considère les obèses comme des citoyens inadéquats, voire ratés. Leur obésité constitue un échec moral parce qu'elle équivaut à la défaite de l'exercice de la raison, de la volonté individuelle sur le corps et les passions. Associée à l'inactivité physique et à la paresse, l'obésité est estimée négative pour la démocratie et l'économie[15]. La minceur prouverait au contraire le contrôle de soi, la rationalité, et donc la responsabilité individuelle essentielle à tout bon citoyen participant à une démocratie libérale. Le corps mince et contrôlé représente aussi le mode de consommation valorisé dans la société : une consommation abondante, certes, mais disciplinée grâce aux conseils des experts[16].

Notre étude des conseils nutritionnels explorera comment l'ordre libéral s'est imposé jusque dans des aspects ordinaires de l'existence par l'entremise des discours sur l'alimentation et des valeurs qu'ils véhiculent. Une de ces valeurs, reliée au libéralisme économique, est la productivité, ou le productivisme. Si le gouvernement et les membres de la bourgeoisie d'affaires souhaitent voir des enfants et des ouvriers en santé, c'est d'abord parce qu'ils souhaitent améliorer leur productivité. L'argument de la santé individuelle et collective nous semble faire l'objet d'un consensus très large dans la société canadienne-française. La majorité des auteurs consultés veulent améliorer la santé du plus grand nombre ; cet objectif n'est jamais publiquement contesté. La nutrition fait aussi la promotion de l'individualisme, de la rationalité, de la maîtrise de soi et de la liberté de choisir. Ces valeurs se retrouvent surtout dans les solutions proposées aux difficultés qu'éprouvent les classes défavorisées à bien s'alimenter, selon les critères des experts. Ces solutions sont axées sur l'éducation des femmes. L'apologie de la productivité se traduit par la métaphore de l'homme-machine et de son corollaire, l'aliment-carburant, dont la présence dans les discours augmente entre 1880 et 1945.

La nutrition ne fait pas que définir un citoyen libéral idéal ; elle contribue aussi à l'exercice du pouvoir. Nous considérons la nutrition comme un des multiples aspects de la gouvernementalité, définie par Michel Foucault comme les « techniques et procédures destinées à diriger la conduite des hommes[17] ». Comme d'autres historiens, nous estimons que la gouvernance pratiquée dans l'ordre libéral ne repose pas sur des dispositifs coercitifs, mais sur un ensemble de moyens de persuasion qui convainquent les individus de la supériorité et des avantages de l'autocontrôle et de l'exercice de la raison[18]. La nutrition, enseignée à l'école, diffusée par les médecins, l'État et les entreprises de production et de transformation alimentaire représente un de ces moyens d'éducation et de persuasion[19]. Elle contribue à l'ordre libéral parce que l'État et une partie des classes dirigeantes l'utilisent pour convaincre la population de changer ses habitudes. Elle permet aussi d'identifier les individus capables de s'autogouverner. Elle rationalise les comportements individuels, les quantifie, les critique et tente de les transformer à l'aide d'arguments et de méthodes scientifiques. La diffusion de la nutrition n'est pas unidirectionnelle (de l'élite vers les masses) et ne relève pas du strict contrôle social : le processus nous semble aussi interactif que directif et il relève autant des personnes qui cherchent (ou ignorent) les conseils que de ceux et celles qui les donnent.

Qu'en est-il des femmes dans cette construction de l'individu libéral et dans ce processus de gouvernance ? Sont-elles considérées comme égales aux hommes en matière de rationalité ? Plusieurs observateurs de la fin du XIXe et du début du XXe siècle émettaient des doutes sur la rationalité des femmes. Dans son étude sur le tabac à Montréal, Jarrett Rudy utilise le concept de l'individu libéral et constate qu'au XIXe siècle, les femmes se voyaient dénier toute capacité d'autocontrôle, ce qui les excluait de la catégorie des fumeurs respectables[20]. Cependant, il remarque que les discours sur le tabac changent après la Première Guerre mondiale, suite au gain du droit de vote par les femmes et à l'accroissement de leur présence sur le marché du travail. Percevant la cigarette comme un symbole de modernité et de liberté, des femmes contractent l'habitude de fumer tandis que les compagnies de tabac publicisent leurs produits auprès d'elles en valorisant le raffinement, le plaisir, la détente et l'attrait sexuel. La consommation féminine du tabac suscite néanmoins des questions et de l'opposition. Certains hommes désirent que les lieux d'achat et les fumoirs soient distincts pour les deux sexes, alors que les chefs religieux catholiques se prononcent contre la cigarette pour les femmes, y voyant un danger moderne pour la maternité[21]. En somme, si les premières prescriptions sur le tabac n'accordaient pas aux femmes la rationalité et l'autocontrôle soi-disant nécessaire pour fumer, la symbolique de la cigarette a changé, tout comme la situation des femmes, qui se sont approprié cet objet de consommation. Certains commentateurs anglophones affirmaient aussi que les femmes souffraient d'un faible contrôle sur leur personne lorsqu'ils critiquaient leurs pratiques de consommation et leurs comportements dans les grands magasins. Comme l'a montré l'historienne Donica Belisle, plusieurs auteurs et politiciens qualifiaient les consommatrices de folles lorsqu'elles chassaient les aubaines, et les soupçonnaient d'être facilement bernées par les commerçants et les publicités. Anxieux devant la société de consommation moderne et les changements économiques affectant les petites communautés, ces hommes estimaient que les femmes avaient besoin de leur autorité pour devenir des consommatrices raisonnables[22].

Les experts de la nutrition se montrent moins sévères et considèrent les femmes comme des personnes potentiellement rationnelles, capables d'éduquer leurs enfants pour qu'ils acquièrent aussi cette qualité. Le fait que plusieurs ouvrages soient rédigés par des femmes pour d'autres femmes explique sans doute, en partie, cette perspective plus positive, mais une certaine ambivalence demeure. Selon les discours normatifs, la cuisinière doit être raisonnable parce qu'elle nourrit les hommes et les enfants de la nation, mais les médecins et les enseignantes en économie domestique décrivent cela à la fois comme un rôle naturellement féminin et comme une activité nécessitant éducation, conseils et encadrement.

Bien sûr, la cuisine ne constitue pas un domaine exclusivement féminin, et quelques sources présentent des exemples d'hommes et de garçons qui cuisinent. Mais la plupart des auteurs présument que cette situation résulte de l'absence de femmes ou de filles pour préparer à manger[23]. Les sources écrites et iconographiques représentent les repas selon des normes genrées uniformes et strictes : les femmes planifient, préparent et servent les repas avec dévotion et amour. Les femmes sont aussi les principales personnes visées par l'éducation à la nutrition, en vertu d'une définition de la maternité très rarement contestée durant la période couverte par nos recherches. Ajoutons toutefois que les auteures de littérature culinaire et diététique sont souvent des femmes : plusieurs religieuses ont produit du matériel scolaire, par exemple. Peu importe le sexe de l'auteur, les conseils nutritionnels s'adressent à un modèle féminin conforme à l'idéal maternel de l'époque. Qu'il s'agisse du ministère de l'Agriculture, des écoles ménagères, du ministère de la Santé, des médecins, des infirmières hygiénistes ou des nutritionnistes, la vaste majorité des autorités s'exprimant sur la diète et la cuisine considèrent avant tout les femmes comme des mères ou des mères potentielles. Cette conception de la citoyenne se trouve d'ailleurs dans d'autres sphères d'activité, comme le sport et l'organisation des loisirs, et perdure dans l'après-guerre[24]. Sauf en quelques occasions, durant la Deuxième Guerre mondiale par exemple, les conseils nutritionnels ne présentent jamais le corps féminin contrôlé, mince ou productif dans des rôles autres que ceux de la mère ou, parfois, de la séductrice.

Plusieurs historiennes des femmes ont montré que les réformatrices et suffragettes de la fin du XIXe et du début du XXe siècle se défendaient bien de vouloir abandonner leur rôle maternel. Au contraire, la majorité des féministes anglophones réformistes souhaitaient protéger la famille des méfaits de l'industrialisation et de l'urbanisation. Elles jugeaient les mères responsables de la santé de toute la famille et réclamaient des droits politiques en vertu de cette responsabilité[25]. Plusieurs réformatrices croyaient que de meilleures connaissances culinaires étaient nécessaires aux jeunes femmes des milieux ouvriers. Karine Hébert a mis en lumière la prédominance de la maternité et du christianisme dans l'idéologie et l'action de la Fédération nationale Saint-Jean-Baptiste (FNSJB). Elle a expliqué que, pour ses dirigeantes, il s'agissait d'abord de donner aux femmes les moyens d'accomplir leurs devoirs maternels et féminins, tel que la Providence en a décidé[26]. L'impact émancipateur du maternalisme suscite bien des débats parmi les historiennes. Yolande Cohen l'a rappelé dans un article sur le Dispensaire diététique de Montréal (DDM). S'opposant à ce qu'elle qualifie d'orthodoxie féministe, Cohen estime que le maternalisme utilise stratégiquement le langage de la domesticité et de la famille pour faire reconnaître des revendications féminines aux hommes politiques[27]. En décrivant le travail et les demandes des professionnelles œuvrant au DDM entre 1910 et 1940, elle affirme que ces femmes ont acquis autonomie et autorité dans la sphère publique en développant la profession de nutritionniste, en relayant un savoir nouveau, en initiant des programmes d'assistance et en réclamant à l'État des mesures d'aide comme les allocations familiales. Pour sa part, Catherine Charron estime que les femmes de la FNSJB ont tenté, de manière pragmatique et acceptable dans leur contexte social, de remettre en question la séparation des sphères en valorisant et en modernisant la domesticité et l'enseignement ménager[28].

Il est vrai que la nutrition a permis le développement d'une nouvelle profession féminine et soutenu la mise en place de mesures d'aide améliorant l'existence de milliers de femmes au Canada et au Québec ;

elle a aussi contribué à moderniser l'enseignement prodigué aux filles et aux jeunes femmes en y ajoutant des aspects scientifiques. Toutefois, les discours sur l'alimentation inscrivent toujours la féminité dans un modèle familial et social conformiste. Selon l'idéal promu, les femmes ne peuvent améliorer leur diète et celle de leurs proches qu'en modifiant leurs achats pour choisir des aliments à la fois plus sains et plus économiques ainsi qu'en cuisinant mieux. L'augmentation du budget par l'emploi féminin est toujours exclue des solutions envisagées, tout comme des mesures collectives telles que des programmes de repas au travail et à l'école. Au début du XXe siècle, les discours sur la nutrition contribuent à renforcer l'idéal de la domesticité en présentant la cuisine familiale comme la meilleure solution aux faiblesses de la diète. En outre, nos recherches nous ont permis de constater que, jusqu'aux années 1940, les diététiciennes et nutritionnistes qui effectuent des revendications sociales proviennent de milieux anglophones; elles ont donc reçu une éducation différente des femmes franco-catholiques. Bien que le DDM servait des femmes francophones qui ont aussi bénéficié des gains réalisés, les discours émis par et pour ce groupe demeurent généralement conformes aux idéaux natalistes, ruralistes et catholiques des nationalistes canadiens-français.

À la fin du XIXe et au début du XXe siècle, les féministes ne disent presque jamais que la cuisine familiale représente un travail quotidien lourd et harassant ou que les besoins alimentaires puissent être comblés ailleurs que dans la sphère domestique, par quelqu'un d'autre qu'une épouse et une mère. Si, aux États-Unis, la féministe socialiste utopiste et radicale Charlotte Perkins Gilman (1860–1935) propose un modèle alternatif à la cuisine familiale dans son livre *Women and Economics* (1898)[29], sa proposition demeure marginale. Les féministes canadiennes-françaises des années 1880 à 1945 se sont rarement élevées contre la division sexuelle des tâches domestiques et n'ont pas exprimé la volonté de se libérer de la domesticité ou de la cuisine. Le statut social et économique des dirigeantes du mouvement explique sans doute en partie cette attitude: appartenant souvent à la moyenne ou à la haute bourgeoisie, plusieurs de ces féministes pouvaient embaucher une ou plusieurs domestiques, ce qui les libérait des tâches ménagères. Il existe néanmoins une exception remarquable: vers 1920, la journaliste montréalaise Éva Circé-Côté (1871–1949), dans *Le Monde ouvrier*, émet des opinions très différentes des positions officielles de la FNSJB. Avant-gardiste, libre-penseuse et sensible à la condition économique des ouvriers, des mères célibataires et des veuves, Éva Circé-Côté exprime un féminisme assez radical. Comme Charlotte Perkins Gilman, elle compare le mariage au servage, voire à l'esclavage. Elle présente la cuisine comme un travail exigeant dont la société et les époux devraient reconnaître la valeur pécuniaire, et non comme un acte d'amour et de dévouement maternel[30]. Ailleurs, elle se montre sensible à la situation des femmes vivant de nombreuses grossesses, évoquant la pression qu'exercent ces bouches affamées[31], alors que la société de l'époque présente les familles nombreuses comme une bénédiction et une gloire nationale. Le point de vue d'Éva Circé-Côté semble exceptionnel. Il ne s'accorde guère avec la pensée dominante sur le rôle maternel et la nature féminine exprimée alors. Cette perception de la cuisine comme un travail lourd, source de tensions conjugales et d'un stress financier parfois insupportable, ne se retrouve pas dans les manuels scolaires, les publications gouvernementales, les publicités ni les textes des médecins. En fait, le féminisme dominant a surtout consolidé les représentations de la cuisine comme un geste d'amour maternel.

Cette conception rejoint d'ailleurs les objectifs des médecins et de l'État, qui, au début du XXe siècle, confient aux femmes la mission de cuisiner pour les hommes et les enfants de la nation. Les historiennes Cynthia Comacchio et Denyse Baillargeon ont décrit comment les discours adressés aux mères pour prévenir et réduire la mortalité infantile participaient à un processus de régulation sociale visant à maintenir la famille traditionnelle pour soutenir des considérations nationalistes et capitalistes. Elles ont finement analysé les discours des médecins au sujet de la maternité en Ontario (1900–1940) et au Québec (1910–1970)[32] et ont démontré que la survie et la santé des enfants sont des questions politiques, idéologiques et économiques autant qu'elles sont philanthropiques et humanistes. La lutte à la mortalité infantile constitue un élément essentiel pour contextualiser les sources que nous analyserons. Elle représente également un point de comparaison qui vient appuyer plusieurs de nos arguments à propos de leur contribution au maintien des rôles genrés traditionnels. Dans les années 1880 à 1945, les conseils nutritionnels, comme ceux sur la puériculture, visent surtout les mères. Quelques médecins qui ont lutté contre la mortalité infantile ont aussi promu une saine alimentation pour les enfants plus âgés et les adultes. Une fois les enfants sauvés des premiers périls, il faut leur assurer une croissance harmonieuse et une vitalité qui les rendra performants à l'école, leur réussite scolaire préfigurant leur productivité au travail. Les discours sur la nutrition étendent ces soi-disant responsabilités maternelles à la santé des hommes. Selon les experts, en cuisinant adéquatement, les femmes contribuent au maintien de la force de travail masculine nationale, une force qui constitue aussi une des bases de la puissance militaire. Plus qu'un contrôle social d'un sexe sur l'autre et des bourgeois sur les ouvriers, la nutrition contribue à un processus complexe d'autorégulation visant à normaliser les individus dans des rapports de pouvoir de genre et de classe propres aux nations industrielles et capitalistes.

La nutrition remplit aussi des fonctions culturelles et sociales : elle permet d'atténuer partiellement les tensions entre les modes de vie et de pensée traditionnels et modernes, conservateurs et libéraux, en hiérarchisant certaines valeurs et en les synthétisant. De cette manière, elle facilite la modernisation de certains aspects de la société et de la culture en préservant des structures et des normes sociales traditionnelles. Nos travaux s'inscrivent donc dans les recherches sur l'avènement de la modernité sociale et culturelle au Québec avant la Révolution tranquille[33]. Sans débattre de tous les aspects de la modernité du Québec, nous désirons en éclairer des facettes peu explorées, liées aux activités féminines domestiques et à l'influence croissante des experts de la santé sur la vie quotidienne.

D'abord, le moment de l'émergence de la science de la nutrition, ses innovations et son utilisation dans des objectifs progressistes et commerciaux en font une discipline moderne[34]. Si la préoccupation médicale pour l'alimentation remonte aux origines de la médecine, la nutrition ne devient un savoir autonome et spécialisé qu'au milieu du XIXe siècle, par les travaux de chimistes européens. Les médecins, les chimistes, les infirmières et les nutritionnistes expriment leurs conseils dans un langage scientifique et rationnel incluant des unités de mesure telles que la calorie, le poids, l'indice de masse corporelle, les unités internationales de vitamines, mais aussi le calcul des quantités, du temps et de la température en cuisine. Les experts valorisent également des technologies nouvelles, comme la réfrigération et les conserves. Diffusés dans des sociétés industrialisées et urbanisées, les conseils sur la nourriture contribuent à la modernisation et à la rationalisation sociale et économique. Cette science est mise au service de l'industrie dans une course à la performance et à la productivité, mais les partisans du nationalisme canadien-français du début du XXe siècle y trouvent aussi des arguments pour défendre un mode de vie rural, fondé sur l'agriculture, le catholicisme et le maintien de la famille patriarcale. Prêtres, religieuses, enseignantes en économie domestique, agronomes et médecins canadiens-français se désolent souvent de la modernité et subordonnent le progrès scientifique et technique à la religion, à la morale et à la tradition. Influencés par l'ultramontanisme, de nombreux penseurs canadiens-français catholiques critiquent la modernité en l'assimilant à la licence et au libéralisme économique et moral[35]. Toutefois, cela ne les empêche pas de promouvoir la rationalité, le contrôle et la productivité dans la cuisine, pourvu que la personne aux fourneaux soit une mère chrétienne dévouée à sa famille et capable d'améliorer la santé individuelle et la productivité nationale. Soulignons toutefois qu'au tournant du XIXe et du XXe siècle, les catholiques conservateurs ne sont pas les seuls à éprouver une nostalgie du passé. Les folkloristes antimodernes néo-écossais décrits par Ian McKay, les villégiateurs fuyant le tourbillon de la ville moderne présentés par Michèle Dagenais[36] et les chasseurs en quête d'une nature authentique étudiés par Tina Loo[37] désirent tous préserver certaines traditions, retrouver un mode de vie authentique ou une nature intacte. Cela n'entre pas en contradiction avec l'urbanisation, l'industrialisation et la modernisation. Au contraire, cette quête est née à l'intérieur d'une société déjà moderne. C'est justement la conscience qu'un changement est survenu qui rend possible la construction sociale des traditions, la définition d'un mode de vie soi-disant authentique et la recherche d'un environnement loin de l'urbain. Le désir de valoriser la cuisine d'antan, comme le faisaient certains auteurs que nous citerons, ne pouvait survenir que dans une société où la modernité a déjà changé les choses.

La recherche et la définition de plats traditionnels, la valorisation de la cuisine des grands-mères, de la santé de fer des ancêtres et de l'autosuffisance des campagnes d'antan constituent un versant domestique, quotidien et féminin d'un sentiment antimoderne, utilisé dans les publicités de produits comme les conserves industrielles, dans l'éducation des jeunes filles et dans la promotion de la colonisation. En Colombie-Britannique et en Ontario, le mouvement pour l'économie domestique représente aussi une réaction à l'industrialisation et à l'urbanisation, une tentative de retenir les jeunes filles loin de l'usine et un outil pour moderniser le travail ménager[38]. Même si ce sentiment s'accorde avec le nationalisme canadien-français et le renforce sur le plan identitaire, et même s'il correspond au souhait des membres des classes supérieures de vivre dans une société stable[39], il ne s'agit pas d'un élément propre au Québec francophone.

La nutrition représente aussi un pan de l'histoire de la modernité parce qu'elle constitue une représentation moderne du corps humain et parce qu'elle contribue à la rationalisation de la santé. La médecine et la philosophie occidentales modernes privilégient la conception du corps-objet en l'objectivant selon les connaissances biologiques acquises par de nouvelles techniques d'observation et de diagnostic. À cela s'ajoutent des découvertes scientifiques majeures, comme la bactériologie, qui change la manière de considérer les causes environnementales et sociales de la maladie[40]. La vision médicale mécaniste, biologique et anatomique, héritée de la Renaissance, devient dominante en même temps que la médecine moderne gagne en influence et en autorité. Selon cette conception, le corps et l'esprit sont dissociés, et l'organisme est un objet mécanique, comparable à une horloge[41]. Le progrès des connaissances et leur efficacité, apparentes dans l'accroissement de la longévité et dans la quasi-éradication de plusieurs maladies épidémiques autrefois ravageuses, justifient la domination de la médecine occidentale moderne. Elle devient non seulement le principal recours en cas problèmes de santé, mais un guide de vie édictant de multiples règles de conduite, comme des prescriptions alimentaires.

En devenant plus influente et plus efficace, la médecine redéfinit la santé : celle-ci passe de l'absence de symptômes perceptibles par l'individu à « un état de complet bien-être physique, mental et social[42] ». La médecine préventive incite les gens à réformer des habitudes de vie considérées comme des facteurs de risque même s'ils ne ressentent pas de symptômes ou d'inconfort. Les normes en matière de santé et de maladie sont de moins en moins définissables par les sensations de bien-être ou de malaise ; elles sont définies plus strictement par une médecine qui observe et mesure à l'aide d'instruments et de techniques sophistiquées. Pour la médecine moderne, la rationalisation de la santé passe évidemment par le recours à son expertise.

La révolution industrielle contribue à changer les conceptions du corps, imprégnant le XIXe siècle et au moins toute la première moitié du XXe siècle d'une vision mécaniste de l'organisme. Dans le monde industriel, le corps est comparé à la merveille qu'est alors la machine à vapeur. Comme la machine brûle du combustible pour le transformer en énergie et en production manufacturière, le corps consume des aliments dans le même objectif[43]. Selon cette conception, le corps est essentiellement un instrument de travail. Il se joint à la machine, quand il n'en devient pas une lui-même. Les repas visent à régénérer cette force nécessaire aux grandes industries[44]. Nous constatons la diffusion de cet idéal dans plusieurs textes et images produits au Québec entre les années 1880 et 1945.

La nutrition concerne surtout l'entretien de la machine humaine, un entretien devant la rendre plus productive. Cynthia Comacchio l'a bien souligné en ce qui concerne l'Ontario du début du XXe siècle, où certains médecins ont comparé le corps des enfants à de petites machines ou à des automobiles[45]. Enseignée aux populations ouvrières, cette science devient un outil complémentaire au taylorisme, au fordisme et aux autres mesures visant à accroître l'efficacité dans le capitalisme industriel. Dans ce système, le travail domestique féminin, effectué dans la « principale manufacture de la nation[46] », doit reproduire et entretenir des corps productifs masculins. La cuisine domestique est le laboratoire de cette usine et les aliments constituent le carburant des machines humaines.

Si la révolution industrielle a changé la culture du corps en permettant de l'inscrire dans l'apologie de la productivité, cela ne signifie pas pour autant que la vision productiviste du corps n'appartient qu'au capitalisme. Indissociable du matérialisme et de la modernité, le productivisme est présent autant dans les états socialistes que dans les pays capitalistes[47]. Par ailleurs, cette conception moderne du corps apparaît aussi dans les discours sur le corps sportif, aussi défini comme une machine à combustion dont les performances sont mesurées avec précision tandis que les nations se comparent les unes aux autres lors de compétitions olympiques[48]. La comparaison du corps avec la machine diffusée par la nutrition caractérise les sociétés occidentales modernes. Quoiqu'elle ne soit pas la seule représentation du corps à y être véhiculée, elle domine largement. Médecins, hommes et femmes d'Église, enseignantes, créateurs de publicités et intellectuels nationalistes recourent tous de temps à autre à cette métaphore pour convaincre les individus de changer leurs habitudes de vie.

Tous les aspects des discours sur l'alimentation ne relèvent pas du libéralisme ou de la science moderne, et toute la littérature sur le sujet ne sert pas qu'à gouverner. Certaines sources contredisent l'argument de la raison et de la santé : bien des gourmets, des épicuriens et des publicitaires vantent le plaisir sensuel, immédiat et insouciant de manger quelque chose de bon. De même, la persistance de certaines pratiques populaires de guérison, de purification et de prévention basées sur des rites religieux ou superstitieux témoigne de conceptions différentes du corps et de la possibilité d'ignorer les conseils issus de la science. Pensons par exemple à la coutume consistant à recueillir, conserver et utiliser de l'eau de Pâques, ou à la croyance que les menstruations nuisent à certaines opérations culinaires, comme fouetter de la crème[49]. Les fêtes permettent aussi des pratiques alimentaires bien moins raisonnables que celles préconisées par les experts et les élites. Si les fêtes carnavalesques du Moyen Âge permettaient la transgression des règles et la libération de pulsions habituellement refoulées[50], l'alimentation débridée reste synonyme de fête et est célébrée dans les concours du plus grand mangeur tenus dans les carnavals, festivals, bars et restaurants populaires[51]. Dans le monde du travail, la résistance des ouvriers à la mécanisation du corps s'exprime notamment par la création de syndicats, les grèves et d'autres moyens de contestation. Le penseur marxiste Antonio Gramsci soulignait d'ailleurs en 1929 que l'animalité humaine rendait physiquement impossible la concrétisation de l'idéal mécaniste[52]. La nutrition rencontre la même limite: les gens ressentent le plaisir de manger, salivent à l'odeur d'un plat qu'ils aiment, peuvent trembler et se sentir faibles lorsqu'ils sont affamés. Plus simplement, des individus peuvent choisir de ne pas suivre les conseils des experts parce qu'ils ne partagent pas leurs idées, leurs méthodes et leurs inquiétudes concernant la santé. Bref, les possibilités de résister aux prescriptions sont nombreuses et peuvent résulter du maintien d'habitudes valorisées, d'une décision consciente, d'une impérieuse sensation physique ou d'une combinaison de divers facteurs.

Bien que les pratiques et croyances divergentes des discours dominants n'apparaissent que très rarement dans nos sources, leur existence nous empêche de conclure à une domination sans partage de la conception moderne, rationnelle, scientifique et machiniste du corps et de la nutrition. La description des pratiques culinaires et des habitudes alimentaires nous permettra d'exposer d'autres limites à l'impact de la science de la nutrition. Toutefois, les autorités médicales et gouvernementales cautionnent le discours rationnel, raisonnable et scientifique. La croissance de ce discours semble accompagner l'adhésion aux valeurs de l'ordre libéral, au moins chez ceux et celles qui le conçoivent et le diffusent.

Les sources et la structure de l'ouvrage

À la fin du XIXe siècle, la nutrition et la diététique ne constituent pas des champs de compétence autonomes et des professions distinctes: une grande variété d'individus, d'organisations et d'institutions tiennent des discours normatifs sur l'alimentation. Cela rend la sélection des acteurs à considérer et des sources à dépouiller complexe, incertaine et parfois arbitraire. Les titres de nutritionniste et diététiste apparaissent au début du XXe siècle avec les formations spécialisées offertes dans les universités et collèges, mais ce n'est qu'au début des années 1940 que l'Université Laval et l'Université de Montréal se dotent de départements de nutrition et de diététique. Avant cette époque, chimistes, médecins, infirmières et spécialistes de l'économie domestique pouvaient acquérir des savoirs sur la nutrition dans d'autres programmes universitaires, dans les écoles ménagères ou de façon autodidacte. Les médecins constituent un groupe d'experts très présent durant toute la période couverte. Ils vulgarisent les connaissances nutritionnelles et les diffusent par des campagnes de santé et d'hygiène publiques. Plusieurs membres canadiens-français de cette profession expriment des convictions nationalistes, une conception libérale de l'individu et une perception de la féminité liée au déterminisme biologique correspondant aux idéaux des classes dominantes. Leur autorité et leur influence en fait des acteurs de premier plan, souvent sollicités par les municipalités et les gouvernements provincial et fédéral. Les actions et propos des infirmières hygiénistes spécialisées en nutrition et des nutritionnistes apparaissent dans les années 1920 et 1930 à la faveur d'un processus de professionnalisation de la diététique amorcé au début du XXe siècle dans quelques institutions d'enseignement anglophones. Médecins, infirmières, nutritionnistes et diététistes constituent le groupe des experts de la santé. Leurs discours et interventions sont présentés dans des ouvrages de vulgarisation, des brochures et du matériel scolaire publiés sous l'égide des pouvoirs publics, des rapports annuels municipaux et provinciaux sur la santé et des articles de périodiques spécialisés en médecine.

Les religieuses de quelques congrégations catholiques et les enseignantes laïques transmettant des connaissances sur la cuisine et les arts ménagers représentent une seconde catégorie d'émettrices de discours. Celles-ci rédigent des manuels d'économie domestique, de cuisine et de nutrition. En tant qu'éducatrices, elles œuvrent pour le gouvernement provincial et collaborent également avec le ministère de l'Agriculture du Québec pour la rédaction de brochures et en tant que conférencières auprès des membres des Cercles de Fermières. En raison du rôle de l'Église catholique dans l'éducation, certaines détiennent une autorité religieuse. Le matériel scolaire qui comporte du contenu couvrant l'alimentation, la nutrition ou, généralement, l'économie domestique, telles les revues *La Bonne Parole*[53] et *La Bonne Fermière*[54] et les publications gouvernementales, constitue nos principales sources pour connaître l'influence et la pensée de ces actrices.

Peu de livres de cuisine en français paraissent au Québec dans la période qui nous intéresse. Dans son ouvrage *Culinary Landmarks. A Bibliography of Canadian Cookbooks, 1825–1949*[55], Elizabeth Driver recense et décrit 2275 livres de cuisine canadiens diffusés durant ces 124 ans. Son chapitre sur le Québec compte 319 titres, excluant les rééditions, pour toute la période 1825–1949, tandis que celui consacré à l'Ontario compte 1233 entrées. Parmi les ouvrages québécois, seulement un centaine de titres en français ont été publiés au cours de la période couverte par nos recherches. Cela comprend les documents officiels du gouvernement du Québec, quelques almanachs, les manuels scolaires et les versions françaises de livres commerciaux. Dans ce corpus, nous avons retenu les ouvrages contenant des conseils sur la diète et des sections informatives et argumentatives sur la nutrition.

Elizabeth Driver explique en partie la faiblesse de la production de littérature culinaire québécoise par l'absence des *community cookbooks*[56] chez les francophones du Québec. Elle n'en a recensé aucun, alors qu'elle en a compté 507 en Ontario. Les quelques *community cookbooks* québécois ont été publiés par des anglophones. Ces livres de cuisine vendus lors de levées de fonds rassemblaient des recettes soumises par les membres de groupes féminins locaux, comme des organisations charitables ou des Women's Institutes[57]. Driver n'explique pas les causes de cette différence, mais nous croyons que les différentes manières de concevoir la charité et de pratiquer le bénévolat en constituent la source; nous y reviendrons.

La publicité constitue un autre type de discours sur l'alimentation qui exprime les valeurs des compagnies de production et de transformation des aliments. L'État fait aussi parfois usage de stratégies publicitaires, notamment en temps de guerre. Nous ne recourrons pas abondamment aux publicités dans cet ouvrage. Pour la période 1860–1918, elles étaient peu abondantes et couvraient rarement la nutrition. Le caractère nourrissant d'un produit référait à sa capacité de combler la faim et non à des caractéristiques nutritionnelles définies par des scientifiques. Lorsque les compagnies mentionnaient la santé, elles évoquaient surtout la pureté de leurs marchandises[58] (en réponse à la peur de l'adultération), l'hygiène, et, dans le cas du lait, sa pasteurisation[59] ou sa certification. La présence des publicités dans les médias augmente rapidement après la Première Guerre mondiale, mais comme nous avons abordé cette source dans une autre publication, nous nous limiterons ici à quelques exemples provenant de *La Revue moderne*. Toutefois, nous avons également analysé des réclames et des brochures provenant de la compagnie d'assurance-vie La Métropolitaine. Son implication dans les campagnes d'hygiène, de lutte à la mortalité infantile et d'économie des aliments ainsi que son embauche de médecins et d'infirmières en font un intervenant qui combine expertise médicale et motivations commerciales. Nous expliquerons plus loin comment les compagnies d'assurance-vie, préoccupées par différents risques pour la santé, ont influencé l'histoire de la nutrition.

Les pouvoirs publics constituent d'autres acteurs importants de ce récit. Les instances agissant dans le domaine de l'alimentation et de la nutrition varient beaucoup, mais on note une nette progression des interventions publiques au cours de la période couverte. À partir de la fin du XIXe siècle, les municipalités et les gouvernements se préoccupent surtout de l'hygiène alimentaire, alors que la santé est une responsabilité municipale et provinciale. À Montréal, le contrôle de la nourriture compte parmi les premières mesures d'hygiène : dès 1842, le Comité des marchés applique des règlements sanitaires sur les abattoirs[60], règlements qui s'avèrent d'une efficacité limitée. Le Conseil d'hygiène de la province de Québec, fondé en 1886, émet des règlements que les villes doivent appliquer, ces dernières pouvant aussi imposer leurs propres règles. Les instances provinciales et municipales veillent surtout à ce que les abattoirs ne deviennent pas des foyers d'infection et que la viande et le lait ne véhiculent pas de maladies comme la tuberculose ou la typhoïde, mais elles conduisent également des activités d'information et d'éducation qui concernent parfois la nutrition. Ces actions s'intensifient dans les années 1930, notamment après la fondation en 1936 du ministère de la Santé du Québec, doté d'une division de la nutrition.

Le gouvernement fédéral légifère aussi sur le commerce des aliments pour protéger les consommateurs de la fraude. La mise en place de mesures contre l'adultération s'effectue progressivement. En 1874, le Parlement vote la Food and Drugs Act, maintenant connue comme la Loi sur les aliments et drogues. Cette législation a été modifiée à plusieurs reprises depuis sa création par de nouvelles clauses concernant l'emballage et l'étiquetage et par l'élargissement de la gamme de produits concernés. Les règlements imposés par cette loi ne concernent pas la valeur nutritive des aliments, mais ils permettent de les inspecter et de poursuivre les producteurs et les vendeurs qui falsifient aliments et boissons ou qui négligent l'hygiène de leur établissement[61]. L'interventionnisme du gouvernement fédéral change à partir de la Première Guerre mondiale, d'abord avec la Commission des vivres du Canada, instaurée en 1917 pour répondre aux besoins alimentaires des Alliés, puis avec la création du ministère des Pensions et de la Santé nationale en 1919. Ce nouveau ministère possède une Division du bien-être des enfants, dirigée par la docteure Helen MacMurchy, et reçoit le mandat de coordonner les efforts pour préserver et améliorer la santé dans le cadre de la lutte à la mortalité infantile[62]. Dès lors, les interventions fédérales dépassent le commerce et l'hygiène et visent l'éducation du public, notamment par la propagande de guerre et de la série des petits livres bleus. Plus tard, le Canada répond aux demandes de la Ligue des Nations, qui sollicite l'établissement d'un standard nutritionnel international visant à améliorer les diètes nationales et à relancer la production agricole ainsi que les échanges commerciaux mondiaux[63]. Il fonde le Conseil canadien de la nutrition en 1938, qui établit les premiers standards canadiens, à l'origine des *Règles alimentaires officielles au Canada*.

Aux ministères de la Santé, il faut ajouter ceux de l'Agriculture : à compter des années 1920 et 1930, celui du Canada utilise la nutrition pour soutenir les produits canadiens. Il est toutefois précédé par le ministère de l'Agriculture du Québec, qui recourt à des arguments liés à la nutrition pour promouvoir des aliments locaux, mais surtout, pour vanter les mérites de la vie rurale à une population qui déserte les campagnes pour les villes. Le ministère provincial conçoit et soutient des cours d'économie domestique, fonde et finance les Cercles de Fermières et publie des brochures sur l'art ménager, le pain et les conserves, jouant ainsi un rôle important dans l'éducation des Canadiennes françaises entre 1900 et la fin des années 1930.

Les responsabilités en matière de santé sont souvent partagées entre les trois niveaux de gouvernement durant la période couverte par nos recherches ; nous mentionnerons les changements les plus pertinents en la matière en cours de route. Soulignons cependant le caractère très varié des instances publiques concernées : il explique pourquoi l'État apparaît dans plusieurs structures différentes et sous des vocables divers.

Au gouvernement, il faut ajouter des organismes bénévoles féminins œuvrant en faveur de réformes sociales et préoccupés par la pauvreté et la santé. Le National Council of Women of Canada, le

Woman's Christian Temperance Union, le Social Service Council of Canada, le Victorian Order of Nurses[64] et la Fédération nationale Saint-Jean-Baptiste (FNSJB) ne constituent que quelques exemples d'organisations nées entre 1874 et 1914 qui se montreront éventuellement actives dans l'éducation à la nutrition au Canada. Puisque notre étude porte sur les francophones du Québec, nous avons porté une attention particulière aux activités et aux discours liés à la FNSJB.

Les pouvoirs publics, les compagnies privées, les médecins, les enseignantes et les groupes féminins se préoccupent des questions alimentaires. En plusieurs circonstances, les discours de ces acteurs s'entrecroisent, s'additionnent et convergent pour atteindre un objectif commun. Les médecins, les enseignantes, les infirmières, les bureaux de santé municipaux, les ministères de l'Agriculture et de la Santé et, parfois, les entreprises collaborent pour diffuser les principes de la nutrition auprès de la population. Les conseils nutritionnels émanent d'un véritable chœur formé de personnes et d'organismes œuvrant dans différentes sphères d'activité, mais se rejoignant dans des convictions et des actions communes.

Sur le plan des pratiques, nous nous intéressons principalement à celles des classes modestes, soit les cultivateurs et les ouvriers. Les sources décrivant les habitudes alimentaires et l'état de santé des individus s'attardent surtout à ces groupes sociaux. Romanciers et essayistes recherchent l'essence de la culture canadienne-française chez les paysans, tandis que le ministère de l'Agriculture veut les convaincre de rester sur la terre. Pour leur part, enseignantes, infirmières et médecins estiment que les habitudes des ménages modestes sont à améliorer. Comme dans la plupart des mouvements de réforme sociale de l'époque, les réformatrices, les femmes bénévoles et les médecins visent d'abord les ouvriers urbains. Selon la plupart des textes consultés, ce sont surtout les ménagères modestes urbaines qui devraient économiser et apprendre à cuisiner en appliquant les principes de la nutrition. Les habitudes des groupes les plus aisés ne suscitent guère d'inquiétude, notamment parce que les personnes qui formulent des recommandations et qui observent les pratiques appartiennent généralement à ces classes. Les deux guerres mondiales présentent des exceptions, car le gouvernement demande à toute la population d'économiser la nourriture. Toutefois, les gens éduqués et aisés sont estimés plus susceptibles de suivre les conseils, puisqu'ils possèdent les ressources pour changer leurs habitudes s'ils le souhaitent. La diète des classes sociales supérieures, rarement mentionnée dans les sources sélectionnées, sera donc peu évoquée ici.

Décrire l'évolution des pratiques alimentaires représente un défi méthodologique. Les sources abondent, mais elles ne forment pas un corpus uniforme à partir duquel il est possible de généraliser ou de comparer des périodes aisément. Elles incluent des livres de recettes qui suggèrent des plats sans prouver qu'ils étaient cuisinés ainsi que des observations sociographiques et anthropologiques concernant une seule famille, à partir desquelles il est risqué d'extrapoler. Avant la Première Guerre mondiale, les statistiques nationales concernant la consommation alimentaire demeurent très rares, mais la hausse de l'interventionnisme produit de nouvelles données pour la période 1918–1945. Ce type de statistique présente aussi des faiblesses : elle donne une moyenne de consommation de certains aliments par habitant, mais les variations selon l'âge, le statut socio-économique, le sexe, les saisons ou les régions n'y sont pas représentées. Dans les années 1930 et 1940, certaines études concernant la santé donnent la quantité de certains nutriments consommés sans mentionner les aliments ou les plats d'où proviennent ces nutriments, ce qui limite leur potentiel pour décrire les habitudes alimentaires.

Les sources nous renseignent sur les aliments de base les plus populaires, les modes culinaires, les nouveautés introduites, mais elles demeurent souvent muettes sur les différences entre ruraux et urbains, entre les classes sociales, et entre les situations individuelles. Par exemple, les écrits consultés ne parlent pas des gens seuls ou vivants dans des congrégations religieuses, des pensionnats, des asiles, des hôpitaux, des prisons ni dans des camps de bûcherons. Le repas imaginé et décrit est presque toujours pris au foyer et en famille. De plus, les habitudes varient selon les saisons, le cycle de vie de la famille, l'âge de chaque personne, et enfin, selon les goûts et préférences de chacun, qui peuvent changer au cours de la vie. Les témoignages dont nous disposons excluent certains groupes sociaux, comme les immigrants et les Autochtones. Ces exclusions accroissent l'impression d'uniformité qui se dégage des documents et montrent que les experts s'adressaient surtout aux membres de leur propre communauté ethnolinguistique. Nous avons donc consulté des sources variées pour décrire des habitudes communes pour des lieux, des époques et des groupes spécifiques, mais nous reconnaissons l'impossibilité de généraliser sur l'alimentation de l'ensemble de la population.

Cet ouvrage adopte une structure à la fois chronologique et thématique. Il se divise en deux sous-périodes, soit les années 1860 à 1918 et 1919 à 1945. Chacun des chapitres qui amorcent ces parties décrit les habitudes alimentaires et l'état de santé général de la population afin de contextualiser les discours et actions analysés ensuite. Le deuxième volet de la première partie résume les découvertes scientifiques dans le domaine de la nutrition et présente des textes et des actions de médecins, de religieuses, de promoteurs de l'économie domestique et de philanthropes canadiens-français entre 1878 et 1900. À la fin du XIXe siècle, la nutrition demeure pratiquement l'apanage des médecins. Ces derniers puisent leurs connaissances dans les travaux d'experts européens et américains. Ils sont influencés par le nationalisme, le catholicisme et leur appartenance à une classe sociale élevée. Déjà, ils promeuvent l'autocontrôle et la raison en matière d'alimentation même si leurs conseils restent plutôt souples. À l'aube du XXe siècle, la cuisine et l'enseignement ménager visent à retenir les jeunes femmes à la campagne et à en faire des épouses chrétiennes et canadiennes dévouées. En dehors du discours médical et de l'éducation des jeunes filles, la nutrition a toutefois un impact limité: les associations caritatives qui prodiguent de l'aide alimentaire continuent de le faire selon les conceptions catholiques de la charité, sans beaucoup user de ce nouveau savoir.

Le chapitre trois retrace comment la nutrition est enseignée aux Montréalaises entre 1900 et 1914 à l'aide du cas de l'École ménagère provinciale de Montréal. Nous examinerons la formation reçue en Europe par les premières enseignantes et dirigeantes de cette institution, puis nous analyserons les notions et valeurs qu'elles voulaient transmettre dans leurs cours. La seconde partie traite de deux campagnes d'hygiène publiques concernant la mortalité infantile et la tuberculose, dans lesquelles des objectifs sociaux et politiques demandent l'usage de la nutrition.

Nous consacrerons le chapitre quatre à la Première Guerre mondiale, qui constitue un moment de cristallisation des valeurs et des usages de la nutrition. Ces années marquent une accélération de la rationalisation de l'alimentation et un accroissement des interventions municipales, provinciales et surtout fédérales. La question nationale occupe une place plus grande dans les arguments émis en faveur des changements alimentaires, tandis que la réaction à la modernité se fait plus vive dans les discours émanant du Québec francophone.

Au chapitre cinq, après avoir dépeint les habitudes alimentaires entre les années 1919 et 1945, nous effectuerons un bilan des nouvelles découvertes scientifiques réalisées en nutrition au cours de la même période. Nous poursuivrons notre analyse de l'enseignement ménager et de la diététique au chapitre 6, où nous décrirons les idéaux diffusés par le gouvernement québécois dans des publications officielles sur l'agriculture et la santé, par les Cercles de Fermières et dans des manuels scolaires. Nous verrons de quelle manière ces différents acteurs présentent la rationalité, la science et le contrôle de soi comme des outils pour maintenir et renforcer la famille patriarcale traditionnelle, au cœur du nationalisme canadien-français de l'époque. Nous traiterons ensuite des usages commerciaux et publicitaires de la nutrition, qui prennent un essor considérable dans les années 1920, 1930 et 1940, et nous comparerons les valeurs véhiculées avec les discours de l'État.

Le chapitre sept aborde les aspects sociaux, économiques et politiques de l'alimentation entre les années 1929 et 1945, alors que la crise économique des années 1930 et la Deuxième Guerre mondiale suscitent de nouvelles études et interventions. L'enseignement de l'hygiène, l'inspection médicale des élèves et les premières distributions de lait organisées dans les écoles montréalaises nous permettront de constater l'impact des conceptions de la santé, du corps et de l'individu sur l'aide apportée aux enfants jugés mal nourris. Nous verrons ensuite comment certaines nutritionnistes et partisans d'un mode de gouvernement plus interventionniste répondent à la crise des années 1930. Quelques nutritionnistes éduquent des femmes éprouvant des difficultés à nourrir leur famille, tandis que d'autres établissent des liens directs entre pauvreté et malnutrition et réclament de meilleurs secours pour les moins nantis. La Deuxième Guerre mondiale constitue un dernier point de repère pour constater que les discours accordent une importance croissante à la rationalité, l'autocontrôle et l'individualisme, tout en préservant une image féminine et familiale correspondant à un idéal social conservateur qui semble de plus en plus éloigné du quotidien des personnes visées par les conseils sur la diète.

PREMIÈRE PARTIE

1860–1918

I

De la campagne à la ville : changements et continuités dans la diète, 1860–1918

L'ethnologue, anthropologue et folkloriste Marius Barbeau est surtout célèbre pour ses travaux concernant l'art, les coutumes, les chansons, les contes et les légendes des Amérindiens et des Canadiens français. Ce savant s'est aussi intéressé à la cuisine : en 1944, il avait collectionné plus de 700 recettes « familières parmi le peuple, à la ville ou à la campagne[1] ». Désirant montrer et sauvegarder un folklore local originaire de l'ancienne France et distinct de la culture américaine moderne, Marius Barbeau a surtout choisi des mets qui rappellent l'influence culinaire française et des recettes composées d'ingrédients locaux[2]. Pour représenter la cuisine des religieuses catholiques, il donne des recettes de tourtière, de creton, de desserts au sucre d'érable ainsi que de mets comprenant du blé d'Inde, des patates ou de la citrouille. Il s'intéresse aussi beaucoup à la boulangerie, à la pâtisserie et aux friandises, dont plusieurs recettes proviennent de France. Lors de ses recherches dans Charlevoix, il remarque les gourganes ; pour l'île d'Orléans, il évoque la culture du blé et la production d'un fromage frais typique[3]. Dans une liste partielle des recettes qu'il a recueillies, comptant environ 145 mets différents, il n'en mentionne qu'un seul provenant de la cuisine anglaise : un pouding de Noël. Pour Barbeau, la France et le terroir sont les seules sources de la « bonne cuisine », et il se réjouit de voir le goût des recettes anciennes persister « malgré les ravages du frelaté, du tout fait et de l'importé[4] ».

Les commentaires de Marius Barbeau montrent bien une des premières limites auxquelles se butent les historiens voulant décrire l'alimentation du passé : les recettes anciennes qui nous sont parvenues sont le fruit d'une sélection, soit par les auteurs de livres de recettes ou, comme dans l'exemple précédant, par le savant qui les collectionne. Ces recettes suggèrent des ingrédients et des méthodes de préparation, ce qui nous éclaire sur les connaissances disponibles, les préférences, les mets considérés communs, recherchés ou exceptionnels, l'héritage colonial, les échanges culturels et bien d'autres aspects. Toutefois, leur analyse nous renseigne peu sur la diète quotidienne des paysans modestes et des petits salariés, pourtant premières cibles des conseils diététiques. Sans dénuer les recettes de toute pertinence historique, nous décrirons différentes manières de s'alimenter au Québec au tournant du XIXe siècle en recourant à d'autres sources, telles que des études sociographiques, des témoignages entendus lors de la Commission royale d'enquête sur les relations entre le capital et le travail, et quelques œuvres de fictions.

Nos exemples proviennent de plusieurs lieux géographiques et de différents milieux sociaux : paysans de Charlevoix, ouvriers de Montréal et de Québec, défricheurs des Cantons-de-l'Est et du Lac-Saint-Jean. Ils montrent la pluralité des régimes alimentaires tout en témoignant de la relative homogénéité de leurs éléments de base. La première partie du présent chapitre sera consacrée à l'alimentation des ruraux de la fin du XIXe siècle, alors que la seconde traitera de celle des urbains. En troisième lieu, nous décrirons l'impact de l'industrialisation et de l'urbanisation sur la santé. Avant la Première Guerre mondiale, la qualité globale de l'alimentation ne s'est pas améliorée pour les gens des classes modestes. Au mieux, elle s'est maintenue, mais, selon plusieurs indicateurs, leur diète s'est dégradée. Les ouvriers urbains ont vécu à une époque où se nourrir suffisamment et de manière sécuritaire était difficile, ce qui a nui à leur santé. Nous exposerons enfin quelques opinions et inquiétudes concernant l'alimentation ouvrière : est-ce que les observateurs consultés y voyaient des problèmes, et ceux-ci étaient-ils reliés aux maladies qui préoccupaient les médecins de l'époque ?

Colons et paysans

Dans sa plus simple expression, l'alimentation des ruraux de la fin du XIXe siècle se résume en une courte liste : pommes de terre, légumineuses et pois, viande de porc, végétaux de la forêt et du potager en saison, et gibier à l'occasion en forment l'essentiel[5]. Cette brève description exige des nuances et des précisions : l'abondance et la variété des denrées diffèrent selon la situation géographique et les ressources offertes par l'environnement, le climat, les réseaux de transport, l'ancienneté du peuplement de la région, les activités autres que l'agriculture qui y sont conduites, la taille des exploitations agricoles et celle des ménages.

Comme l'affirme l'historienne Béatrice Craig, l'image de paysans autosuffisants ne correspond pas à toutes les réalités rurales, et ce, dès les années 1820–1830[6]. Elle a démontré que plusieurs fermiers de la vallée de la Madawaska, une région à cheval sur le Québec, le Nouveau-Brunswick et le Maine, commercialisent déjà une bonne part de leur production agricole. Ceux-ci achètent plusieurs denrées de base au magasin général, comme de la farine, du poisson salé, du porc salé, des fèves, du sucre blanc granulé et de la mélasse, plutôt que de suffire à leurs besoins par le blé et le porc de la ferme ou le sucre d'érable local. Selon Craig, l'autosuffisance ne constitue ni l'objectif ni le désir des habitants de cette région. Ceux-ci préfèrent plutôt diversifier leurs sources de revenu en profitant d'opportunités commerciales, économiser temps et efforts en achetant certains aliments désagréables à produire, comme le porc, ou simplement varier leurs menus[7]. En outre, l'ampleur de l'exode rural entre les années 1870 et 1940 témoigne de l'attraction qu'exercent les villes, les industries et les manufactures montréalaises et américaines, et, par contrecoup, de la difficulté de vivre sur la terre[8]. À ce phénomène s'ajoutent d'autres déplacements vers les centres urbains québécois et ontariens. Tous les migrants ne sont pas des ruraux, et leurs déplacements ne nous renseignent pas sur leur alimentation. L'exode rural nous incite néanmoins à la circonspection devant les descriptions du mode de vie, des aspirations et de la diète des agriculteurs et des défricheurs. Ces commentaires sont rarement impartiaux, car plusieurs auteurs réagissent à ce courant migratoire et souhaitent convaincre leurs lecteurs des vertus de la ruralité. Les différentes manières de décrire et de qualifier l'alimentation des Canadiens français ainsi que la division entre un monde rural de production et un univers urbain de consommation relèvent autant des convictions politiques et idéologiques que de variations réelles. Les campagnes québécoises de l'époque ne constituent donc pas un bloc monolithique de fermes de subsistance axées sur la production : elles sont aussi des lieux de consommation où les diètes varient. Les portraits suivants ne sont ni exhaustifs, ni universels, ni impartiaux. Cependant, leurs similitudes et concordances les rendent vraisemblables et représentatifs d'habitudes répandues.

Dans la seconde partie du XIXe siècle, plusieurs descriptions de la diète rurale s'inscrivent dans une apologie de la campagne aux forts accents nationalistes. Le roman *Jean Rivard, le défricheur*, publié en 1862, compte parmi les œuvres maîtresses d'Antoine Gérin-Lajoie, un journaliste, auteur, avocat et fonctionnaire, ardent patriote et promoteur de la ruralité. Fréquemment réédité et largement diffusé dans les écoles, il est pétri des valeurs catholiques et traditionnelles promues dans les milieux intellectuels, politiques et littéraires fréquentés par l'auteur[9]. *Jean Rivard* relate l'ascension d'un colon canadien-français devenu entrepreneur et politicien. Pour souligner le potentiel économique de l'agriculture, Gérin-Lajoie décrit très favorablement l'alimentation de son héros. Sa table est toujours bien garnie grâce à la fertilité de la région des Cantons-de-l'Est et aux efforts des défricheurs[10]. Au début, Jean Rivard et Pierre Gagnon, son engagé, se débrouillent sans poêle, cuisant le pain sous la cendre. Malgré le rude quotidien des personnages et la rusticité de leur cuisine, les vivres abondent et les repas sont bons : « On a déjà vu que Pierre Gagnon, en sa qualité de ministre de l'Intérieur, était chargé des affaires de la cuisine. Ajoutons que durant son règne comme cuisinier, les crêpes, les grillades, l'omelette au lard, pour les jours gras, le poisson, pour les jours maigres, furent pour une large part dans ses opérations culinaires. La poêle à frire fut l'instrument dont il fit le plus fréquent usage, sans doute parce qu'il était le plus expéditif[11]. »

Antoine Gérin-Lajoie explique la simplicité des repas par le contexte du défrichement et par le sexe des deux héros de l'histoire. Les protagonistes sont occupés à autre chose que la popote, et la masculinité de Pierre Gagnon excuse son style culinaire. Gérin-Lajoie ne manque pas de souligner cette masculinité en le désignant « ministre de l'Intérieur chargé des affaires de la cuisine », et non pas simple cuisinier. Entre les mains de Pierre Gagnon, la poêle à frire n'est pas qu'un ustensile, mais un outil servant à gagner un temps précieux.

Rapidement, les hommes voient leur travail récompensé par une diète plus variée : blé, orge, sarrasin, pois, patates, blé d'Inde, rabioles[12], choux, poireaux, oignons, carottes, raves. Le sirop d'érable, le lait, la crème et les petits fruits saisonniers s'ajoutent à cette liste. La cuisine s'améliore lorsque Jean Rivard engage la mère Guilmette, et elle s'élève d'un autre cran après son mariage avec Louise, dont le jardinage permet de charger la table de légumes et d'en vendre[13].

Comme l'affirme Maurice Lemire dans son analyse de *Jean Rivard*, l'idéologie de la survivance s'exprime partout dans ce roman, y compris dans la chance exceptionnelle que rencontre son héros[14]. Cette chance se manifeste aussi à table. Les mets ne sont jamais mauvais ou ratés et les provisions abondent en toute saison. Il s'agit d'un argument de plus pour la colonisation : décrire des disettes suivant de maigres récoltes ou insister sur la monotonie des repas ne convaincrait personne de privilégier la terre.

L'auteur français Louis Hémon décrit des repas différents dans *Maria Chapdelaine* (1916), un roman mettant en scène une famille de colons vivant au Lac-Saint-Jean à l'aube du XXe siècle. Cette région au climat rigoureux est alors isolée et peu développée. Les mets et les repas décrits par Louis Hémon en illustrent la rudesse et contribuent à montrer le courage, l'endurance et la détermination des personnages qui la colonisent. Les Chapdelaine se nourrissent surtout de soupe aux pois, de pain, de crêpes, de lard et de patates. Lors des périodes de dur labeur, comme dans le temps des foins, les hommes mangent rapidement et en silence. La cuisine représente une lourde tâche pour les femmes. Elles consacrent une journée par semaine à la cuisson du pain, qui se prolonge parfois tard dans la nuit. La routine n'est brisée que par de rares douceurs. En août, les Chapdelaine mangent des tartes et des confitures aux bleuets ; aux Fêtes, les femmes fabriquent de la tire sur la neige, seule gâterie de Noël mentionnée[15]. Moins chargée que la table de Jean Rivard, celle des Chapdelaine semble aussi moins modelée par les opinions politiques de l'auteur, quoique le roman de Louis Hémon ait également été utilisé à des fins nationalistes. Les repas décrits dans *Maria Chapdelaine* semblent un peu monotones, mais ils sont suffisants et soutenants, tandis que la cueillette des bleuets et la confection de tire sur la neige font partie d'épisodes heureux du récit.

Les auteurs qui, comme Albert Laberge dans *La Scouine*[16], se montrent hostiles à la vie rurale et décrivent de tristes repas sont plus rares. Fils de cultivateur détestant la campagne, Albert Laberge travaille comme journaliste sportif et critique d'art à *La Presse* tout en exerçant ses talents littéraires de manière quasi confidentielle, craignant la condamnation de l'Église. Associée au naturalisme, son œuvre représente une charge contre le roman du terroir et noircit la vie paysanne pour en exposer la dureté. Le pain noir, lourd comme du sable et marqué d'une croix, constitue la base de chaque repas dans *La Scouine* et revient tel un leitmotiv pour exprimer à la fois la détresse, la souffrance, l'ennui des campagnes et la dureté des relations entre les personnages[17].

Dans les romans, la nourriture remplit des fonctions stylistiques, descriptives et discursives variant selon les intentions de l'auteur et les différents courants littéraires, d'où la distance entre le portrait idyllique de Gérin-Lajoie, un des pionniers du roman de la terre, et la vision noire d'Albert Laberge, comptant parmi les plus virulentes critiques de cette mouvance. Mais ces différences expriment aussi une réalité: le Québec rural de la fin du XIXe siècle à la Première Guerre mondiale est peuplé de paysans parfois bien nantis et presque aussi bien nourris que Jean Rivard, mais parfois très pauvres. Même dans des études aux ambitions scientifiques, l'alimentation soutient la promotion du ruralisme chez les nationalistes et les catholiques.

L'ouvrage *Paysan de Saint-Irénée de Charlevoix en 1861 et 1862* en constitue un exemple probant. Cette enquête sociographique a été réalisée par Charles-Henri-Philippe Gauldrée-Boilleau, consul de France, en 1862. Construite sur le modèle élaboré par le sociologue français Frédéric Le Play dans les années 1850 et utilisée dans une vaste série d'études de la Société d'économie sociale, la recherche de Gauldrée-Boilleau a été publiée dans la série *Les Ouvriers des deux mondes* en 1875[18]. Le consul y exprime son appui à l'ultramontanisme et au nationalisme canadien-français dit « de survivance ». En cela, il semble tout à fait en accord avec Le Play, qualifié d'ultraconservateur[19]. En décrivant le mode de vie d'une famille souche[20], Gauldrée-Boilleau participe à la définition identitaire des nationalistes canadiens-français amorcée dans les années 1840 et poursuivie par d'autres sociologues, folkloristes et ethnologues. Ceux-ci étudient des communautés rurales prétendument authentiques, isolées et autosuffisantes pour y trouver des traits culturels originaux hérités de la France[21].

Gauldrée-Boilleau n'explique pas pourquoi il a sélectionné la famille d'Isidore Gauthier et de Sarah Girard, mais, selon Pierre Savard, c'est un ami du consul, le prêtre Jules Maillé de Saint-Irénée, qui l'aurait conduit chez des paroissiens de son choix[22]. Avec leurs sept enfants (cinq filles, dont l'aînée, âgée de dix-huit ans, est mariée, et deux garçons de quatre et dix ans), leur foi catholique, leur pratique de l'agriculture de subsistance et leur respect de l'autorité paternelle, les Gauthier représentent la famille idéalisée par les nationalistes et les membres du clergé. Ils sont aussi décrits comme des agriculteurs relativement prospères. Isidore Gauthier parvient à vendre des surplus de sa production agricole, comme du beurre, des brebis, de la laine, du lard, de la viande de porc, des poulets, des oies et des œufs, menant ses affaires avec sagesse, ordre et économie[23]. Montrant la vie rurale sous son meilleur jour, Gauldrée-Boilleau ne mentionne pas le fort courant d'émigration qui caractérise alors la région de Charlevoix : entre 1838 et 1852, plus de 3000 Charlevoisiens colonisent la nouvelle région du Saguenay[24]. Selon Léon Gérin, un autre sociologue ayant visité Saint-Irénée en 1920 à la recherche des Gauthier, la famille a effectivement suivi ce mouvement en 1867 pour établir tous ses enfants[25]. Les racines de cette soi-disant famille souche semblent avoir été plus superficielles que ne l'espérait Gauldrée-Boilleau.

La description du village mentionne les principales cultures consommées dans la paroisse : froment, orge, seigle, avoine, pois et pommes de terre[26]. L'auteur souligne la rareté des légumes : il trouve des carottes et des navets, mais précise que les seconds servent surtout à nourrir des animaux, probablement les porcs. Malgré cette production agricole apparemment peu variée, « Les habitants ne sont pas indifférents aux plaisirs de la table; ils aiment au contraire la bonne chère; cependant ils vivent avec une certaine sobriété, dans la crainte de la dépense[27] ».

Gauldrée-Boilleau décrit en détail les repas quotidiens des Gauthier. Ils mangent trois fois par jour : un déjeuner fait de pommes de terre, de poisson, de lard et de beurre; un dîner constitué de soupe, de bouilli, de pommes de terre, de beurre et de lard; et un souper composé de viande rôtie, d'œufs, de lait caillé et, encore une fois, de patates. Lors des longues journées de travaux estivaux, un quatrième repas est pris vers quatre heures de l'après-midi : encore des pommes de terre, avec du beurre et des petits oignons. L'ajout d'un repas lorsque les jours s'allongent semble avoir été une pratique fréquente dans les campagnes européennes, tant dans l'Italie du Moyen Âge que dans la France du XVIIIe siècle, et s'explique simplement par la demande énergétique qu'exige une journée de travail sur la ferme[28]. Le consul français remarque que le porc, le bœuf et le poisson jouent un rôle essentiel dans cette alimentation, et que les légumes y sont rares, les pois et le chou étant les plus fréquemment mangés. Gauldrée-Boilleau s'étonne de la quantité de pommes de terre consommées : selon les chiffres qu'il donne, elle s'élève à 203 kilos par personne, par année[29]. Les patates[30] « figurent sur toutes les tables [...] chez "le seigneur" comme chez le plus pauvre habitant. On peut dire qu'il n'y a pas de repas au Canada sans pommes de terre ou "patates", qui est le seul nom sous lequel on les connaît dans les campagnes : on les préfère généralement au pain, dont la confection laisse du reste beaucoup à désirer[31] ». L'abondance des pommes de terre distingue la diète de ces paysans de celle de leurs contemporains français, pour qui les pommes de terre sont plus souvent un complément qu'un substitut au pain[32].

L'auteur français critique peu la diète observée, sauf pour le pain. Il n'apprécie guère celui des Gauthier : il trouve sa cuisson imparfaite, sa croûte dure et sa digestion difficile. Différentes raisons peuvent expliquer ces commentaires négatifs. D'abord, le type de blé, sa mouture et la manière de préparer le pain ne correspondent probablement pas aux goûts et aux habitudes de ce visiteur issu de la haute société française. Depuis l'époque coloniale, le blé cultivé au Québec est choisi pour résister au climat moins clément que celui de la France, tandis qu'à la meunerie, on produit plusieurs types de farine, incluant de la farine entière. Sous le Régime français, on importe d'ailleurs de France une farine de froment plus fine que celles de la colonie, ce qui doit combler le goût de l'élite pour le pain blanc[33]. Une autre possibilité pourrait être l'ajout de seigle dans le pain, qui le dégraderait aux yeux de Gauldrée-Boilleau. Il ne précise pas si cette céréale entre dans la recette de Sarah Girard, mais puisqu'on la trouve dans les dépenses alimentaires de la famille et qu'elle entre dans la composition du pain dans les campagnes françaises[34], c'est une possibilité. D'autres ingrédients peuvent rendre le pain local loin des goûts de ce visiteur, comme de l'avoine ou un levain à base de pommes de terre. Sarah Girard ne fait pas une miche à la hauteur des attentes de Gauldrée-Boilleau, mais puisque le goût de cet observateur s'est développé dans un milieu social bien différent, les gens qu'il visite ne doivent pas partager son avis.

La crise du blé affectant la province au début du XIXe siècle, à laquelle s'ajoutent les influences anglaise et irlandaise, semble avoir modifié la base de l'alimentation des Canadiens français. Dans les années 1860, la popularité des pommes de terre est plutôt récente. Les livres de compte montréalais analysés par Donald Fyson montrent que dans les années 1820, les patates semblent peu populaires à Montréal, peu importe la saison et le groupe ethnique considéré[35]. Dans Charlevoix, la production de blé diminue d'environ 70 % entre 1831 et 1871, tandis que celle de patates augmente de 89 % au cours de la même période[36]. Le déclin du blé, causé par des problèmes climatiques, des parasites et une série de mauvaises récoltes a certainement été vécu comme une catastrophe pour de nombreux habitants. À la fin des années 1830, certaines familles de Charlevoix ont d'ailleurs été réduites à la mendicité[37]. Même si elle peut être associée à la pauvreté, la patate est devenue fort populaire au Canada français. L'ambassadeur sociologue n'a pas fait de remarques à ce sujet, mais peut-être que certaines familles apprécient les patates parce qu'elles exigent moins d'efforts que le pain de blé, et ce, de la récolte à la cuisson. Avant la mécanisation de l'agriculture, la farine résultait d'un processus long et ardu[38]. Le blé devait être fauché, battu, vanné, apporté au meunier et moulu. Une fois cueillies, les patates s'entreposaient telles qu'elles, dans un endroit frais, sombre et sec, jusqu'à ce que la cuisinière s'en serve. Alors que la panification demande de préparer le levain, pétrir la pâte et attendre qu'elle lève pour ensuite la cuire (la plupart du temps dans un four extérieur), apprêter des pommes de terre est facile et rapide. Cela permet aussi d'économiser du combustible et d'éviter à la cuisinière de sortir par temps peu clément. D'autres explications d'ordre économique sont plausibles. Les agriculteurs désireux de réaliser un profit en vendant du blé et d'autres céréales préfèrent peut-être limiter leur propre consommation de grain pour augmenter leurs ventes, et substituent donc les patates au pain.

Certains aspects de la diète changent avec les saisons : l'été, les Gauthier mangent de la viande salée, du poisson frais, des œufs et des produits laitiers, tandis que l'hiver, la viande fraîche est abondante. Mouton, bœuf, porc, oies, dindes, poulets sont tués lorsque le sol gèle et gardés sous la neige jusqu'au début d'avril. Les jours maigres, les gens mangent du poisson pris dans le Saint-Laurent. La viande occupe une grande place dans leur alimentation : chaque membre de la famille mange, en moyenne, 94 kilos de viande par année[39]. Le strict respect des jours maigres exigés par l'Église, ajouté à la proximité du fleuve Saint-Laurent, explique sans doute l'importante quantité de poisson rapportée : 200 kilos de sardines salées et 150 kilos de harengs et d'autres poissons, pour l'ensemble du ménage. Comme dans le cas du blé, des avantages monétaires peuvent aussi jouer. En 1861, Isidore Gauthier a vendu deux vaches et deux bœufs ; cinquante kilos d'une troisième vache ont été vendus[40]. Peut-être que le ménage a mangé plus de poisson pour vendre davantage de viande. En somme, malgré l'impression de monotonie laissée par la description de leurs repas, les Gauthier ne sont pas des fermiers désavantagés : ils vendent des surplus, ce qui leur donne une certaine marge de manœuvre leur permettant d'obtenir une diète abondante et peut-être plus excitante que Gauldrée-Boilleau ne le dit. L'auteur remarque d'ailleurs les traditionnels repas du jour de l'An, où « Le service ne laisse rien à désirer sous le rapport de la profusion des mets[41] » ; ces festivités représentaient l'occasion de sortir de l'ordinaire et de se livrer à quelques extravagances.

De plus, notre témoin peut avoir sous-estimé la variété de certains types d'aliments. En effet, Gauldrée-Boilleau ne mentionne ni le jardinage ni la cueillette. Les fruits ne sont mentionnés nulle part dans l'étude, alors que les légumes verts frais n'apparaissent qu'occasionnellement, ce qui laisse croire que leur consommation se limite à leur saison. Cela peut être le résultat d'une visite faite à un moment de l'année où ils sont rares, ou d'une simple omission. Dans son tableau d'analyse du budget de la famille, il ne compte que les pois et les pommes de terre, tandis qu'il écrit ailleurs que du chou, des oignons, des carottes et des navets sont consommés soit dans la paroisse, soit chez les Gauthier. Nous ignorons selon quelle méthode Gauldrée-Boilleau a collecté ses données. Peut-être a-t-il davantage porté attention aux activités masculines, perçues comme plus profitables parce que certains de ses produits sont vendus, qu'aux travaux des femmes et aux aliments exclusivement destinés à l'autoconsommation, dont les quantités et la valeur sont difficiles à estimer. Si ce témoin n'a pas interrogé Sarah Girard directement, des détails du jardin et de la cuisine ont pu lui échapper.

Le budget annuel prouve que la famille Gauthier dépense très peu d'argent pour des provisions, car elle produit ses céréales, sa viande et ses légumes. La seule catégorie où tous les aliments sont achetés est celle des « condiments et stimulants », qui inclut le sel (210 kilos, servant probablement en grande partie à la salaison du lard), les épices, le poivre, le thé, le sucre d'érable, la cassonade et la mélasse[42]. La diète quotidienne de cette famille de Saint-Irénée semble peu sucrée : 50 kilos de sucre d'érable et 30 kilos de cassonade et de mélasse sont consommés pour toute l'année ; à titre comparatif, les Canadiens de 2008 consommaient en moyenne 23,1 kilos de sucre raffiné par année[43]. Ce ménage comptant 8 personnes, on obtient une moyenne de 10 kilos de sucre par personne par année, un chiffre pouvant toutefois varier beaucoup d'une personne à l'autre, puisque les enfants sont âgés de 4 à 15 ans. Signe supplémentaire que le régime comprend peu de sucre : dans sa description des repas, l'auteur ne liste pas de tartes sucrées, de bonbons, de gâteaux ni de confitures. Cette faible quantité de sucre caractérise les sociétés rurales préindustrielles, où le sucre fait figure de condiment de luxe. Mais comparativement à certaines familles françaises de la même époque, qui en consomment encore moins et parfois même pas du tout, les Gauthier ne semblent pas manquer de sucre[44]. La quantité de corps gras consommée par les Gauthier constitue toutefois un aspect plus remarquable de leur diète, car elle dépasse largement la consommation de sucre. En additionnant les 50 kilos de saindoux, les 150 kilos de lard et les 100 kilos de beurre, on obtient 300 cents kilos de gras, soit 37,5 kilos par personne, par année.

Gauldrée-Boilleau fournit assez peu de renseignements sur les aspects culinaires et gastronomiques. Il ne donne pas d'informations sur la préparation des mets et le déroulement des repas. Toutefois, la liste des ustensiles de cuisine suggère des mets simples et des repas comptant peu de services. La ménagère ne dispose que de quelques chaudrons, marmites, poêlons et pots ; pour servir les convives, elle a deux douzaines d'assiettes, 6 tasses à thé, 6 verres, 12 cuillères, 12 couteaux et 6 fourchettes. Pour les poids et mesures, le ménage possède un minot cerclé en fer et deux balances ; le poids d'un minot étant de 15,4 kilos, il semble que cet instrument de mesure ne soit pas destiné à la cuisine, mais qu'il serve à mesurer le grain pour en faire le commerce. L'inventaire des biens et des dépenses ne signale ni livres ni abonnement à un journal. Gauldrée-Boilleau mentionne d'ailleurs que la paroisse compte beaucoup d'analphabètes. Il y a donc peu de chances pour que Sarah Girard se soit servie de recettes écrites, surtout qu'au début des années 1860, peu de littérature culinaire circulait dans la province. Par contre, elle cuisine sur le poêle, et non dans l'âtre, une pratique devenue courante en Amérique du Nord au début du XIXe siècle, et dispose d'un four à pain.

L'étude de Gauldrée-Boilleau nous apprend certaines choses sur l'attitude et l'opinion des Gauthier au sujet de leur propre alimentation. Ce témoin affirme que ces gens valorisent une alimentation abondante et croient que la sacrifier pour d'autres dépenses n'est pas convenable. Ils s'estiment mieux nourris que les urbains, et ils en sont fiers. Gauldrée-Boilleau rapporte qu'« il leur arrive même quelquefois de tourner en ridicule les bourgeois de la ville, qui s'attachent beaucoup, prétendent-ils, à paraître par le luxe des vêtements, et qui, pour y parvenir, s'imposent, sous le rapport de la nourriture, des privations auxquelles un habitant de la campagne aurait honte de se soumettre[45] ». Gauldrée-Boilleau partage cette perception positive. À plusieurs reprises, il remarque l'abondance à table. Ses seuls bémols concernent la qualité du pain et le caractère un peu trop carné du régime. Il trouve les membres de la famille Gauthier en bonne santé et de constitution robuste. L'unique intervention médicale mentionnée touche le père, qui a souffert d'une gastro-entérite. Gauldrée-Boilleau signale que la médecine coûte cher et que les paysans font peu confiance aux docteurs. Il ne les blâme pas et critique les quelques médecins de campagne de l'époque[46]. Selon lui, dans le village de Saint-Irénée, les maladies les plus communes sont intestinales et gastriques. Elles surviennent surtout en hiver en raison du manque d'activité physique et d'une alimentation trop riche en viande. L'auteur ne mentionne pas le scorbut, le rachitisme ni d'autres affections causées par des carences alimentaires. Il est aussi muet sur d'autres problèmes de santé pourtant fréquents, comme la mortalité infantile et les maladies épidémiques[47]. Il n'envisage pas non plus que les malaises intestinaux puissent venir de l'eau de boisson. Cela ne représente pas nécessairement une tentative de masquer des aspects négatifs de la vie dans Charlevoix dans les années 1860. Gauldrée-Boilleau cherche avant tout à documenter comment les gens vivent, et non de quoi ils meurent. N'étant pas un expert de la santé, ses connaissances médicales sont sans doute trop limitées pour qu'il conduise une évaluation de la santé plus précise. Comme partout, les gens de Saint-Irénée souffrent d'ennuis de santé divers, mais, pour un observateur de 1860, il n'y a rien de remarquable à rapporter.

Ce portrait de la table rurale au Canada français est-il plus représentatif que celui dressé par les romanciers ? Comme Antoine Gérin-Lajoie et Louis Hémon, Gauldrée-Boilleau admire ouvertement ces paysans féconds et pieux et souhaite les voir résister à « l'invasion dont les menacent les contrées protestantes[48] » et à l'attrait des grandes villes et des usines. Sa perception semble donc biaisée par son soutien au nationalisme canadien-français catholique dit « de survivance » et par le conservatisme de l'école de Frédéric Le Play. Le choix de la famille étudiée n'est pas neutre non plus. Le prêtre qui a conduit Gauldrée-Boilleau chez les Gauthier n'a pas dû sélectionner des paroissiens paresseux ou des gens manquant de piété. Dans les œuvres de fiction comme dans cet ouvrage scientifique, les images et les descriptions de la diète ne peuvent pas être considérées comme universelles et complètes ; néanmoins, nous pouvons en dégager des contraintes et des constantes dépassant les spécificités de quelques familles modèles.

L'environnement, les distances à franchir, la lenteur des moyens de transport et les technologies de conservation disponibles limitent les options alimentaires. L'alimentation a donc un caractère saisonnier, cyclique. Les agriculteurs doivent tirer le maximum de saisons végétatives plus ou moins courtes, de sols à la richesse variable et d'un climat difficile; cela marque leur propre diète, mais aussi celle des villageois et des urbains, qui s'approvisionnent surtout localement. Les ruraux mangent principalement ce qui pousse, se conserve bien et ce qui correspond à leurs traditions, leurs habitudes et leurs goûts. Peu étonnant que les pommes de terre et le porc soient toujours mentionnés: les premières croissent pratiquement partout, les seconds peuvent être nourris de restes de tables et de rebuts de cuisine, comme des pelures de patates. Les deux sont aussi d'une grande popularité, comme en témoignent les livres de recettes dont nous parlerons plus loin. On relève d'autres points communs à l'alimentation rurale: soupe aux pois, lard, œufs, patates et pain forment l'essentiel d'un menu auquel s'ajoutent des légumes, des produits laitiers, du bœuf, de la volaille, du gibier, du poisson et des fruits, selon les ressources disponibles. Des variations importantes sont possibles, par exemple entre le pain et les patates, et des changements saisonniers surviennent. Des aliments se conservant aisément, comme la farine, le sucre, le poisson et la viande salée, peuvent aussi être achetés en grandes quantités dans les magasins généraux locaux, même s'il ne s'agit pas de pratiques documentées par les romanciers et les sociologues de l'époque. Cette omission nous semble davantage le résultat de la préférence des tenants du nationalisme pour un mode de vie rural et autosuffisant que d'une absence complète de commercialisation des aliments en campagne. La différence de perception entre le menu rural et l'alimentation urbaine découle, mais seulement en partie, de la même subjectivité: si la diète des campagnes ne semble pas présenter de grands risques aux yeux de ses observateurs, celle de la ville est jugée plus problématique.

Ouvriers urbains

L'urbanisation et l'industrialisation, en transformant la manière dont les gens s'approvisionnent en nourriture, changent certains aspects de la diète bien avant que des conseils diététiques ne soient diffusés. Environ quarante ans après Gauldrée-Boilleau, le prêtre Stanislas-Alfred Lortie, professeur à l'Université Laval[49], s'intéresse à la famille d'un compositeur-typographe de la ville de Québec et lui consacre une étude construite sur le même modèle que la précédente. Il publie également ses travaux dans la série *Ouvriers des deux mondes*[50]. La famille choisie est celle d'un dénommé Philéas Drolet et réside dans le quartier Saint-Jean-Baptiste[51]. Le ménage se compose de quatre personnes : le père, Philéas, 54 ans, son épouse Delphine, 53 ans, et leurs deux fils de 21 et 23 ans. L'aîné des garçons, Loyola, est commis dans un magasin, et le cadet, Philéas fils, est apprenti mécanicien. La mère n'occupe pas d'emploi rémunéré ; elle administre la maison. Ces trois salaires masculins qui couvrent les besoins de quatre personnes, dont un d'ouvrier spécialisé, placent Philéas père et les siens parmi les familles ouvrières aisées. Remarquons que ce couple a déjà vu deux de ses enfants quitter le foyer puisque les filles aînées, âgées de 27 et 29 ans, sont mariées à des marchands de Québec. Théoriquement, comme ce ménage ne compte que des adultes, les assiettes de chacun devaient se ressembler davantage que celles servies chez les Gauthier de Saint-Irénée.

Si les Gauthier de Saint-Irénée représentent un modèle rural idéal choisi en accord avec des critères religieux et conservateurs, les Drolet de Québec en sont l'équivalent urbain. Selon le père Stanislas-Alfred Lortie, les ouvriers de Québec profitent d'une position enviable, car plusieurs sont propriétaires. Leurs salaires sont estimés suffisants à procurer « une modeste aisance, assez semblable à celle du bourgeois[52] ». Ce confort n'est probablement pas très représentatif des conditions de vie de la majorité des résidents de Québec. Un jeune ménage avec plusieurs enfants ne comptant que sur un seul salaire, même sur celui d'un employé qualifié, ne jouissait certainement pas de la même abondance. Nous supposons que la diète décrite par Lortie constitue l'une des meilleures que les familles ouvrières pouvaient s'offrir. Les Drolet sont décrits comme des gens sobres, honnêtes et dévots : comme les Gauthier de Saint-Irénée, ils se conduisent tel que le clergé le souhaite.

Selon Stanislas Lortie, les Drolet prennent toujours trois repas par jour, et chacun de ces repas comprend de la viande, sauf les jours de jeûne, scrupuleusement respectés. Au déjeuner, on sert du lard rôti, des cretons, du jambon ou encore, les jours maigres, du poisson en conserve ou des œufs. Le midi, la soupe est à l'honneur, mais on mange aussi parfois un plat de viande rôtie, accompagnée de pommes de terre, ou encore un bouilli fait de viande, de chou, de carottes, de navet et de maïs. Un dessert conclut le dîner : gâteau, pouding, confitures ou fruits. On sert au souper de la viande et des pommes de terre, ainsi qu'un dessert. À tous les repas, il y a du pain, du beurre et des pommes de terre ; il n'y a qu'au déjeuner où on ne mange généralement pas de patates[53]. Les armoires des Drolet renferment plusieurs marmites et chaudrons, une théière, une cafetière, de la vaisselle de tous les jours, un service pour les occasions spéciales et les réceptions, des verres pour le vin et la bière, de nombreux ustensiles incluant des couteaux et des cuillers de différents formats, ainsi que dix-huit bocaux à confitures[54]. Le tout a été acquis durant au moins trente ans de mariage, selon l'âge de la fille aînée. L'inventaire ne révèle pas la présence de livres de cuisine ou de recueils de recettes.

L'abondance et la variété des instruments de préparation, de service et de conservation suggèrent des pratiques et des habitudes différentes des ruraux de 1860, comme celle de faire des confitures ou de recevoir des visiteurs avec un certain apparat. La liste des dépenses alimentaires témoigne aussi de la différence de mode de vie entre les deux ménages. Pas question d'autoproduction pour les ouvriers de Québec : ils achètent tous leurs aliments. Le père Lortie ne souligne pas non plus de variations saisonnières dans la diète de base. Il en existait sans doute toujours, surtout pour les fruits et légumes frais offerts au marché, mais cela n'attire pas l'attention de l'auteur. Cependant, Lortie précise qu'aucun aliment n'est préparé et consommé hors du ménage, les Drolet ne fréquentant pas les restaurants. L'alimentation représente 25 % de leur budget annuel[55].

La diète de cette famille de Québec est beaucoup plus variée que celle des gens de Saint-Irénée quarante ans plus tôt. Elle inclut du pain et des biscuits achetés chez l'épicier et le boulanger, du riz, de l'orge et du macaroni. Les Drolet mangent d'autres poissons et viandes : morue, saumon, anguille, mouton, etc. Leur poisson ne vient pas du fleuve et se présente souvent en conserve. Ils en consomment d'ailleurs moins que les Gauthier, quoique, dans l'ensemble, leur apport de viande et de poisson soit d'environ 10 kilos de plus par personne, par année. Comme les Américains urbains de la même époque, ils mangent aussi plus de bœuf et de volaille, mais moins de porc[56]. Dans la liste des légumes et des fruits, on remarque plus de variété et une touche d'exotisme : poireaux, maïs en épi, pommes, raisins secs et frais, pêches, pruneaux, framboises et fraises voisinent les bananes et les oranges[57]. Sur le plan des quantités, le pain, la farine, le bœuf, le lait de vache, les pommes de terre, les pommes et le sucre sont les items les plus abondants. Par contre, les pommes de terre occupent beaucoup moins d'importance : les Drolet en mangent environ 82 kilos par année chacun. Pour sa part, le sucre varie dans sa forme : sucre granulé blanc, cassonade, sucre d'érable, sirop d'érable et mélasse, sans mentionner celui contenu dans des aliments comme le chocolat. Les Drolet consomment 143,5 kilos de sucres de toutes sortes au cours de l'année, soit une moyenne de 35,8 kilos par individu ; le triple des Gauthier. Selon l'anthropologue américain Sidney Mintz, la diète sucrée caractérise les sociétés industrielles, urbaines et modernes, et permet au prolétariat d'assurer sa survie à moindres coûts[58]. D'ailleurs, les autres études sociographiques de la série *Les Ouvriers des deux mondes* montrent qu'en France, on consommait de trois à quatre fois plus de sucre en ville qu'en campagne[59]. En cela, les Québécois de 1903 ressemblent donc aux Américains et aux Européens, qui consomment en moyenne plus de 30 kilos de sucre par année au début du XXe siècle[60].

Une autre différence remarquable entre les pratiques urbaines et rurales réside dans l'achat du pain à la boulangerie; ici, quelques témoignages livrés lors de la Commission royale d'enquête sur les relations entre le capital et le travail, tenue à la fin des années 1880, nous éclairent. À Québec, le boulanger Edmond Sanschagrin croit que la majorité des ouvriers achètent leur pain[61]. Le boulanger Chaput estime le nombre de boulangers montréalais à 400. Leur production tournerait autour de 34 000 pains par jour, alors que la ville compte environ 200 000 habitants[62]. On apprend aussi par le docteur Douglas McGregor, de la ville de Montréal, que le surpeuplement des logements force certaines familles à partager non seulement leur appartement, mais aussi leur poêle[63]. Ces témoignages suggèrent que les ménagères ouvrières urbaines des années 1880 boulangent peu chez elles. Le manque d'espace, de commodités et temps, ainsi que l'effort et le combustible exigés s'ajoutent à la forte présence des boulangeries en ville et expliquent pourquoi l'urbanisation entraîne le déclin de la préparation domestique du pain. Le phénomène s'accentue avec la croissance accélérée des villes au XIXe siècle, mais il n'est pas nouveau: les modestes noyaux urbains de Montréal et de Québec permettent aux Hospitalières des deux villes d'y faire le commerce du pain et des pâtisseries dès le XVIIIe siècle[64].

Des différences entre les classes sociales marquent toutefois cette pratique culinaire. Dans les villes américaines, entre 1880 et 1930, la consommation de produits des boulangeries commerciales représente surtout une habitude dans les milieux modestes. Les ménages bourgeois mangent davantage de pâtisseries et de pain maison, car ils disposent de cuisines mieux équipées. Les femmes des milieux aisés peuvent déléguer du travail à une ou plusieurs domestiques, dégageant ainsi plus de temps pour la cuisine ou confiant ce travail à leur cuisinière[65]. La division selon la classe n'est pas toujours aussi nette, des ménages modestes pouvant aussi continuer à confectionner le pain à la maison si les occupations et les ressources le permettent, ou si les valeurs et les goûts des membres de la famille mènent à une forte préférence pour le pain maison. Sans extrapoler outre mesure, on peut croire que les familles bourgeoises de Québec et de Montréal de l'époque jouissent du même avantage que celles de New York ou de Philadelphie en ce qui concerne le personnel domestique, tandis que les ménages modestes subissent des contraintes similaires. Les ménagères urbaines choisissent donc souvent le pain de la boulangerie, comme l'a fait Mme Drolet, mais une production domestique peut être maintenue dans plusieurs ménages.

Stanislas Lortie croit que la famille de Philéas le typographe a un mode de vie sain. Son rapport ne mentionne que de rares contacts avec la médecine et une perception de la santé plutôt souple, qui semble partagée entre le chercheur et les sujets de son étude : « Le père, *tout en n'étant pas très fort*, fait son travail sans être incommodé. La mère et les enfants jouissent d'une très bonne santé. La mère n'a fait appeler le médecin qu'à la naissance des enfants. Dans les cas de légères indispositions, elle savait employer les remèdes que l'expérience lui avait suggérés[66] » (c'est l'auteure qui souligne). Ces gens croient en l'utilité de la médecine pour certains cas et sont sans doute sensibles à une partie des recommandations des experts, mais, la plupart du temps, ils se débrouillent sans eux.

L'exemple des paysans de Saint-Irénée, comparé avec celui de la famille de Québec, dévoile que les habitudes alimentaires et culinaires ont changé avant que les conseils nutritionnels n'apparaissent dans les médias et ne soient utilisés massivement par le gouvernement, les compagnies et les experts. Ces changements s'amorcent aussi avant que les jeunes filles suivent des cours d'art ménager et de cuisine en grand nombre. Ces différences s'expliquent surtout par les transformations survenues dans le mode de vie et les moyens financiers disponibles. Le fait que le ménage de Québec ne compte que quatre personnes et dispose de trois salaires permet d'adopter cette diète plus sucrée et plus variée. Mais la description de l'alimentation des Drolet de Québec en 1903 ne correspond probablement pas à celle de la majorité des ouvriers urbains. Les aliments disponibles sont bel et bien abondants et variés, mais tous n'ont pas un accès égal aux produits offerts. La situation économique constitue le principal facteur expliquant les disparités dans la diète des habitants des villes.

Bettina Bradbury a démontré que, dans le Montréal de la fin du XIXe siècle, la nourriture constitue la dépense la plus importante des familles ouvrières. En moyenne, ces ménages y consacrent plus de 50 % de leurs déboursés, quoique ces proportions varient beaucoup selon les revenus et la taille de la maisonnée. Dans un bon scénario, où un ouvrier qualifié n'aurait que lui, sa femme et un bébé à nourrir, la nourriture représente 15 % des revenus annuels totaux. Cependant, pour des familles de journaliers, parents de plusieurs enfants, souvent soumis aux aléas d'emplois instables, le salaire du pourvoyeur peut être moindre que le montant nécessaire pour nourrir tout le monde[67]. Pour de telles familles, il faut additionner les stratégies pour réduire les dépenses ou les reporter à plus tard, comme le crédit, le travail rémunéré des enfants ou le travail domestique non rémunéré[68]. Consacrant le quart de leurs dépenses à l'épicerie, les Drolet se situent dans une tranche assez aisée de la population ouvrière.

Quelques journalistes, réformateurs sociaux et élus municipaux soulèvent la question de l'alimentation des ouvriers lorsque les impacts négatifs de l'industrialisation et de l'urbanisation apparaissent. Dans *La Presse*, le journaliste, militant ouvrier et réformateur Jules Helbronner, alias Jean-Baptiste Gagnepetit, utilise la forte proportion des revenus consacrés à la nourriture pour démontrer l'insuffisance des salaires durant les années 1884–1894[69]. Durant la Commission royale d'enquête sur les relations entre le capital et le travail, qui compte Helbronner parmi ses membres[70], certains témoins parlent des principales inquiétudes de l'époque au sujet de la nourriture, soit la crainte de la fraude, du manque d'hygiène et de salubrité ainsi que le mécontentement devant le prix élevé de certains articles. Ces sujets orientent les questions concernant les denrées produites et vendues à Montréal au cours des audiences de la Commission.

Les aliments mentionnés par les différents témoins sont le pain, le lait, la farine, le beurre, la moutarde, le thé, le café, le sucre, le riz, la mélasse, le bœuf, le veau, le mouton, le fromage, le poisson et le lard. Il s'agit d'une liste d'épicerie partielle, incluant plusieurs articles dont la qualité dépend souvent de l'hygiène ou pouvant être l'objet de fraudes ou d'adultérations. La viande est souvent nommée, sans doute parce qu'elle coûte cher, se détériore facilement, se vend au poids (l'acheteur peut craindre l'arnaque si la balance est faussée), et parce qu'elle possède une grande valeur symbolique et nutritionnelle. En consommer constitue un besoin et un droit pour les travailleurs et pourvoyeurs masculins. Si personne ne mentionne les pois secs, les pommes de terre, les oignons ni les carottes aux commissaires, c'est probablement parce que ces légumes locaux, faciles à cultiver et à conserver, demeurent abordables pour la vaste majorité des gens. De plus, la plupart des acheteurs et acheteuses d'expérience peuvent évaluer leur qualité en les regardant et en les tâtant.

Commissaires et témoins expriment trois grandes préoccupations. D'abord, celle du prix de certains aliments estimés essentiels ; ensuite, l'hygiène (en particulier celle des boulangeries), et enfin, la crainte de la fraude et de l'adultération. Des questions sur le poids du pain, alors réglementé, ou la présence d'additifs et de substances inhabituelles sont soulevées. Par exemple, le boulanger Edmond Chaput ajoute des patates au pain pour en améliorer la couleur et la texture, mais affirme ne jamais avoir utilisé d'alun[71]. La qualité du sucre inquiète également, comme le montre le témoignage du président de la raffinerie St. Lawrence Sugar, le chimiste Alfred Baumgarten, interrogé sur la différence entre le sucre de canne et le sucre de betterave et l'usage de produits chimiques pour le blanchir[72]. La falsification ne se limite pas à l'ajout d'un produit potentiellement dangereux : enlever quelque chose à l'aliment constitue aussi une forme d'adultération. Ainsi, le chimiste de la ville de Montréal, John Baker Edwards, estime le lait falsifié lorsqu'écrémé totalement ou en partie[73]. Malgré plusieurs mentions des aliments, les témoins n'expriment pas d'inquiétudes sur d'éventuelles maladies nutritionnelles : ce qui compte le plus, c'est que le commerce s'effectue assez honnêtement pour que les consommateurs puissent acheter en toute confiance. La question du prix constitue néanmoins une préoccupation ouvrière importante.

L'inflation des articles de base inquiète les populations urbaines partout au Canada au tournant des XIXe et XXe siècles. Cela transparaît dans la *Gazette du travail* (1900–1978), une publication mensuelle du département du Travail d'Ottawa dirigée, à partir de 1902, par le statisticien Robert H. Coats. Cette revue collecte et diffuse le prix de denrées et de biens estimés essentiels dans les villes canadiennes. Entre 1900–1910, le périodique ne donne pas les coûts régulièrement, mais on y compare parfois le prix de quelques articles de base[74]. En juillet 1902, la *Gazette* publie les résultats d'une enquête spéciale sur le coût de l'existence et, chaque mois, le résumé général souligne des mouvements dans les prix. À partir de 1910, la préoccupation à l'égard de l'inflation semble augmenter, puisque le département du Travail, alors sous la gouverne du futur premier ministre du Canada, William Lyon Mackenzie King, entreprend la publication mensuelle des *Prix de détail des articles réguliers de consommation* dans les principales villes canadiennes. L'objectif est de suivre avec précision l'évolution des coûts et de les comparer entre différents lieux. En 1910, Robert H. Coats publie aussi un rapport sur l'augmentation des prix de gros, dans lequel il souligne l'inquiétude de la population à ce sujet[75]. Coats montre d'abord une tendance à la baisse pour les années 1890–1897, puis une hausse rapide et générale entre 1897 et 1909. Il estime que, dans l'ensemble, les prix ont augmenté d'un tiers, avec des fluctuations plus ou moins fortes selon les biens[76].

Les causes de l'inflation sont nombreuses, complexes et variables selon les produits et les régions. Ainsi, le prix du blé se décide dans un marché international, tandis que celui des œufs est déterminé par des facteurs locaux. Les mouvements migratoires de la campagne vers les villes, les nouveaux moyens de transport comme les trains réfrigérés, l'éloignement des lieux de production et de consommation, la concentration de la transformation et du commerce des aliments, les taxes, les variations saisonnières et les augmentations ponctuelles de la demande provoquent une forte hausse des coûts[77]. En somme, la croissance urbaine et la reconfiguration de la production agricole causent l'inflation des vivres. Nous verrons plus loin que l'inflation s'accroît durant la guerre, tout comme le mécontentement populaire à son sujet. Pour le moment, retenons que le prix de la nourriture préoccupe les ouvriers urbains canadiens : d'une part parce qu'ils augmentent rapidement, d'autre part parce que les alternatives à l'achat (élevage et jardinage) sont marginalisées par des lois et le manque d'espace.

L'importance des dépenses alimentaires apparaît dans la *Gazette du travail*. Sur les 35 items de la liste de biens dits essentiels, on dénombre 26 aliments[78]. Selon le ministère du Travail, les articles du Tableau 1 entrent assez souvent dans les foyers ouvriers pour faire partie des articles réguliers de consommation.

Outre la préoccupation pour la quantité d'aliments qu'un salaire peut procurer à un individu ou un ménage, les relevés de prix montrent un intérêt pour la catégorie, la qualité et la marque de quelques aliments qui ne sont pas seulement nommés, mais qualifiés selon des critères liés au goût, à la tendreté, à la texture ou à la taille. Le steak de bœuf provient du filet, le bacon est de la « meilleure qualité », la farine est semblable à celle employée par les boulangers professionnels, le riz est d'une certaine marque et les prunes sont de

Tableau 1
Aliments inclus dans les articles réguliers de consommation, 1910

Steak de bœuf (filet)	Saindoux pur	Avoine roulée
Rôti de bœuf (moyen)	Œufs (frais et en caisse)	Riz (marque B)
Mouton (quartier de derrière)	Lait	Haricots secs
Rôti de porc frais	Beurre	Pommes séchées
Porc salé	Fromage canadien	Prunes moyennes
Bacon fumé (meilleure qualité)	Pain (à l'unité et au poids)	Sucre (granulé et jaune)
Poisson frais (bonne qualité)	Farine (forte de boulanger)	Pommes de terre

format moyen. Cela démontre l'existence de certaines aspirations chez les travailleurs. Il ne s'agit pas seulement d'obtenir de l'énergie et de se remplir l'estomac, mais d'apprécier ses repas. Comme leurs confrères parisiens de la même époque, les ouvriers de Montréal souhaitent sans doute se faire plaisir en s'offrant un peu de luxe[79]. Les critères de tendreté, de saveur et de qualité sont sociaux et culturels ; ils témoignent autant de l'impact de la commercialisation des aliments que du désir de consommer des produits jugés bons. Si ces critères de goût semblent importants pour les individus, nous verrons que les experts de l'époque prétendent que la valeur nutritive devrait compter davantage, et qu'avec un petit salaire, il n'est guère raisonnable de dépenser pour des coupes de viande luxueuses comme du filet de bœuf.

Cette alimentation, composée surtout de pain de boulangerie, de lard, de viande de porc, de bœuf, de mets sucrés, de pommes de terre, d'œufs, de haricots et de pois est-elle bonne ou mauvaise ? Le manque d'aliments, l'insalubrité, la fraude et l'adultération rendent-ils les gens malades au point où cela devienne une source d'inquiétude ? L'étude de la santé de la population entre les dernières décennies du XIXe siècle et la Première Guerre mondiale nous donne quelques indices sur les effets de la diète sur la santé, mais surtout, sur les préoccupations des autorités sanitaires et médicales.

La santé de la population

Les sources existantes sur la santé de la population de la fin du XIXe siècle permettent d'émettre des hypothèses sur l'état des personnes selon leur classe, mais il est difficile de traiter des liens entre nutrition et santé à partir de ces documents. Cela s'explique d'abord parce que la malnutrition représente un état pathologique de mauvaise alimentation construit, défini et diagnostiqué à la suite à de découvertes scientifiques dont nous traiterons plus loin. Dans les années 1860 à 1914, elle ne constitue pas un problème que les médecins d'ici traduisent dans les statistiques annuelles sur la santé. Il faut donc se fier à d'autres indications pour dresser un portrait de la santé nutritionnelle.

Les statistiques disponibles dans les rapports annuels sur l'état sanitaire de Montréal et les rapports annuels du Conseil d'hygiène de la province de Québec couvrent principalement la mortalité générale, la mortalité infantile et les maladies contagieuses telles que la tuberculose, la variole, la diphtérie, la typhoïde et les maladies diarrhéiques[80]. Les maladies ne sont pas toutes recensées, puisque les données recueillies concernent la mortalité de la population et les maladies contagieuses à déclaration obligatoire[81]. Ces statistiques permettent de connaître les principales épidémies et les grandes causes de décès, mais elles ne révèlent pas combien de ces victimes mangeaient suffisamment, quelle proportion de tuberculeux ont bu du lait contaminé ou combien de personnes se trouvaient affaiblies par une diète pauvre lorsqu'elles ont attrapé la variole. Les maladies contagieuses et les diarrhées infantiles causent des hécatombes, mais les cas mortels de rachitisme, d'anémie ou d'empoisonnement sont très rares. Par exemple, en 1894, la majorité des comtés ne rapportent aucun cas de rachitisme, et ceux qui le font en dénombrent un, deux ou trois. Les maladies mortelles peuvent être aggravées par une alimentation insuffisante et pauvre, mais cela ne transparaît pas dans ces statistiques. Plusieurs enfants carencés peuvent aussi se trouver dans des catégories comme celle de la « débilité infantile », listée parmi les principales causes de mortalité chez les enfants dans les rapports montréalais. Les statistiques vitales sont donc peu éloquentes lorsque vient le temps d'évaluer la diète, mais ce n'est pas parce que les médecins rapportent peu de décès dus au scorbut et au rachitisme que ces maladies sont rares. Les groupes sociaux les plus pauvres, plus vulnérables aux maladies mortelles rapportées par les officiers de santé, sont aussi désavantagés du point de vue niveau nutritionnel. L'incidence de ces maladies augmente probablement en proportion avec les taux de mortalité générale et infantile. Bien que la qualité bactériologique de l'eau, du lait et de la viande explique en partie cette disparité, la quantité de nourriture disponible contribue aussi à fragiliser les constitutions.

Le poids des bébés à la naissance révèle la dégradation de la santé globale de la population urbaine au XIXe siècle. Les chercheurs W. Peter Ward et Patricia Ward ont montré une diminution moyenne du poids natal des bébés nés de mères montréalaises anglophones pauvres entre 1851 et 1905. Selon eux, cet amaigrissement des bébés résulterait de la détérioration de la diète des femmes anglophones les plus démunies[82]. Les auteurs ont comparé les statistiques du University Lying-In Hospital de Montréal[83] avec celles provenant d'études sur le poids des nourrissons européens après des famines survenues durant la Deuxième Guerre mondiale, et concluent que pour mettre au monde des bébés aussi petits, les Montréalaises pauvres avaient nécessairement une diète insuffisante. Ils attribuent cette malnutrition à des causes structurelles, économiques et démographiques affectant les conditions de logement et le niveau de vie, et non à l'ignorance des femmes[84].

La taille moyenne de la population adulte constitue un indice additionnel pointant dans la même direction. John Cranfield et Kris Inwood, professeurs à l'Université de Guelph, ont démontré que les hommes du Québec sont plus petits que ceux des autres provinces canadiennes au XIXe siècle : ils mesurent en moyenne un pouce (2,54 cm) de moins que les Ontariens et les hommes des Maritimes. Les auteurs émettent une hypothèse complémentaire à celle de Ward et Ward pour expliquer cette différence. Selon eux, la surpopulation rurale, l'environnement malsain des villes et les bas salaires rendent les habitants du Québec plus susceptibles d'être mal nourris, et donc de courte taille[85]. Cranfield et Inwood constatent que la grandeur moyenne des hommes a diminué partout au Canada. Les gens nés après 1894 sont sensiblement plus petits que ceux nés dans les années 1870, comme le démontrent les statistiques anthropométriques des volontaires et des conscrits de la Première Guerre mondiale. Toutefois, les hommes de la campagne sont un peu plus grands que ceux de la ville. Bien qu'ils ne concernent que des hommes adultes, ces chiffres prouvent que l'industrialisation et l'urbanisation ont réduit la qualité de la diète des classes populaires, causant des retards de croissance et fragilisant la santé générale. Soulignons que ces données sont des moyennes calculées à partir de larges groupes, comme les 700 000 soldats de la Première Guerre mondiale. Ces chiffres masquent des inégalités de classe, et il est possible que la taille moyenne des ouvriers montréalais ait été encore plus petite.

Ce phénomène n'est pas unique au Canada ou au Québec: des observations similaires ont été effectuées aux États-Unis, en Grande-Bretagne et aux Pays-Bas. Dans ces trois pays, la taille moyenne des hommes a diminué au cours du XIXe siècle, notamment en raison de la croissance de la population salariée urbaine, dépendante de revenus souvent instables et susceptible d'être fortement affectée par la hausse des prix des aliments de base[86]. Bien que d'autres facteurs s'ajoutent à la question des moyens de subsistance et de l'économie, comme l'insalubrité des milieux urbains de l'époque et la transmission plus rapide des maladies contagieuses par les mouvements migratoires et la surpopulation des logements, il semble indéniable que la pauvreté affectant la classe ouvrière limitait sa diète en quantité et en qualité.

La période précédant la Première Guerre mondiale se prête peu à l'émission de « règles de vie » alimentaires pour promouvoir la santé. Cette dernière s'améliore surtout avec les réformes sanitaires et la hausse des revenus, qui permettent de mieux manger, d'habiter un quartier plus salubre, d'adopter des pratiques d'hygiène plus efficaces et de consulter plus fréquemment un médecin en cas de maladie. Les plus démunis ont une santé fragile en raison d'une multitude de facteurs, dont une alimentation inappropriée, voire insuffisante. Les piètres conditions sanitaires, l'approvisionnement en eau, en lait et en viande de qualité bactériologique douteuse, les épidémies de variole et de typhoïde ainsi que les ravages de la tuberculose s'additionnent et augmentent avec l'industrialisation et l'urbanisation, le tout entraînant des taux de mortalité générale et infantile très élevés dans les quartiers défavorisés de Montréal. Ces problèmes de santé représentent, pour les autorités sanitaires et les médecins d'alors, les principales luttes à mener. Les docteurs connaissent le lien entre nutrition et santé, mais ceux du Québec n'évaluent pas encore les mérites et les défauts de la diète de la population. Ce sont surtout les convictions morales et politiques et l'influence des découvertes scientifiques européennes et américaines qui incitent les médecins canadiens-français à prodiguer leurs premiers conseils sur le régime alimentaire.

L'état de santé des populations rurales québécoises n'a pas fait l'objet d'études historiques de la même ampleur que celle des Montréalais. Au début du XXe siècle, le taux de mortalité infantile en milieu rural est de 131,8 pour mille naissances contre 218,6 en milieu urbain[87]; la mortalité générale est aussi supérieure en ville[88]. La faible densité de population réduit la propagation des maladies contagieuses, et l'autoproduction fréquente de lait, de viande et d'autres denrées limite les risques de consommer des produits avariés, porteurs de parasites ou de bactéries. Les hommes adultes étant un peu plus grands à la campagne qu'à la ville, concluons que sans être toujours optimale, la diète rurale semble meilleure que celle des ouvriers urbains.

Le changement le plus remarquable entre le menu rural et la table urbaine confirme d'ailleurs ce scénario: la croissance de la consommation de sucre, montrée par la comparaison des dépenses des familles Gauthier et Drolet, supporte en partie la thèse d'un appauvrissement diététique. C'est, du moins, ce que nous apprend la nutrition moderne: le sucre fournit des calories, mais il n'apporte pas de protéines, de vitamines ou de minéraux. Les médecins du tournant du siècle, nous le verrons, ne possèdent pas les connaissances nécessaires pour s'alarmer de ce changement. Bien sûr, les mieux nantis bénéficient aussi d'améliorations à leur diète: les Drolet consomment des fruits, des légumes et des viandes variées. Ils mangent aussi moins de gras que les Gauthier. Mais ces changements ne sont pas le résultat de campagnes d'information pour manger mieux. Ils résultent d'une adaptation à un mode de vie urbain et industriel où le transport et le commerce donnent accès à des produits variés, mais surtout, ils dépendent des revenus. Toutefois, la plupart des acteurs donnant des conseils sur la cuisine et la nutrition se montrent peu sensibles à l'impact des conditions matérielles d'existence sur la diète et la santé.

2

Médecins et religieuses : les premiers experts

À la fin du XIXe siècle, le mouvement de réforme sociale qui naît en Occident incite un grand nombre de médecins et d'éducateurs à prodiguer des conseils sur les habitudes de vie, donnant naissance à une vaste littérature sur l'hygiène, la tempérance, la puériculture et la santé. Le Canada français produit sa part d'ouvrages de vulgarisation et de conseils sur la santé, qui incluent des passages sur la diète. Ces premiers discours sur l'alimentation semblent avoir eu des effets limités sur les pratiques des individus et des groupes pratiquant la charité, mais ils expriment des convictions idéologiques et politiques qui auront plus tard un impact sur l'enseignement de l'économie domestique et les campagnes de prévention en santé publique.

Pour bien saisir le contenu des premiers conseils nutritionnels diffusés au Québec, nous résumerons d'abord les principaux acquis de la nutrition avant la Première Guerre mondiale et nous traiterons brièvement de ses usages aux États-Unis et en Europe. Nous aborderons ensuite les actions philanthropiques locales posées à la même époque en réponse aux problèmes sociaux, afin de montrer les limites de la nutrition sur les interventions concernant la pauvreté, la diète et la santé. Ce chapitre analysera ensuite les discours de deux médecins connus de la fin du XIXe siècle pour en dégager les valeurs dominantes. Il se penchera enfin sur la cuisine et la nutrition au début de l'enseignement ménager. Si les religieuses qui ont colligé les premiers livres de cuisine disaient le faire pour des raisons pragmatiques, les textes de l'époque inscrivent les conseils diététiques dans un ensemble de discours promouvant le ruralisme et le travail domestique pour les femmes, tout en réagissant à l'exode rural et à l'expression des premières revendications féministes.

Nouvelle nutrition et médecine préventive

L'intérêt des experts de la santé pour la nutrition ne date pas des années 1860; il remonte aux origines de la médecine occidentale[1]. Au fil des siècles, quelques scientifiques se sont intéressés à la diète des victimes de maladies comme le rachitisme et le scorbut, dont l'étude a mené à des théories vivement débattues au sujet de l'effet d'aliments comme les fruits, avant d'être tranchées par des expériences et des découvertes effectuées dans les années 1910[2]. La nutrition devient une discipline autonome lorsque des chimistes en font leur spécialité. Cette nouvelle science prend son essor entre les décennies 1840 à 1890, avec des expériences sur la chimie des aliments, leur combustion et leur digestion, l'absorption des nutriments et les besoins du corps humain[3]. Justus von Liebig (1803–1873), un des plus illustres chimistes de son époque, a réalisé des travaux fondamentaux sur les trois macronutriments, soit les lipides, les protéines et les glucides, souvent considérés comme les fondements de la nutrition moderne malgré les controverses et débats qui ont entouré ses recherches[4]. Son nom est aussi associé à l'un des premiers produits alimentaires industriels, l'extrait de viande Liebig, ainsi qu'à la chimie agricole en raison de son étude sur les cycles de l'azote et du carbone dans la nature[5]. Dès le milieu du XIXe siècle, les nouveaux professionnels de la nutrition comparent la cuisine à un laboratoire de chimie[6] et affirment que les recettes culinaires sont scientifiques. Ils basent leurs calculs sur des règles thermodynamiques, d'où la fréquence de la comparaison entre le corps et la machine[7] et des aliments avec le carburant[8].

Une conception des usages la nutrition domine alors chez les scientifiques européens et américains. S'appuyant sur la pensée matérialiste et rationaliste, ils affirment que la nutrition doit accroître la productivité des travailleurs. Plusieurs experts jugent qu'elle peut atténuer les effets pervers du capitalisme industriel et contribuer à régler la « question sociale ». Dans cet objectif, ils développent des standards nutritionnels, estimant la quantité de nutriments et de calories nécessaires quotidiennement pour chaque personne selon son poids, son âge, son sexe et ses activités. Par exemple, l'Allemand Karl Voit calcule qu'un homme adulte pesant 70 kilos et effectuant un travail physique d'intensité moyenne requiert chaque jour 105 grammes de protéines, 56 grammes de gras et 500 grammes de glucides, pour un total de 3000 calories. La même personne exerçant un travail sédentaire nécessite 85 grammes de protéines, 56 grammes de gras et 400 grammes de glucides, pour un total de 2400 calories. Ces standards servaient fréquemment à calculer les rations servies dans des institutions carcérales et dans l'armée[9]. À la même époque, le chimiste Edward Frankland et le physicien James Prescott Joules conduisent les premières expériences sur la valeur énergétique des aliments et la dépense effectuée par le corps selon l'effort physique[10]. Aux États-Unis, dans les années 1890, le chimiste Wilbur Atwater entreprend également des recherches sur les calories. Il augmente la prise alimentaire quotidienne recommandée selon le niveau d'activité[11] et fixe le minimum journalier pour un homme à 3500 calories et 125 grammes de protéines[12]. En Allemagne, à la même époque, Ludwig Max Rubner mène des expériences similaires, calculant la valeur calorique de toutes les substances nutritives. Il conseille ensuite les militaires sur les rations quotidiennes et publie des articles sur l'hygiène de la nutrition, dans lesquels il définit le corps comme une « machine à chaleur[13] ».

À la fin du XIXe siècle, la conception et l'universalisation de la calorie constituent une avancée majeure de la nutrition et permettent d'en accroître les applications pratiques. La calorie est moins banale qu'elle n'y paraît. Son utilisation rend les aliments et les diètes quantifiables et permet de les analyser à l'aide de concepts économiques pour remplir des objectifs politiques. Selon Nick Cullather, cette unité de mesure constitue un instrument de contrôle social permettant aux États-nations d'évaluer le bien-être de leurs habitants et de superviser leur conduite[14]. Pour décrire les diètes et préconiser des changements, les scientifiques parlent de la nourriture en des termes quantitatifs plutôt que qualitatifs, et parfois même compétitifs lorsqu'il s'agit de comparer l'avancement de différentes nations et de jauger le niveau de vie des populations ouvrières. La calorie permet aussi de représenter des aliments sans faire référence aux contextes culturel et social, tout en excluant le goût : ils sont décrits comme une addition d'unités uniformes et interchangeables. Notion au cœur de l'idéal d'une alimentation équilibrée, elle devient l'outil de prédilection des experts pour optimiser les diètes et juger de leur rendement, que ce soit à l'échelle individuelle ou nationale[15].

Convaincus de la supériorité de la raison et de la science, armés d'un instrument de mesure considéré comme fiable et universel, certains réformateurs sociaux se servent de la nutrition pour tenter d'éduquer les classes populaires. Des centaines d'études sur les habitudes alimentaires ouvrières sont menées aux États-Unis, comparant et jugeant les diètes sur la base de leur valeur calorique. De nombreuses recherches sont aussi effectuées en France et en Grande-Bretagne sur l'alimentation des ouvriers afin de mesurer les effets de la pauvreté[16], de connaître le régime optimal pour le rendement du corps au travail et d'évaluer les besoins énergétiques propres à différents niveaux d'activité[17]. Cette conception de la nutrition a contribué à l'élaboration de toute une science du travail qui cherche à conserver l'énergie et à éliminer la fatigue, l'épuisement des corps posant des limites à la modernité[18]. En effet, les réformateurs veulent rendre l'alimentation plus productive et plus économique en montrant aux ménagères des milieux ouvriers comment tirer le meilleur régime possible d'un budget réduit. Ils s'appuient aussi sur la nutrition pour prétendre que l'absence de mesures gouvernementales pour soulager la pauvreté ne constitue pas un obstacle à l'amélioration de la diète et de la santé.

Le lien entre mauvaise alimentation et maladie est connu, mais il demeure vague, et les solutions avancées par les experts restent assez simples. Les médecins savent qu'une diète inadéquate rend le corps plus vulnérable, mais ils se préoccupent surtout des facteurs extérieurs à l'organisme. D'ailleurs, la communauté scientifique a longtemps rejeté l'intuition voulant qu'une maladie puisse être causée par le manque de certains éléments invisibles dans la diète (éventuellement identifiés en tant que vitamines) parce qu'elle croyait que toute affection provient nécessairement de l'effet d'un élément indésirable sur l'organisme[19]. Ses critères d'évaluation diététique reposent sur la quantité de calories disponibles par personne et sur l'équilibre entre les trois macronutriments: l'alimentation doit fournir à la machine humaine un bon carburant en quantité suffisante pour le travail effectué. Les historiens Harvey Levenstein et James Vernon nomment cette conception de la nutrition et de son usage *la nouvelle nutrition*.

Le chimiste américain Wilbur Atwater représente bien le type de discours et de valeurs qui dominent la nouvelle nutrition. À l'instar de ses pairs européens, il cherche une façon scientifique d'établir un niveau de vie acceptable pour les ouvriers afin de limiter la hausse des salaires sans provoquer de révoltes. Son discours est aussi moralisateur que scientifique. Selon Atwater, les pauvres dépensent trop pour manger et privilégient le goût au détriment de l'économie, se livrant à un gaspillage immoral. Par exemple, en 1895, il juge qu'une famille ouvrière de New York est extravagante, car elle achète des bananes et des oranges. Il croit qu'en sachant comment mieux s'alimenter à meilleur marché, les ouvriers et les pauvres consacreraient davantage d'argent à leurs autres besoins, s'estimeraient mieux nantis, deviendraient des personnes meilleures, plus raisonnables, et s'éloigneraient de l'alcool, des mouvements syndicaux et de la contestation politique[20]. Ces propos plaisent aux hommes d'affaires libéraux philanthropes qui craignent que les piètres conditions de vie n'incitent à la révolte, mais qui refusent d'augmenter substantiellement les salaires ouvriers. Cette conviction, combinée à l'effort concerté de réformateurs, philanthropes et bénévoles, suscite la fondation de quelques cuisines communautaires urbaines aux États-Unis. L'objectif de ces cuisines est de vendre des repas sains et économiques aux ouvriers, en espérant les inciter à changer leurs habitudes alimentaires pour adopter une diète moins chère. Malgré l'ardeur des travailleurs sociaux et des réformateurs, peu d'ouvriers et d'immigrants les ont fréquentées. Selon Levenstein, les philanthropes sous-estimaient l'importance du rôle psychologique de la nourriture pour les ouvriers. Pour les travailleurs, manger de la bonne nourriture, et spécialement de la viande, représentait la récompense légitime d'une journée de labeur[21]. Les plats bon marché des cuisines communautaires ne correspondaient pas à leur idée d'un repas correct. Le projet des cuisines communautaires s'est poursuivi en visant les petits cols blancs, plus éduqués et plus réceptifs aux arguments scientifiques et économiques, dans l'espoir que les plus pauvres changent quand même leurs habitudes par émulation des classes supérieures[22].

On retrouve d'autres exemples de cette nouvelle nutrition outre-Atlantique. En Grande-Bretagne, dès 1901, les réformateurs sociaux Seebohm Rowntree et Charles Booth se servent de la nutrition pour mesurer la gravité de la pauvreté des ouvriers britanniques. Selon leurs travaux, le tiers de la population du Royaume-Uni, soit 12 millions de personnes, ne mange pas suffisamment. Ils attribuent toutefois cette déficience à l'ignorance des mères de famille, et non aux bas salaires[23]. Pour plusieurs réformateurs, l'alimentation concourt à la fois au problème et à la solution de la pauvreté des ouvriers et des immigrants. Elle s'inscrit dans les mentalités et les idéologies dominantes de l'époque, soutenant surtout le libéralisme économique et le conservatisme social.

Peu de scientifiques divergeaient de cette pensée dominante. Tel fut pourtant le cas de Jacob Moleschott (1822–1893), un médecin et physiologiste néerlandais ayant étudié et œuvré en Allemagne à l'époque de Liebig. Athée, matérialiste, humaniste et socialiste, Moleschott estime que la nutrition doit aider le peuple à améliorer ses conditions de vie et sa santé ainsi qu'à retrouver sa dignité et la force requise pour se libérer de l'oppression[24]. Il croit immoral d'exiger de grands efforts physiques et une productivité accrue de la part des ouvriers sans leur verser le salaire nécessaire à l'achat d'une diète adéquate[25]. Il émet aussi de sérieux doutes sur les théories thermodynamiques de Liebig[26]. Trop radical et socialiste pour ses collègues et trop matérialiste pour les intellectuels socialistes, Moleschott a été marginalisé. Ses opinions démontrent toutefois que la nutrition est rarement neutre. Compte tenu des prises de position morales et politiques des experts et du contexte où ils évoluent, elle appuie souvent l'économie capitaliste et les politiques libérales, mais elle peut aussi soutenir des objectifs socialistes.

La nouvelle nutrition diffuse l'idée que la nourriture sert uniquement à combler des besoins physiologiques précis. Cette vision utilitariste et rationnelle se traduit dans un conseil répété *ad nauseam* : les individus, surtout lorsqu'ils disposent d'un budget limité, devraient choisir leurs aliments selon leur composition chimique, et non en raison du goût, de l'apparence, de leurs préférences ou des critères culturels et sociaux. Les experts conseillent aux gens de ne pas manger ce qu'ils aiment ou ce à quoi ils sont habitués, mais plutôt ce qui est bon pour eux, selon des paramètres établis par la science. Cette recommandation n'est pas thérapeutique, mais préventive : même les personnes saines à qui l'on ne diagnostique aucune maladie liée à leur diète sont ciblées. Les experts jugent négativement les pratiques des classes populaires, estimant qu'elles dépensent leur argent inutilement et irrationnellement[27].

La majorité des scientifiques et des réformateurs de la fin du XIXe siècle partagent la même foi dans le progrès. Pour eux, la science, la technologie et l'éducation régleront les problèmes économiques et sociaux provoqués par le capitalisme industriel. Ces acteurs visent aussi un objectif commun : faire en sorte que la classe ouvrière améliore sa diète sans en augmenter le coût, évitant ainsi de hausser les salaires. Ils concentrent donc leurs efforts sur l'éducation de la population, en particulier les ménagères. À l'échelle occidentale, la nutrition appuie surtout l'idéologie libérale et contribue à la modernisation sociale amorcée par les mouvements de réforme.

Donner le pain quotidien

En Europe et aux États-Unis, les connaissances nutritionnelles sont parfois invoquées dans les débats sociaux et politiques au sujet de la pauvreté et elles commencent à être utilisées dans certaines institutions. Certaines tentatives de nourrir les pauvres et les soldats sainement et à faible coût ont donné lieu à l'invention de nouvelles recettes, comme la soupe du comte Rumford, tandis qu'en Grande-Bretagne, l'alimentation dans les prisons et les *workhouses* sert de punition et de facteur de répulsion. Les réformateurs se demandent, par exemple, si les « pauvres non méritants » devraient manger de la viande[28]. Au Québec, les organisations de charité et de réforme semblent moins attentives aux apports potentiels de la nouvelle nutrition sur l'organisation de leurs activités, d'abord parce que les dons de nourriture n'exigent pas nécessairement l'application de connaissances nutritionnelles, ensuite parce que la charité demeure principalement sous la responsabilité de l'Église catholique. Les motivations et les modalités de l'aide alimentaire varient selon les organisations concernées, les manières de concevoir la pauvreté et la responsabilité de la société dans son soulagement, ainsi que selon les conceptions de la féminité et de la masculinité. Cela explique pourquoi les religieuses du Québec et les bénévoles de la Société de Saint-Vincent de Paul n'utilisent pas la nutrition pour éduquer les pauvres, contrairement aux réformateurs américains et européens.

Les congrégations religieuses et les organisations charitables laïques du Québec distribuent denrées et repas sur une base régulière depuis l'époque de la Nouvelle-France. La diète des malades de l'Hôtel-Dieu de Québec a d'ailleurs été documentée en détail par François Rousseau. Ce dernier montre que les patients pauvres des Hospitalières mangent gratuitement des repas supérieurs à ce qu'ils obtiennent d'habitude. À l'hôpital, les patients doivent se refaire une santé sans se surcharger l'estomac, tout en bénéficiant de la charité chrétienne[29]. Les sœurs en font probablement autant pour les orphelins et les vieillards dont elles prennent soin. De plus, elles aident certains pauvres urbains non institutionnalisés, et ce, depuis au moins les années 1830. Les Dames de la Charité, sous la direction d'Émilie Gamelin, fournissent alors à des pauvres du pain, de la viande, des patates, du poisson, des oignons, de la farine d'avoine et des pois chaque semaine. Cette organisation laïque constitue d'ailleurs l'origine des Sœurs de la Providence ; leurs connaissances culinaires et nutritionnelles seront abordées plus loin. Dans les années 1840 et 1850, les Sœurs grises donnent sensiblement les mêmes articles à leur hôpital, en plus d'opérer une boulangerie[30].

Pour plusieurs organisations charitables, distribuer des denrées brutes ne constitue pas la meilleure aide possible : on préfère la plupart du temps donner des repas. Les plus indigents manquent souvent d'équipement pour cuisiner ; les visiteurs rapportent que plusieurs des ménages secourus ne possèdent pas de poêle. La maladie, la vieillesse et le manque de compétences culinaires en empêchent d'autres de transformer en repas les pois secs et la viande donnés. Les soupes, consommées sur les lieux de distribution ou rapportées au domicile, constituent donc une forme d'aide alimentaire fréquente[31]. Selon leurs ouvrages culinaires, les religieuses estiment aussi qu'elles doivent apprendre à « leurs pauvres » à se faire à manger. Les aliments et les repas doivent être soutenants et économiques, mais la détermination de ces caractéristiques provient d'une connaissance pratique, fondée sur une expérience quotidienne cumulée au fil de générations, et non d'un savoir scientifique issu des laboratoires et des experts de la chimie.

Fondée en 1848 à Montréal, la Société de Saint-Vincent de Paul[32] (SSVP) constitue la principale œuvre charitable chrétienne laïque de cette période. Son organisation et son action se situent à petite échelle : les conférences sont établies dans les paroisses et regroupées en conseils régionaux. Ce mouvement est très répandu. En 1900, il compte 73 conférences au Québec ; en 1930, 202 paroisses sont dotées d'une SSVP, dont la moitié à Montréal[33]. Soulignons que jusqu'en 1933, la SSVP est une œuvre strictement masculine. En 1933 et 1937 sont fondées les premières conférences féminines à Québec et à Montréal ; celles-ci collaborent souvent aux activités organisées par les conférences masculines, mais elles s'occupent aussi des Gouttes de lait, de l'Assistance maternelle et, parfois, de garderies. Ce n'est qu'en 1967 que les conférences de la SSVP deviennent mixtes[34]. La SSVP n'a laissé que peu d'archives parce que chaque conférence était autonome et que l'organisation favorisait l'anonymat de ses membres et de ses bénéficiaires. Il est toutefois possible de connaître certains aspects de l'aide alimentaire qu'elle fournissait.

La SSVP donne de la nourriture de trois manières : elle sert des repas dans ses fourneaux économiques[35], distribue des aliments « en nature » (pain, farine, fèves, patates, mélasse, saindoux, lard, bœuf, thé et beurre) fournis par des commerçants et des individus, et remet des bons d'achat. Les bénéficiaires sont choisis et visités par les bénévoles, qui visitent aussi les malades et leur apportent des bonbons, des oranges et du pain[36]. Dans les fourneaux économiques, les bénévoles préparent des repas simples cuisinés avec des ingrédients peu dispendieux. La SSVP garde dans ses archives une recette de soupe servie à 700 personnes en 1865. Elle était faite de lard, de pois, de blé d'Inde, de bœuf, de sel et de poivre, et était accompagnée de 450 livres de pain[37]. Enfin, durant la guignolée du temps des fêtes, des bénévoles vont de maison en maison recueillir des dons (en nature ou en argent) pour les redistribuer aux nécessiteux et leur permettre de mieux manger en cette période festive.

Il est difficile de connaître la portée de l'aide prodiguée par la SSVP parce que les sources sont peu loquaces sur cet aspect. Lors du 100e anniversaire de l'organisation, les délégués des conseils régionaux ont communiqué quelques chiffres, mais ils se sont limités à calculer le nombre de familles aidées pendant une ou plusieurs années, et à mentionner le montant d'argent consacré à ces secours, sans comptabiliser les dons en nature. Ainsi, le délégué du Conseil particulier de Saint-Louis d'Ottawa fournit des données pour une période de 15 ans, son Conseil ayant secouru 675 familles, soit 3955 personnes, avec 11 483 $[38]. Pour l'ensemble des 15 années, on obtient une moyenne d'un maigre 2,90 $ par personne, ou 17 $ par ménage soutenu. Les dons de la SSVP pouvaient être plus généreux : en 1911 seulement, à Montréal, la Société affirme avoir versé 26 835 $ à 1216 familles[39].

L'aide alimentaire de la SSVP varie donc beaucoup selon la ville, la paroisse, la saison et le contexte économique. Les récoltes d'automne apportent plus de produits frais distribués en nature, tandis que les fêtes de Noël et du Nouvel An provoquent des élans de générosité. À l'inverse, la plupart des conférences de la SSVP cessent leurs réunions hebdomadaires pour une période pouvant s'étirer d'avril jusqu'aux premiers mois de l'automne. Si les travaux ne sont pas complètement interrompus (certains membres continuant leurs visites), les autorités et aumôniers doivent rappeler aux membres de la SSVP que « les pauvres ont faim en été comme pendant la saison rigoureuse[40] ». Quoiqu'aucune source secondaire n'en fasse mention, il est aussi possible que les soupes populaires aient été moins actives durant la même période, puisque plusieurs activités économiques (comme les opérations portuaires et la construction), ralenties ou stoppées en hiver, reprenaient au printemps, augmentant ainsi l'emploi.

La science de la nutrition n'influence guère les bénévoles de la SSVP. D'abord parce qu'elle est nouvelle : si plusieurs médecins en connaissent les principes, il n'est pas certain qu'on puisse en dire autant des membres de la SSVP. L'expérience, l'habitude, les aliments disponibles, leur prix et les aspects pratiques déterminent les aumônes. En outre, le sexe des membres et des dirigeants de la SSVP les rend probablement moins réceptifs aux conseils des experts sur la nutrition, qui s'adressent plus souvent aux femmes qu'aux hommes. D'ailleurs, nul besoin de l'avis d'un chimiste ou d'un docteur pour savoir que les pois secs et le lard salé coûtent peu, se conservent longtemps et font des repas soutenants. La forte présence du pain et des patates dans la diète de l'ensemble de la population rend aussi leur distribution prévisible. En somme, la SSVP donne des aliments économiques déjà abondamment consommés, et elle ne semble pas chercher à changer les habitudes alimentaires de ses bénéficiaires comme le font les réformateurs d'ailleurs.

Bien plus que la science ou l'esprit réformiste, c'est l'idéal catholique de la SSVP qui influence l'aide apportée, d'abord destinée à des familles dites honnêtes. Les familles soutenues sont l'objet d'une recommandation d'un membre, du clergé ou d'une autre personne influente de la communauté. Pour chaque candidature, un ou plusieurs membres actifs effectuent une visite à domicile, suivie d'une enquête auprès de la famille, des voisins et du propriétaire du logement. Le cas est ensuite présenté à l'assemblée de la conférence. La SSVP privilégie les familles nombreuses dont les parents sont mariés et vivent ensemble, et fait du prosélytisme catholique à travers son aide et ses visites. Les autorités de la SSVP recommandent d'effectuer des visites hebdomadaires, mais de prendre les gens par surprise, pour éviter qu'ils ne se préparent à l'inspection en dissimulant leur désordre ou en exagérant leur dénuement. Malgré les principes de politesse, de bienveillance, de discrétion et de douceur préconisés, la SSVP surveille ses pauvres et leur prodigue des leçons de morale chrétienne. La visite sert également à élever moralement et spirituellement les membres de la SSVP, qui doivent, au contact de la pauvreté, prendre conscience de la « question sociale » et contrer l'individualisme ainsi que le matérialisme. Pour la SSVP, il s'agit de s'assurer que les pauvres demeurent dans le droit chemin[41].

D'autres organismes philanthropiques non catholiques, comme le Dispensaire diététique de Montréal (DDM), choisissent leurs bénéficiaires selon l'avis des médecins, ce qui augmente les chances de voir la nutrition influencer le choix des aliments donnés. Dès sa fondation en 1879, le DDM (alors rattaché à la Young Women's Christian Association) ne donne des aliments bruts que sur présentation d'un billet signé par un médecin, pour éviter les demandes d'aide abusives[42]. Dans le cas des soupes populaires et autres lieux de distribution gratuite de nourriture préparée, on n'exige pas de preuve de maladie[43].

Voulant fournir des aliments sains aux Montréalais à la fois pauvres et malades, les dames bénévoles anglo-protestantes œuvrant au DDM savent qu'une meilleure diète permet au corps de mieux combattre des maladies infectieuses comme la tuberculose. La nourriture distribuée à cette époque comporte du bouillon et de la gelée de viande, de la gelée au vin, du pouding au lait, du lait, des œufs et des fruits[44]. Cette liste d'aliments et de mets correspond à une diète estimée bénéfique aux malades et aux convalescents, et diffère beaucoup des aumônes de la SSVP, qui incluent des aliments plus consistants, comme des fèves, du bœuf, du lard et des pommes de terre. Dans les livres de cuisine du tournant du XIXe et du XXe siècle, on retrouve régulièrement des sections consacrées à l'alimentation des malades et des convalescents où l'on conseille de servir bouillons, poudings et mets au lait et aux œufs pour des raisons de digestibilité. Comme nous le verrons en analysant leurs conseils, le critère de digestibilité se rencontre aussi sous la plume des médecins pour juger si une diète convient à tel ou tel individu. La liste des aliments donnés aux malades démunis par le DDM à la fin du XIXe siècle témoigne de la primauté de la digestibilité dans la perception qu'avaient les experts d'une saine alimentation. L'importance de ce critère décroît au début des années 1900, à mesure que les découvertes en nutrition sont plus précises, plus nombreuses et mieux diffusées.

L'augmentation rapide du nombre de bénéficiaires du DDM suggère que ces quelques repas représentaient une aide non seulement appréciée, mais nécessaire. En 1885, 2864 personnes demandent le support de cet organisme et 1713 individus reçoivent des aliments gratuits, alors qu'en 1902, 8499 visites à domicile sont effectuées. Malgré le critère médical dans le choix des bénéficiaires, le DDM demeure le fruit du travail de femmes bénévoles sans expertise officialisée par un diplôme : ce n'est qu'en 1922 qu'une travailleuse sociale spécialisée en nutrition est embauchée. À la même époque, le nombre de demandes se multiplie et la distribution alimentaire s'effectue dans quatre sites différents[45]. Avant 1922, les bénévoles du DDM demandaient aux médecins de confirmer qu'une personne était réellement malade et pauvre, mais elles décidaient ensuite des aliments à leur distribuer. Leurs dons s'accompagnaient rarement de conseils nutritionnels. Il faut attendre les campagnes contre la mortalité infantile et la tuberculose, dont nous traiterons plus loin, pour voir le DDM diffuser de tels discours.

À la fin du XIXe et au début du XXe siècle, le don alimentaire demeure axé sur la distribution d'aliments économiques et populaires pour les gens sains, et digestibles pour les malades. Les organisations charitables utilisent assez peu la nutrition. Elle est cependant diffusée par certains médecins-hygiénistes canadiens-français, cheminant dans l'esprit de l'élite sociale comme un savoir potentiellement utile.

Les médecins canadiens-français et la nutrition

Les médecins canadiens-français intégraient parfois le nouveau savoir issu des découvertes réalisées aux États-Unis et en Europe à leurs textes de vulgarisation sur la santé et l'hygiène. En l'absence de chimistes et de chercheurs locaux s'intéressant à la nutrition, les médecins représentent les principaux émetteurs de discours sur la nutrition. Il existe alors peu de laboratoires au Canada à cette époque, et ces derniers se consacrent surtout à des tests bactériologiques sur l'eau, le lait et les aliments, et sur le diagnostic de maladies contagieuses. Répondant essentiellement aux besoins des bureaux municipaux de santé, ils ne constituent pas un lieu de recherche sur les nutriments ou la valeur diététique des aliments[46]. Les notions de nutrition transmises par les médecins d'ici représentent donc un savoir importé, mais cela n'empêche pas les médecins de se l'approprier et d'y accoler leurs propres valeurs.

À l'instar des descriptions des pratiques, les informations nutritionnelles véhiculées alors ne sont pas neutres. Même si les auteurs déclarent viser l'amélioration de la santé individuelle, leurs conseils diffusent aussi des valeurs et émettent des jugements qui ressemblent à ceux des experts étrangers. La confiance dans le progrès, la productivité, la modernité, le libéralisme moral et économique imprègne leurs textes. Toutefois, le nationalisme, la foi catholique et la perception traditionnelle des rôles masculins et féminins teintent aussi leurs conseils de préoccupations locales.

Le docteur Séverin Lachapelle a incorporé plusieurs notions nutritionnelles dans son travail de vulgarisation. Ce pionnier de la pédiatrie au Québec a publié de nombreux livres et articles pour éduquer les mères dans le cadre d'une lutte à la mortalité infantile où il œuvrait sur plusieurs fronts. Il a contribué, entre autres, à la fondation des

Gouttes de lait et de l'hôpital Saint-Justine, destiné aux enfants[47]. La science nutritionnelle apparaît dans quelques-uns de ses écrits, notamment dans son livre *La santé pour tous* (1880). Il y utilise quelques connaissances métaboliques, chimiques et physiologiques pour décrire et classifier les aliments selon leur rôle et leur type : réparateurs ou producteurs de chaleur, graisse, fécule et substances albuminoïdes. Bien que le lexique diffère de celui en usage aujourd'hui, l'idée que les aliments contiennent des nutriments divers remplissant des fonctions précises dans le corps semble bien ancrée chez le docteur Lachapelle. Cependant, cela ne s'accompagne pas d'une conception du corps aussi moderne ou mécaniste que celle retrouvée chez les scientifiques précédemment mentionnés.

Le docteur Lachapelle transpose ses connaissances en quelques brefs conseils fondés sur les sens et le discernement de chaque individu. La faim, la soif, la digestion, la transpiration et l'insalivation sont souvent mentionnées, tandis que la régularité, la modération et le respect de ses propres besoins forment la base des recommandations formulées. La digestibilité des mets est fréquemment soulignée, car, selon le docteur, le corps tire son énergie et ses matériaux de ce qu'il assimile, non de ce qu'il ingère. Les quelques notions de nutrition qu'il énonce concernent donc surtout la fonction biologique digestive, et il conseille davantage son public sur la manière de manger que sur les aliments consommés. Ainsi, il affirme qu'il faut boire très peu en mangeant, voire pas du tout, pour ne pas nuire à l'action des sucs digestifs. Il suggère aussi de bien mastiquer, sans toutefois aller aussi loin qu'Horace Fletcher, un faux médecin qui jouit d'une brève période de célébrité avant d'être ridiculisé et surnommé le « grand masticateur » au début des années 1900[48]. Pour Séverin Lachapelle, la nutrition est une fonction du corps qui dépend surtout de l'état des organes digestifs de chacun[49].

Le type de savoirs empiriques expliqués et l'importance accordée aux sensations rendent les recommandations du docteur flexibles, du moins, pour les adultes. Ainsi, Séverin Lachapelle observe qu'« Une personne qui digère promptement a souvent faim ; une autre qui transpire beaucoup a toujours soif [50] » et que « La nature n'est pas également la même chez tous ; c'est ce qui explique que tel aliment qui fait du bien à celui-ci est nuisible à celui-là … Chacun doit être son juge dans cette affaire[51]. »

Il incite donc l'individu à « bien conduire sa faim et sa soif », à éviter les excès et à ne pas trop manger ou boire d'un coup, même lorsqu'il ressent ses besoins de manière impérieuse, comme après un effort physique ou chez les personnes ayant « un appétit extrême ». Son message est ambigu : d'une part, l'individu est « juge dans cette affaire » et doit écouter ses sens, d'autre part, il doit se méfier s'il éprouve une faim ou une soif très pressante. Cette ambiguïté s'explique peut-être par sa conception du corps, qui porte à la fois les traces d'une médecine humorale séculaire et de savoirs plus modernes. En effet, Lachapelle utilise les quatre tempéraments (sanguin, nerveux, lymphatique et bilieux) pour définir des types de constitution et de personnalités[52]. Mais il considère aussi la biologie et l'anatomie de la nutrition et de la digestion selon des méthodes d'observation directe plus récentes et selon son expérience de médecin, capable de constater les conséquences de certaines pratiques sur son corps et celui de ses patients. Le docteur Lachapelle n'utilise pas la calorie, puisque cette unité de mesure ne devient commune que dans les années 1890, mais il se sert de la notion de dépense énergétique. Par exemple, il explique que le manœuvre « dépense beaucoup et a besoin d'une réparation incessante[53] », tandis que l'intellectuel digère mal une alimentation trop copieuse.

Lorsqu'il discute de la santé des ouvriers, Séverin Lachapelle associe directement l'alimentation et la productivité. Pour lui, le régime alimentaire de l'ouvrier doit surtout se composer de viande. Afin d'en convaincre ses lecteurs, il décrit les effets bénéfiques de la modification de la diète de forgerons français, survenue à la suite d'un changement de direction de l'entreprise : « La viande devint la partie importante du régime des forgerons. Leur santé s'est tellement améliorée, depuis qu'ils ne perdent plus, en moyenne, que trois journées de travail par an. La nourriture animale a fait gagner douze journées de travail par homme[54] ».

Le docteur Lachapelle n'exprime aucun doute sur les causes de l'amélioration de la productivité de ces travailleurs. Il ne suppose pas, par exemple, que l'augmentation de la consommation de viande puisse résulter d'une hausse de salaire, ou que l'assiduité accrue des forgerons français découle de menaces de congédiement ou d'autres mesures disciplinaires de la part du nouveau directeur. Par cet exemple, il exprime plutôt ses espoirs concernant l'adoption d'une bonne diète par les classes ouvrières : il souhaite voir augmenter la productivité des travailleurs. Ces derniers sont d'ailleurs définis comme naturellement masculins. Les femmes et les enfants sont définis comme des êtres à protéger, dont les maigres salaires ne servent qu'à « payer les débauches du père » au cabaret[55]. Ce dernier commentaire révèle son jugement moral sur les ouvriers, qui ne sauraient pas comment dépenser leur revenu et qui souffriraient plus de leur propre ignorance et de leur immoralité que de leur petit salaire. Cette opinion rejoint les objectifs exprimés sur l'utilité sociale de la nutrition par plusieurs experts étrangers de la fin du XIXe siècle.

Par ailleurs, les propos de Séverin Lachapelle ne concernent pas que les aliments et les nutriments : ils expriment aussi une conception de l'être humain plus imprégnée de la spiritualité chrétienne qu'influencée par la modernité technique et scientifique, le machinisme et le matérialisme. En cela, sa pensée ressemble à celle exprimée par plusieurs réformateurs américains de la même époque, pour qui la santé était une vertu et l'hygiène, une obligation morale et spirituelle[56]. Ainsi, le docteur Lachapelle ne compare pas le corps avec une machine. Dans l'encyclopédie médicale *Le médecin de la famille* (1893), le docteur Lachapelle définit plutôt le corps comme la demeure de l'âme, le comparant à un édifice parfait, conçu par « l'Architecte suprême[57] ». Les individus doivent bien entretenir le corps qu'ils habitent, car il s'agit de « leur bien le plus précieux[58] ». Il souligne que l'ignorance n'excuse pas l'inaction : tous ont le devoir de s'informer pour ajouter les bienfaits de la science au bon sens de leurs instincts. Le docteur compare aussi parfois le corps humain à celui de certains animaux. En décrivant la nécessité pour l'homme de manger de la viande et des végétaux, Lachapelle utilise les termes « carnassier », « herbivores » et « animaux » à quelques reprises, évoquant des espèces comme le bélier et le lion[59]. Séverin Lachapelle dualise l'âme et le corps, la première étant supérieure, et le second, accessoire. Il conçoit aussi l'individu comme l'œuvre suprême du Créateur : semblable aux animaux par certains instincts et besoins de base, mais supérieur par son âme, qui domine son enveloppe corporelle. Sa pensée semble plutôt orthodoxe. Elle est analogue aux conceptions du corps dominantes en Europe depuis la Renaissance, époque où le développement de l'anatomie, la pratique de la dissection et le renouvellement de la philosophie invitent les médecins à dualiser l'esprit et le corps[60]. L'organisme devient alors objet, automate mécanique comparable à une horloge, une machine créée et manipulée par Dieu, comparé à un « grand horloger[61] ».

Les travaux de 1880 et 1893 de Séverin Lachapelle s'inscrivent dans une transition entre deux manières de penser la nutrition. La première se base sur l'expérience, l'observation des sensations, la spiritualité et la morale chrétienne. La seconde façon de traiter de la nourriture, plus moderne, est un discours fondé sur les connaissances chimiques et physiologiques, les macronutriments et les calories. Cette nouvelle pensée nutritionnelle, née de la chimie, n'apparaît pas dans les écrits de Séverin Lachapelle, qui laissent donc beaucoup d'espace aux différences individuelles en matière de nutrition. Néanmoins, les découvertes scientifiques évoquées précédemment modernisent la conception de l'alimentation et, dès les années 1880, les conseils changent.

Huit ans après la publication de la première édition de *La santé pour tous*, le *Traité élémentaire d'hygiène privée* (1888) est déjà plus profondément influencé par la nutrition moderne. Cet autre ouvrage de vulgarisation est l'œuvre du docteur Joseph Israël Desroches, qui cumule plusieurs titres, dont ceux de secrétaire de la Société d'hygiène de la Province de Québec et de rédacteur en chef du *Journal d'hygiène populaire*. Le lexique qu'il emploie diffère de celui de son prédécesseur : le terme « nutritif » apparaît plus souvent dans le *Traité élémentaire d'hygiène privée* que dans *La santé pour tous*. Le docteur Desroches consacre un chapitre entier de son *Traité élémentaire d'hygiène privée* aux aliments, en plus d'un autre sur le régime, décrit comme l'« ensemble des règles hygiéniques qui président à l'alimentation de l'homme[62] ». Desroches y parle abondamment de la nature des aliments. Il les classe selon leur origine végétale ou animale, et les définit comme « toutes substances qui peuvent nourrir notre corps, réparer ses pertes et contribuer à son développement en entretenant le jeu normal de ses fonctions[63] ».

Chez Desroches, les organes digestifs semblent accessoires par rapport aux aliments, conçus comme des matériaux que le corps transforme et utilise. La nature et la qualité de ces matériaux importent. Il mentionne leur valeur nutritive ainsi que divers « principes nutritifs », comme le gluten, la fécule, le gras, les sels minéraux, les matières azotées, l'acide lactique, la caséine, l'eau, le sel et le phosphate de chaux. Les propos du docteur Desroches rejoignent ceux de Séverin Lachapelle sur la digestibilité et les conseils de modération et de frugalité. Il s'en distingue néanmoins par l'importance accordée non pas à la fonction digestive, mais aux caractéristiques des aliments. Il passe en revue viandes, œufs, lait, céréales, pommes de terre, légumes, fruits et condiments en énonçant leurs vertus et leurs dangers potentiels. Le texte est émaillé de commentaires sur ceux qui sont « agréable[s] à l'estomac », de digestion facile ou difficile, sur ceux qui provoquent ou soulagent la constipation, qui ont un goût délicat ou une action rafraîchissante. Ces références à la saveur et à la texture servent aussi à classifier certains aliments. Par exemple, les fruits sont acides, sucrés, huileux, astringents, ou farineux[64].

Un autre aspect différent entre le *Traité élémentaire d'hygiène privée* de Séverin Lachapelle et *La santé pour tous* du docteur Desroches réside dans la conception du corps véhiculée. Alors que, pour le premier, l'enveloppe corporelle est d'abord la demeure de l'âme, pour le second, il s'agit surtout d'une machine à combustion dont il faut choisir le carburant avec soin. Joseph Desroches compare le corps avec une machine à plusieurs reprises. Il utilise l'expression « machine humaine » et décrit le muscle comme un engin producteur de travail et de chaleur. Dans son lexique, puisé dans les travaux de chimistes comme Justus von Liebig, les aliments réparateurs sont azotés ; il s'agit de ce qu'on nomme maintenant les protéines. Les aliments respiratoires, eux, « sont destinés à être brûlés dans notre organisme, pour produire la chaleur et le mouvement ». Il les nomme hydrocarbones [sic], sucres ou fécules, des termes aujourd'hui regroupés sous le vocable de glucides. Ces derniers « ne font que passer à travers l'organisme, qui sert de théâtre à leur combustion[65] ». Même si ses connaissances ne lui permettent pas encore de conseiller une quantité précise d'aliments par jour par personne, Desroches se rapproche un peu plus que Lachapelle des chimistes de son époque, car sa représentation du corps est plus mécanique et scientifique. Desroches le compare à une machine dont l'utilité est de produire une force de travail, ou à un four. Le travail, l'usure, la rénovation des tissus, le combustible et sa combustion par l'organisme font partie des concepts utilisés pour enseigner les notions de base en matière de nutrition.

Cependant, Desroches fait référence au mythe du vaisseau des Argonautes pour expliquer que le corps se répare de manière imperceptible à partir des matériaux présents dans la diète[66]. Cela nous rappelle que plusieurs fonctions corporelles demeurent mystérieuses ou difficiles à expliquer, même pour un médecin. De même, sans une unité de mesure comme la calorie, le docteur Desroches doit, comme son confrère Lachapelle, référer ses lecteurs à leurs sens et à leur connaissance de leur propre corps pour évaluer leur régime[67]. L'évocation des sens n'empêche pas le docteur d'émettre quelques mises en garde à leur sujet et d'en valoriser le contrôle. Il croit que l'homme, et surtout l'homme riche, succombe facilement aux désirs sensuels et sacrifie sa santé pour satisfaire sa gourmandise. Il conseille donc de « se défier des mets appétissants, des festins, qui sont autant de pièges tendus à la sensualité[68] ».

L'impact de livres comme *La santé pour tous* et le *Traité élémentaire d'hygiène privée* a probablement été limité. Certains signes montrent que ces auteurs les destinaient d'abord à une population plutôt instruite et aisée, non à des paysans et des ouvriers. Si Lachapelle propose un régime de vie adéquat pour les ouvriers, dans l'ensemble, les deux médecins évoquent rarement ce groupe social. D'ailleurs, certains conseils donnés concernant la prise des repas ne s'appliquent guère aux travailleurs des manufactures, comme celui de Desroches préconisant une heure « de distractions calmes, de promenades, de conversations agréables[69] » après le repas du midi. Ailleurs dans son livre, il mentionne plusieurs aliments importés, comme les grenades, les ananas, les châtaignes et les olives[70], sans doute inaccessibles (et peu connus) à la majorité de la population ouvrière et paysanne. Son expérience lui permet de constater qu'une large part de la population souffre du manque d'aliments nourrissants, frais et sains. Par exemple, dans le *Journal d'hygiène populaire*, il écrit que « La nourriture est tellement chère et les moyens de l'ouvrier sont si restreints que la famille pauvre achète les aliments de qualité inférieure et avariés[71] ». Néanmoins, ses conseils ne concernent pas la diète des familles pauvres.

De plus, les perceptions populaires de la santé et les relations entre les gens du peuple et les médecins diffèrent de ce qu'elles deviendront au milieu du XXe siècle. À la fin du XIXe siècle, la population consulte rarement un docteur, acceptant la maladie avec résignation, manquant de moyens[72] ou essayant d'abord des remèdes achetés sans prescription. Bien des personnes recourent à des médicaments maison, comme Stanislas Lortie l'a remarqué chez les Drolet de Québec, ou n'ont simplement pas confiance aux médecins. Trucs de grands-mères et de sages-femmes, remèdes de guérisseurs, interventions de rebouteux, sirops et toniques de vendeurs itinérants demeurent des solutions fréquentes contre la maladie[73]. Louis Hémon illustre cette attitude dans son récit de la maladie et de la mort de la mère de Maria Chapdelaine. Alors qu'elle souffre d'un mal à l'abdomen, un voisin apporte des pilules qui ont été bénéfiques à son frère pour un mal semblable. Ce remède, annoncé dans le journal, a été commandé trois ans auparavant. Ce n'est qu'après l'échec de ce médicament qu'on se résigne à quérir le docteur, qui habite à des miles. Le médecin, impuissant à soulager la mère Chapdelaine, provoque l'ire du père, qui le qualifie de « bon à rien ». On va ensuite chercher un ramancheur qui, lui, avoue humblement son incapacité à traiter cette maladie, et conseille de s'en remettre à la volonté divine[74]. L'usage controversé de sirops calmants pour enfants prouve aussi que la population ne suit pas toujours les conseils des médecins parce qu'il leur faut jongler avec bien d'autres obligations essentielles et parce que la liberté de commerce rend possible la mise en marché de produits alternatifs, disponibles en vente libre et abondamment publicisés[75]. Les Canadiens français de jadis ne font rien d'exceptionnel en adoptant ces pratiques : la médecine populaire et les remèdes maison étaient choses courantes en Amérique du Nord et en Europe jusqu'à la Seconde Guerre mondiale[76]. Selon Mona Gleason, les mères canadiennes ont continué à recourir simultanément à la médecine moderne ainsi qu'à des remèdes et toniques maison au moins jusqu'en 1940[77]. Les observateurs autres que les médecins n'y voient d'ailleurs pas nécessairement un problème. Cette attitude limite l'impact des conseils médicaux précédemment analysés : les médecins et leurs discours n'atteignent pas encore une frange très large de la population. Néanmoins, l'essor de l'enseignement ménager, entrepris par les communautés religieuses féminines d'abord, puis soutenu par le ministère de l'Agriculture, ouvrira une voie plus large pour transmettre des conseils nutritionnels.

Enseignement ménager, cuisine et nutrition

Le mouvement pour l'économie domestique (aussi nommée arts ménagers, enseignement ménager ou économie familiale) naît à la fin du XIXe siècle en Amérique du Nord et en Europe en réaction à l'industrialisation et à l'urbanisation. Des motivations conservatrices expliquent la fondation et la promotion des cours d'enseignement ménager à tous les niveaux de la scolarité : il s'agit d'éduquer les femmes pour protéger la famille patriarcale et, par extension, la société. Toutefois, il serait exagéré de prétendre que l'enseignement ménager n'est qu'une vaste entreprise de soumission des femmes à la vision masculine de la nation et de la famille. Si cette discipline correspond à des valeurs conservatrices et patriotiques, elle permet aussi aux femmes de gérer leur foyer de manière rationnelle et de participer à la modernité technique et scientifique, des territoires alors associés à la masculinité. Par leur expertise en cuisine et en nutrition, les femmes de l'époque expriment leur foi dans le progrès et leur confiance dans une gestion scientifique de leur cuisine. Elles croient qu'en modernisant leur foyer, elles contribuent aux réformes morales et à la prospérité nationale[78].

Les Américaines et les Anglaises de la bourgeoisie participent à ce projet plus tôt que les Canadiennes françaises. En Angleterre, dès la fin du XVIIIe siècle, les aspects scientifiques apparaissent dans la littérature culinaire, promouvant l'ordre, la précision et la rationalisation. Dans les années 1820, certains livres de cuisine comparent la cuisine à un laboratoire et incluent des notions de chimie alimentaire. Au fil du XIXe siècle, les recettes sont de plus en plus schématisées et quantifiées[79]. Les effets de cette modernisation des livres de cuisine demeurent difficiles à évaluer, et les cuisinières ont très bien pu ignorer les aspects scientifiques pour se concentrer sur la réussite des recettes, mais reste que le mouvement pour l'économie domestique qui se développe ensuite montre une ambition réelle de moderniser la cuisine à l'aide de la science. Dès les années 1870, quelques pionnières fondent des laboratoires de recherche et des programmes universitaires tout en participant à des mouvements de réforme sociale. La chimiste Ellen Richards, première femme admise au Massachusetts Institute of Technology (MIT) en 1870, est l'une des fondatrices les plus connues de l'enseignement ménager. En 1876, elle a mis sur pied le Women's Laboratory du MIT, destiné à l'étude de la chimie alimentaire et domestique. Ayant enseigné et publié entre 1870 et 1910, Richards a influencé un grand nombre de ses successeures en promouvant la réforme du foyer, qui vise à rendre chaque ménage aussi productif qu'une machine ou une industrie[80]. Ellen Richards et ses collègues américaines ont instauré une discipline qui durera jusqu'à la création de départements de nutrition dans les universités. Elles se sont imposées comme des professionnelles influentes, féminisant progressivement la chimie alimentaire, un domaine alors masculin. L'ouverture du Women's Laboratory survient à la même époque que la fondation de la Boston Cooking School, en 1879. Cette célèbre école culinaire a été créée par les membres de la Women's Education Association dans le but initial d'éliminer les préjugés et l'irrationalité des femmes pauvres et des domestiques. Elle vise également à rendre la société plus rationnelle et plus sobre. Rapidement, les directrices de l'école constatent que cette clientèle peu nantie est aussi peu rentable, et elles décident d'offrir des cours de cuisine aux femmes de la bonne société bostonienne[81]. La cuisine enseignée à la Boston Cooking School se veut aussi rationnelle que la nutrition préconisée par Ellen Richards. Vers 1900, les connaissances de base sur les nutriments, les calories et l'énergie font partie du contenu des cours d'économie domestique, de même que l'idée qu'il faut manger pour vivre, et non vivre pour manger[82].

Dans les écoles ménagères québécoises, la filiation entre chimie, nutrition, cuisine et économie domestique arrive plus tardivement. La rationalisation de la cuisine et l'influence de la nutrition apparaissent aussi plus tard dans les sources locales. Dans les années 1880–1900, les femmes franco-catholiques du Québec n'ont pas accès aux universités, et l'on ne retrouve pas de parcours comparables à celui d'Ellen Richards ou d'institutions comme la Boston Cooking School. Il faut attendre le début du XXe siècle pour trouver des maîtresses d'enseignement ménager qui donnent des leçons de nutrition à leurs élèves. Dans les livres de cuisine et d'économie domestique que nous décrirons ici, ce sont les aspects conservateurs des rôles masculins et surtout féminins qui apparaissent, alors que la science de l'alimentation ne se retrouve toujours que dans la littérature médicale.

Cela n'étonne guère dans le contexte social et religieux du Québec d'alors. L'Église catholique contrôle l'éducation et estime que les filles doivent être instruites pour devenir des épouses et des maîtresses de maison obéissantes, modestes, pieuses et dévouées, travaillant pour la perpétuation de la famille patriarcale[83]. Cette éducation a été confiée à des congrégations religieuses féminines dès le début de la colonisation française en Amérique, les couventines de la Nouvelle-France se livrant à des travaux manuels féminins, surtout de la couture, de la broderie et du tissage. Comme le souligne l'historienne Nicole Thivierge, ces institutions prodiguent un enseignement pratique correspondant au quotidien du groupe social d'origine des élèves. À la fin du XIXe siècle, l'offre de cours ménagers et de cuisine diffère d'un couvent à l'autre et dépend du destin envisagé pour celles qui les fréquentent[84]. Aux filles de l'élite, les sœurs enseignent à commander aux domestiques ; aux pauvres et aux orphelines, elles procurent des connaissances utiles pour un ménage modeste ou pour se trouver une place de servante.

En 1882, les Ursulines fondent la première école ménagère spécialisée à Roberval pour stimuler la colonisation du Saguenay–Lac-Saint-Jean. Elles veulent former des « femmes vaillantes » pour seconder les agriculteurs et leur transmettre des valeurs de générosité, d'abnégation, de dévouement et d'amour du foyer. L'enseignement se concentre sur la tenue du ménage, l'art culinaire et la couture[85]. Jusqu'à la fondation de l'école ménagère de Saint-Pascal de Kamouraska et de l'École ménagère provinciale de Montréal en 1906, celle de Roberval est la seule institution d'enseignement ayant cette vocation. Bien que les écoles donnant des cours de cuisine soient peu nombreuses, la littérature culinaire et les ouvrages d'enseignement ménager nous donnent quelques indices sur la place de la nutrition dans la cuisine enseignée aux jeunes filles.

Les deux livres de cuisine québécois francophones les plus connus de cette époque sont *La cuisinière canadienne* et *Directions diverses données par la Révérende Mère Caron*. Leur première édition remonte respectivement à 1840 et 1878, et chacun d'eux a été révisé, augmenté et réédité à plusieurs reprises. *La cuisinière canadienne* (réédité sous le titre *Nouvelle cuisinière canadienne* à partir de sa seconde parution vers 1850–1855) est paru 11 fois entre 1840 et 1924, tandis que *Directions diverses données par la Révérende Mère Caron* a été publié 8 fois entre 1878 et 1913[86]. Selon le biographe de la mère Emmélie Caron, le livre *Directions diverses* était distribué à plus de 800 copies annuellement au début du XXe siècle[87].

Directions diverses données par la Révérende Mère Caron reprend plusieurs recettes de *La cuisinière canadienne*, parfois à l'identique. Les sources des recettes de *La cuisinière canadienne* ne sont pas bien connues, mais, dans la première édition, certaines sont attribuées à des proches d'Émilie Gamelin (1800–1851), fondatrice des Sœurs de la Providence (1843). D'autres proviendraient de l'entourage du premier éditeur, Louis Perreault. Les Sœurs de la Providence s'occupent des femmes pauvres, des malades, des vieillards esseulés, des malades mentaux. Elles dirigent aussi des couvents et gèrent un bureau de placement pour domestiques[88]. Quant à la mère Emmélie Caron (1808–1888), elle a participé à la fondation de la congrégation, dont elle a été la deuxième supérieure, de 1851 à 1858. Sa communauté connaît son expertise culinaire, puisqu'elle aurait donné des leçons de cuisine. Bien qu'elle ne soit mentionnée que dans le titre des *Directions diverses* de 1878, elle a pu contribuer aux premières éditions de *La cuisinière canadienne*, et a sans doute exécuté et enseigné plusieurs des recettes publiées dans ces deux livres[89]. Si elles n'en ont pas créé tous les mets, les Sœurs de la Providence ont joué un rôle majeur dans la création et la diffusion de ces deux livres de recettes en colligeant le contenu et en l'utilisant dans leurs activités caritatives et éducatives. Aux premières lignes sur le front du soulagement de la pauvreté et de la maladie, les Sœurs de la Providence savaient à quoi et à qui l'apprentissage de la cuisine pouvait servir.

Les pages de la *Nouvelle cuisinière canadienne* et des *Directives diverses données par la Révérende Mère Caron* ne parlent pas de la science de la nutrition, pas plus qu'elles n'évoquent longuement la morale chrétienne ou la santé. Les deux livres traitent brièvement de l'hygiène, la cuisinière devant garder ses ustensiles très propres, en conformité avec la réputation de propreté des couvents[90]. Elle ne doit pas non plus remettre dans le plat l'ustensile dont elle s'est servie pour le goûter. Quant à la qualité des aliments, les conseils donnés sont assez brefs : le beurre et la farine doivent être « bons » et les œufs, frais[91]. Ces quelques recommandations reflètent la crainte de la falsification des aliments, fréquente à cette époque, ainsi que les normes d'hygiène corporelle alors promues dans la bourgeoisie.

Les auteures de ces deux livres semblent plus pragmatiques que spirituelles lorsqu'elles s'expriment, très brièvement, sur les motifs pour lesquels les femmes devraient apprendre la cuisine. Selon la mère Caron, cuisiner donne de la patience, car il faut supporter la chaleur du poêle ainsi que les critiques et les commentaires des convives. La vision des flammes procurerait même un rappel du feu de l'enfer favorisant le recueillement. Mais savoir apprêter de bons repas permet aussi à des femmes de trouver un emploi lucratif : « On sait que les bonnes cuisinières sont recherchées dans toutes les maisons riches ; et que de gros gages leur sont assurés[92]. » Les Sœurs de la Providence destinent donc en partie leur enseignement aux jeunes femmes qui s'adressent à leur bureau de placement pour trouver une place de domestique. C'est aussi un savoir utile aux orphelines dont les Sœurs prennent soin, ainsi qu'aux élèves de leurs couvents, et à leurs pauvres, « qui ne sont pas en général capables de se faire à manger[93] ».

La structure des recettes présuppose une certaine expérience de la cuisine et reflète un univers sensoriel, matériel et mental à la veille de subir de profondes transformations. Les méthodes de la mère Caron et de la *Nouvelle cuisinière canadienne* ne réfèrent pas à la science ou à la technologie. Les mesures, les températures et les temps de cuisson ne sont pas précisés parce que la cuisine se fait alors sans balance, sans tasse à mesurer, sans thermomètre, sans horloge ni minuterie. On n'y trouve pas non plus d'explications sur la classification des aliments, de recommandations concernant la quantité et le type d'aliments à manger ou d'exhortation à contrôler son appétit. La science n'entre pas en ligne de compte dans cette cuisine, qu'on ne conçoit pas encore comme un laboratoire. De plus, les critères et les conseils à l'égard du choix des viandes évoquent un contact sensoriel direct avec les aliments, sans qu'un emballage l'atténue. La couleur de la chair et du gras, le luisant des yeux des poissons, la texture de la chair des animaux, des becs, des yeux, des crêtes ou des pattes des volailles, et surtout, l'odeur servent à décider quelles pièces acheter. Les *Directions diverses* de la mère Caron recommandent, lors du choix d'un jambon, de plonger la lame d'un couteau le long de l'os et de l'examiner. Si le couteau « sort gluant et sent mauvais, gardez-vous de l'acheter[94] ».

La cuisine et la science paraissent peu liées dans les ouvrages culinaires des Sœurs de la Providence. Ces dernières créditent plutôt l'expérience individuelle et l'observation directe des denrées et des procédés, et ne semblent pas viser d'objectifs très précis aux plans de la morale, du nationalisme ou de la place des hommes et des femmes dans la famille. Elles n'expriment pas de craintes pour la santé des enfants, la satisfaction des époux ou le maintien du mode de vie rural, comme ce sera bientôt le cas chez d'autres auteurs. Pour les religieuses collectionnant les recettes et enseignant la cuisine, il s'agit simplement d'aider des femmes à préparer à manger, pour elles-mêmes, leur famille, ou pour leur emploi, conformément aux habitudes de l'époque.

Au tournant du XIXe et du XXe siècle, les discours éducatifs sur la cuisine deviennent plus moralisateurs. Cela se manifeste d'abord sous la plume du recorder de la ville de Montréal, Benjamin-Antoine Testard de Montigny (1838–1899). Ce juge et zouave pontifical a été un promoteur de la colonisation avant de rédiger son *Manuel d'économie domestique*, paru en 1896. Qu'un des premiers livres sur l'économie domestique provienne d'un juge, fervent catholique, ruraliste et ultramontain montre bien que les valeurs morales associées au foyer ont été déterminantes dans la production d'une littérature sur le sujet : elles précèdent en fait les objectifs scientifiques dans l'éducation des futures ménagères. Testard de Montigny réagit également à la naissance d'une prise de conscience féministe en insistant sur la valeur du travail féminin domestique et ménager.

Dans les premières pages du *Manuel d'économie domestique*, il exprime clairement son adhésion à la religion catholique : il plaide « en faveur de l'importance des principes chrétiens, même en économie domestique[95] ». Il cite la Bible à plusieurs reprises et associe la bonne conduite chrétienne à l'absence de vices contraires à l'économie que sont le luxe, la luxure et la gourmandise, péché capital causant maladie et intempérance. Pour lui, la gourmandise affecte aussi la santé morale des peuples. Du même souffle, il dénonce l'intempérance, la concevant comme une gourmandise pour l'alcool. Ce catholique conservateur prône également une conception complémentaire des rôles masculins et féminins, en réaction avec le nouveau courant féministe réclamant des droits politiques, l'accès aux études universitaires et le droit d'exercer des professions libérales. Visant des femmes de sa propre classe sociale, nombreuses à participer aux œuvres de charité et à la fondation des premières associations féminines et féministes, le juge Testard de Montigny décrit les rôles masculins et féminins selon les dogmes chrétiens, concevant la femme comme l'aide que Dieu a donnée à l'homme[96]. Il reconnaît que le travail ménager est ardu, mais:

> c'est une croix qui [...] se supporte facilement, je dirai avec joie, quand celle qui la porte la prend courageusement; et elle l'embrassera même avec amour, avec passion, quand elle comprendra la sublimité de son œuvre, d'autant plus méritoire qu'elle est accomplie à chaque instant, sans témoin, sans applaudissement, quelquefois même, sans appréciation de ceux qui en bénéficient le plus. [...] Assurément si elles pouvaient entrevoir toute l'activité qu'il faudrait dépenser pour atteindre cette destinée sublime, elles ne se plaindraient point de ne pas trouver, au foyer domestique, une tâche à la hauteur d'une âme entreprenante[97].

Il ajoute que si les femmes connaissaient « l'étendue des obligations immenses qui leur sont imposées » et que si elles en voyaient la noblesse et le sérieux, « Le foyer domestique leur apparaîtrait comme un sanctuaire dans lequel elles devront exercer une sorte de sacerdoce. » Il critique celles qui souhaitent participer à la politique et ceux qui les supportent, estimant qu'une bonne épouse a déjà un horaire bien rempli par ses obligations domestiques, maternelles, conjugales et chrétiennes[98]. Pour lui, toutes les femmes, peu importe leur condition sociale et leurs aspirations, doivent accorder la priorité à leur foyer et seconder leur mari.

Que doivent connaître ces épouses dévouées sur la nourriture et la santé ? À propos de l'hygiène, Testard de Montigny conseille la lecture des ouvrages des docteurs Lachapelle et Desroches dont nous avons traité précédemment. Il en résume l'essentiel et recommande de choisir une nourriture substantielle contenant du carbone, de l'azote, de l'hydrogène, du soufre, du phosphore et du sodium parce que ces éléments entrent dans la composition du corps humain. Il conseille de les puiser autant dans les aliments provenant du règne animal que du règne végétal. Comme les médecins de son époque, il préconise la consommation de viandes variées, nutritives et digestibles, ainsi que de poisson, de lait, d'œufs, de céréales, de légumes, de fruits et de sucre, mais en des quantités différentes (quoique jamais spécifiées) selon que l'individu travaille du corps, de l'esprit, soit d'un tempérament sanguin ou de nature sédentaire[99].

La cuisine n'occupe pas une place très importante dans ce *Manuel d'économie domestique*. D'ailleurs, sa structure ne divise pas le contenu de manière stricte. Une partie concerne la conservation des aliments, et donne des méthodes pour garder le lait frais, conserver la viande et les légumes, faire boucherie et confectionner le pain et les pâtisseries. Dans une autre section intitulée « Industries domestiques et connaissances utiles », on y lit pêle-mêle des conseils sur le tricot, la fabrication domestique de peinture, de ciment et de cire à chaussure, la confection de foie gras, de beignes ou encore la fabrication d'une glacière. La cuisine semble certes une responsabilité féminine, puisqu'elle est domestique, mais ce texte la distingue peu des autres travaux.

Benjamin-Antoine Testard de Montigny semble le premier à adopter une position aussi claire concernant les aspects moraux, sociaux et politiques du travail ménager et du rôle féminin dans la famille. Ni la nutrition ni la cuisine n'occupent une place prépondérante dans son ouvrage, mais il exprime bien l'importance du catholicisme et du conservatisme social dans la définition du rôle des femmes.

Ces valeurs apparaissent également dans *La bonne ménagère*, un livre publié vers 1900 par le ministère de l'Agriculture de la province de Québec à l'intention des enseignantes et des jeunes filles des écoles rurales[100]. Cet ouvrage constitue une nouveauté remarquable : le gouvernement provincial publie des recettes et des conseils, inaugurant une pratique croissante durant tout le XXe siècle. C'est le premier livre de recettes publié par l'État au Canada, qu'il s'agisse du gouvernement fédéral ou des instances provinciales. Le ministère de l'Agriculture de l'Ontario publie un ouvrage sur l'usage des fruits, des légumes et du miel en 1905, mais c'est surtout à partir de la Première Guerre mondiale que les gouvernements multiplient la production de ce type de littérature culinaire pour soutenir l'agriculture locale et éduquer la population[101].

Dans ses justifications et ses conseils, *La bonne ménagère* fait appel à des valeurs agriculturistes, nationalistes et catholiques, signes du caractère politique et idéologique de cette publication. Cette combinaison d'idées s'explique par l'objectif de contrer l'industrialisation et l'urbanisation. Le ministère de l'Agriculture de la province de Québec tente de freiner l'exode vers les villes québécoises et américaines, et de retenir les jeunes femmes à la campagne en les convainquant que le métier de cultivatrice est noble et que l'occupation de ménagère rurale est un devoir sacré. L'ouvrage souhaite instruire ses lectrices « des devoirs multiples et importants que doit remplir la femme d'ordre, intelligente, la mère chrétienne, digne du beau nom de cultivatrice ». Il vise à leur montrer les avantages de la vie rurale et les convaincre de réaliser le « rôle noble et sacré que joue la "bonne ménagère" dans la ferme ». Ultimement, le ministère de l'Agriculture souhaite que les jeunes filles refusent « d'abandonner les champs de leur enfance pour leur préférer l'atmosphère viciée des villes ». Leur rôle leur a été dévolu par la providence; inutile de « courir après l'inconnu[102] ».

Pour accomplir cette providentielle mission, les femmes doivent servir à leur mari une nourriture appétissante, nourrissante, variée, bien préparée et économique. La description de la journée typique de l'épouse du cultivateur définit clairement son rôle. La femme doit se lever en premier pour apprêter un déjeuner pour les travailleurs, « sain et abondant, car ils vont dépenser des forces[103] ». Elle cuisine plus tard les mets ordinaires, en s'appliquant à bien les confectionner et à les varier, en planifiant son travail afin que le repas soit prêt lorsque le cultivateur rentre des champs. À la septième leçon, la distinction des sexes apparaît nettement. Intitulé « La cuisine de la ménagère », ce cours explique les principes devant présider à la préparation de « la nourriture de l'agriculteur[104] ». Selon ce texte, la femme cuisine surtout pour combler les besoins de son époux. Le ministère de l'Agriculture ne mentionne jamais les besoins alimentaires des enfants ou des femmes : il donne priorité exclusivement à ceux du chef de la famille. La conclusion réitère les arguments en faveur de l'agriculture. Intitulée « Restez aux champs ! », elle glorifie la vie de cultivateur.

Cette publication dresse un portrait de la cuisinière plus restreint que la *Nouvelle cuisinière canadienne* et les *Directions diverses* de la mère Caron publiés à la fin des années 1870. Les deux ouvrages des Sœurs de la Providence n'étaient pas destinés qu'à des ménagères, des mères et des épouses, mais ils visaient aussi des cuisinières rémunérées, des domestiques pouvant vivre autant à la ville qu'à la campagne, ainsi que leurs patronnes potentielles, désignées comme des « maîtresses de maison » ou des hôtesses. La bonne ménagère décrite par le ministère de l'Agriculture est une femme mariée de condition modeste qui accomplit elle-même toutes les tâches domestiques. Cuisiner gratuitement fait partie de sa destinée.

Le format et le contenu des trois ouvrages suggèrent aussi des objectifs différents. La *Nouvelle cuisinière canadienne* et les *Directions diverses* comptent tous les deux des centaines de pages de recettes, mais bien peu de discours argumentatifs ou moralisateurs. Ils cherchent d'abord à accroître les connaissances culinaires et gastronomiques, sans préconiser un mode de vie en particulier. Par ailleurs, l'évocation du travail rémunéré domestique et les activités des Sœurs de la Providence suggèrent que les deux livres s'adressent d'abord à un lectorat urbain. *La bonne ménagère* ne compte que quelques dizaines de pages de recettes, mais véhicule plusieurs arguments sur le travail des femmes à la ferme, et ce, par l'entremise d'objectifs moralisateurs et ouvertement politiques. Cela explique d'ailleurs la brièveté de l'ouvrage : le ministère de l'Agriculture, cherchant à rejoindre le plus de femmes possible, publie une courte brochure, moins chère à produire qu'un livre.

L'éventail de recettes et d'ingrédients est beaucoup plus restreint dans *La bonne ménagère* que dans la *Nouvelle cuisinière canadienne* et les *Directions diverses*. L'édition de 1879 de la *Nouvelle cuisinière canadienne* propose des centaines de recettes. Sa table des matières de 15 pages évoque des mets « à la bourgeoise », « à la française » ou « à l'anglaise », recourant à des ingrédients très variés, de la crème de marrons au foie gras en passant par les huîtres, les anchois, les moules et le crabe[105]. Il n'y a rien de comparable dans *La bonne ménagère*, qui contient des indications sur des techniques et des procédés de base pour faire des sauces, cuire les viandes, utiliser les légumes et les mettre en conserve, préparer des soupes, choisir le poisson des jours maigres, et satisfaire le besoin de douceurs, de prévenances et de changement de l'homme des champs par la confection de tartes aux fruits, de gâteaux, de compotes et de confitures[106]. Le Ministère propose des mets simples et peu nombreux. Une mise en garde contre le goût du luxe montre que cette simplicité est intentionnelle : « La bonne ménagère doit donc élever ses enfants modestement [...] et les habituer à haïr le luxe comme la source des malheurs qui fondent sur les cultivateurs[107]. » Suggérer des repas raffinés contredirait une telle exhortation et pourrait évoquer les plaisirs de la ville dont les jeunes filles devraient s'éloigner, selon le Ministère.

Bien que colligés par et pour des religieuses, la *Nouvelle cuisinière canadienne* et les *Directions diverses données par la révérende mère Caron* discourent peu sur le catholicisme et n'évoquent pas la ruralité, le passé, la tradition ou le devoir des épouses envers leur mari.

Leurs auteures n'argumentent pas longtemps et offrent à un large public une variété de recettes permettant autant une cuisine quotidienne simple que l'élaboration de repas festifs et bourgeois intégrant des ingrédients rares et chers. Dans *La bonne ménagère*, le ministère de l'Agriculture vise à convaincre les femmes rurales de rester à la campagne en valorisant ce milieu et en dénigrant la ville. Il décrit une épouse et une mère catholique comme obéissante et au service de son mari, pour qui les « mets les plus ordinaires » suffisent.

Malgré ces différences, *La bonne ménagère* ressemble aussi, dans d'autres aspects, aux ouvrages précédents. Comme les Sœurs de la Providence et le juge Benjamin-Antoine Testard de Montigny, le ministère de l'Agriculture compte sur l'expérience personnelle ainsi que les essais et les erreurs dans l'apprentissage de la cuisine. D'ailleurs, les recettes des quatre ouvrages se ressemblent par leur forme et leur niveau de précision. Par exemple, au lieu de donner des instructions en deux parties, soit une liste des ingrédients suivie d'une démarche détaillée, comme ce sera généralement le cas à partir des années 1920, *La bonne ménagère* donne des indications très générales : « Pour faire un roux, toute ménagère doit savoir qu'elle doit avant tout faire roussir le beurre auquel on joint un peu de farine que l'on délaye avec la quantité d'eau nécessaire pour obtenir ce que l'on veut de sauce. On laisse le tout bouillir assez longtemps avec la viande ou sans la viande. » Plus loin, la soupe aux choux cuit « lentement » et est salée « à propos[108] ». Pas de mesure, de température, de temps de cuisson, de calories, de protéines ni de vitamines ; la forme des recettes est semblable à celle des *Directives de la Révérende mère Caron*, de la *Nouvelle cuisinière canadienne* et du *Manuel d'économie domestique*. Comme *La bonne ménagère*, les autres ouvrages culinaires de l'époque diffusent l'idée que la nourriture doit calmer la faim et entretenir les forces physiques nécessaires à un travail dur, mais les auteurs ne rationalisent pas cela par la science et la technique. Ils utilisent des termes comme « nourrissant » et « nutritif », mais ils ne décrivent pas les nutriments ou le rôle des minéraux, par exemple.

Cuisine et nutrition ne s'enseignent pas encore ensemble dans le Québec francophone parce que la nutrition est une connaissance nouvelle et parce que l'enseignement de la cuisine et des arts ménagers demeure limité à quelques établissements religieux où l'expertise scientifique n'a pas pénétré. Cependant, les objectifs économiques, politiques et moraux de cette discipline naissante sont déjà présents chez les médecins, chez quelques nationalistes ruralistes et au sein du ministère de l'Agriculture. Dans les décennies à venir, l'enseignement de la cuisine sera effectivement modernisé par la nutrition. Mais entre les années 1880 et 1900, peu de personnes emploient cette science dans des cadres éducatifs ou caritatifs dans le Québec francophone. À cet égard, la province accuse un léger retard sur les États-Unis et l'Europe, où les mouvements de réforme sont déjà présents. La pratique d'une assistance fondée sur la religion et la charité privée, de même que l'absence d'expertise locale en matière de nutrition font en sorte que les dons de nourriture ne s'accompagnent pas d'une conscientisation à la nutrition. Des dames patronnesses, des bénévoles et des religieuses, qui inaugurent et participent à des mouvements d'éducation féminine, de réforme sociale et d'hygiène publique, apprennent et enseignent cette science au début du XXe siècle. Cela ne signifie pas que les connaissances et les jugements des médecins n'atteindront pas éventuellement un public plus vaste. Les articles publiés dans les revues de médecine et d'hygiène ainsi que les conférences publiques prononcées dans le cadre de campagnes de lutte à la mortalité infantile et à la tuberculose représentent d'autres moyens qui sont bientôt abondamment utilisés par les experts. Si l'impact de leurs livres a probablement été limité au public visé, leurs idées seront reprises dans les ouvrages d'enseignement ménager et de cuisine destinés aux jeunes femmes ; nous y reviendrons.

Dès les années 1880 et 1890, on trouve des traces des motivations et des valeurs qui présideront à l'enseignement de la nutrition et à son usage au début du siècle suivant. Le nationalisme, la religion catholique et le conservatisme social s'ajoutent à des préoccupations croissantes sur la santé infantile et maternelle, sur l'hygiène et sur la pauvreté urbaine. Toutefois, les docteurs Lachapelle et Desroches considèrent l'alimentation comme une question individuelle, sauf pour les ouvriers, pour qui elle est perçue comme un facteur influant sur leur productivité globale. Pour les autres groupes sociaux, manger semble une affaire strictement personnelle, chaque individu étant totalement libre et maître de ses choix en la matière. Cet individualisme et ce productivisme conviennent à l'ordre libéral qui s'installe dans un Québec où l'industrialisation et l'urbanisation s'accélèrent. Cet accord entre l'ordre libéral et les conseils diététiques s'accroît dans les décennies suivantes. Ces éléments se conjuguent pour provoquer une prise de conscience parmi les élites féminines, médicales, politiques et cléricales : une meilleure alimentation rendant les travailleurs plus productifs, les pauvres plus en santé ainsi que les bébés et les enfants plus résistants aux maladies ne peut que profiter à la nation canadienne-française et y faire rayonner le rôle des mères. Cette idée s'exprime notamment dans des cours de nutrition dispensés à l'École ménagère provinciale de Montréal, dans les institutions d'enseignement de la Congrégation de Notre-Dame ainsi que dans les expositions de 1908 et 1912 consacrées à la tuberculose et au bien-être des enfants.

3

Les Montréalaises à l'école de la nutrition, 1900–1914

Tandis qu'à la fin du XIXe siècle, la nutrition prend son essor en Europe et aux États-Unis, c'est au début du XXe siècle que ce domaine mène à l'exercice d'une profession au Québec et au Canada. Les connaissances nutritionnelles précèdent toutefois l'éclosion des professions de nutritionniste et de diététiste dans des projets éducatifs promouvant une cuisine scientifique et rationnelle visant les jeunes filles et les mères.

Nous considérerons ici deux types d'interventions éducatives menées à Montréal au début du XXe siècle. Nous traiterons d'abord des cours et conférences de l'École ménagère provinciale de Montréal (EMP) et, ensuite, de deux campagnes de sensibilisation à la santé. La diversité des cours, des programmes et des clientèles de l'EMP en font un lieu privilégié pour explorer l'enseignement de la nutrition et en évaluer la portée. Nous analyserons donc des notes de cours conservées par Antoinette Gérin-Lajoie lors de la formation qu'elle a suivie pour se préparer à œuvrer à l'École ménagère provinciale de Montréal, la seule école ménagère francophone laïque du Québec. Ses notes et réflexions sur les débuts de l'école nous éclaireront sur la place qu'occupait la nutrition au sein des connaissances culinaires, et sur l'intérêt qu'avaient les femmes de l'époque pour ce savoir. Nous étudierons également des écrits de sa collègue Jeanne Anctil, qui a diffusé son savoir à l'extérieur de l'école par l'entremise de quelques articles. L'étude de l'ouvrage *Hygiène de l'alimentation et propriétés chimiques des aliments* (1912), par Amélie DesRoches, enseignante dans une école ménagère catholique, complétera cette analyse. En décrivant comment les enseignantes en économie domestique intégraient la nutrition à leurs cours, nous comprendrons mieux de quelle manière cette science moderne appuyait des conceptions traditionnelles de la femme et de la famille.

Les activités de sensibilisation sur la santé menées au début du XXe siècle prennent la forme d'expositions auxquelles participent quelques enseignantes œuvrant dans les écoles ménagères. Deux de ces campagnes, l'exposition anti-tuberculose[1] [sic] de 1908 et l'exposition pour le bien-être des enfants[2] de 1912, constituent un important point de convergence où médecins, infirmières, réformateurs, dames charitables et maîtresses d'enseignement ménager présentent un point de vue à la fois rationnel, conservateur et nationaliste sur les liens entre pauvreté, alimentation et santé. Nous y consacrerons la dernière partie de ce chapitre.

La nutrition dans les écoles ménagères

À partir du début du XXe siècle, le discours médical sur l'alimentation est relayé en partie aux femmes et aux filles suivant des cours de cuisine ou d'économie domestique. La première école ménagère supérieure (ou régionale) est fondée à Roberval en 1882, les suivantes, à Saint-Pascal de Kamouraska (1905), Montréal (1906), Sainte-Anne-de-Bellevue, Montebello, Sutton, Gaspé, Bellechasse (1907) et Mont-Joli (1912). À partir de 1910, une multitude d'écoles ménagères primaires locales ouvrent aux quatre coins de la province. Trente-six existent en 1914[3], et leur expansion se poursuivra dans les décennies suivantes.

Fondées et dirigées par des religieuses appartenant à diverses congrégations comme les Ursulines, la Congrégation de Notre-Dame ou les Sœurs grises, soutenues par le clergé catholique et le gouvernement du Québec, elles participent à la diffusion des valeurs chrétiennes, de l'idéal maternaliste, du nationalisme canadien-français et du ruralisme. Leur principal objectif est la reproduction de la famille canadienne-française catholique, de préférence dans un monde rural où l'homme exerce le métier de cultivateur et où la femme apporte son appui d'épouse et de mère[4]. Plusieurs finissantes des programmes supérieurs se marient, mais quelques écoles ménagères délivrent des brevets d'institutrices en enseignement ménager, comme celle de Saint-Pascal de Kamouraska, qui en avait déjà formé quarante en 1916[5]. La nutrition apparaît dans les années 1910, dans des cours de cuisine prodigués dans les écoles ménagères, avec la publication du manuel d'Amélie DesRoches. Toutefois, cette discipline ne fait pas encore l'objet d'un cours séparé des leçons de cuisine, et les diplômées des écoles ménagères religieuses n'obtiennent pas le titre de nutritionniste.

Chez les anglophones, l'enseignement ménager s'inscrit dans un système d'éducation différent, favorisant l'établissement de programmes menant à des emplois rémunérés liés à la nutrition. L'Université de Toronto inaugure son programme de sciences domestiques en 1902 ; dès l'année suivante, Guelph emboîte le pas, suivi du Collège Macdonald de l'Université McGill, en 1907[6]. Le « Homemaker's Course » du Collège Macdonald vise à améliorer la tenue de maison en milieu rural, à systématiser et tayloriser le travail domestique, et à convaincre les étudiantes de la valeur morale de leur labeur quotidien[7]. Le programme comprend des cours de nutrition distincts des cours culinaires. Dès 1910, le « Housekeeper Course », rebaptisé « Institution Administration Course » en 1914, forme les jeunes filles pour des emplois dans les cafétérias hospitalières et scolaires. On y enseigne la chimie des aliments, la cuisine et la nutrition. À partir de 1918–1919, le Collège Macdonald offre un baccalauréat en « Household Sciences ». Après un programme comprenant des cours de chimie des aliments, de nutrition et de cuisine, les diplômées peuvent enseigner les sciences ménagères, mais aussi pratiquer la nutrition et la diététique dans des hôpitaux, des écoles et des compagnies d'alimentation[8].

L'École ménagère provinciale de Montréal[9] comble en partie l'absence de formation universitaire sur la nutrition pour les francophones. Cet établissement donne ses premières leçons à la fin de 1906, et, à compter de 1912, il offre à des infirmières un cours de cuisine diététique menant à une spécialisation en diététique hospitalière[10]. Les activités de l'EMP sont variées et s'adressent à plusieurs clientèles. Des médecins y donnent des conférences et des cours, tandis que des femmes laïques, des religieuses, des infirmières, des ouvrières et des bourgeoises fréquentent ses classes pour une durée variant d'une seule démonstration à un programme de plusieurs années pour obtenir un brevet d'enseignement ménager. Certaines diplômées donnent des conférences en province devant les membres des Cercles de Fermières, par exemple. Qualifiée de « petite université » par les plus hautes personnalités ecclésiastiques et politiques de la province, comme le premier ministre Lomer Gouin et l'archevêque de Montréal Paul Bruchési[11], l'EMP occupe une position particulière dans l'éducation féminine. Bien qu'elle diffuse un idéal catholique, elle est une institution laïque. Elle n'est pas encore attachée à une université[12], mais certains de ses programmes donnent une expertise reconnue dans les domaines de l'enseignement et de la santé. Cette position mitoyenne dans l'éducation féminine et dans l'expertise nutritionnelle fait de l'EMP une institution centrale dans l'enseignement et la diffusion de la nutrition auprès des franco-catholiques, et ce, jusqu'à la fondation de facultés universitaires au début des années 1940.

L'EMP résulte d'une initiative des dames patronnesses de la Société Saint-Jean-Baptiste, les mêmes qui fondent en 1907 la Fédération nationale Saint-Jean-Baptiste (FNSJB). Appuyées par les hommes de la Société Saint-Jean-Baptiste (SSJB), elles agissent d'abord pour des raisons morales, comme le démontrent les motivations exprimées par quelques-unes d'entre elles. Pour la journaliste, écrivaine et conférencière Joséphine Marchand-Dandurand, un tel établissement est un rempart pour la famille et la société, menacées par « le désordre, l'ignorance de l'économie avec ses conséquences : l'incurie, l'inconduite, l'alcoolisme[13] ». Selon Caroline Béïque, épouse du sénateur et président de la SSJB, Frédéric-Liguori Béïque, l'école contribue à l'amélioration de la vie familiale en réformant la tenue de la maison[14].

Comme bien d'autres projets de réforme sociale, l'EMP est fondée en réaction aux phénomènes d'industrialisation et d'urbanisation. Contrairement aux écoles ménagères religieuses, presque toutes situées dans des villages ou des petites villes régionales, elle s'inscrit dans un milieu urbain. L'EMP s'adresse aux femmes de la ville et cherche à en faire de bonnes mères, capables de coudre des vêtements, d'équilibrer un budget serré et de garder leur mari et leurs enfants en santé par l'instauration de bonnes habitudes alimentaires et hygiéniques. Ajoutons que la pénurie de domestiques, causée par l'attrait des emplois en manufacture pour les jeunes femmes, est vivement ressentie par les dames patronnesses de la SSJB, qui espèrent profiter de l'EMP en embauchant des domestiques formées pour répondre à leurs exigences.

Les initiatrices de la FNSJB, sous la gouverne de la militante, auteure et légiste autodidacte Marie Gérin-Lajoie (1867–1945), préconisent un féminisme qui suscite quelques débats chez les historiennes, certaines le limitant à un féminisme chrétien et maternaliste, d'autres le décrivant comme un féminisme pragmatique, matérialiste et aussi revendicateur que celui des autres groupes de la première vague[15]. Ses membres militent pour l'émancipation politique, juridique et économique des femmes, mais la FNSJB adopte une position en accord avec le clergé catholique et le nationalisme canadien-français, notamment au sujet du rôle des femmes dans la famille. Cette position aurait permis à la FNSJB de remettre en question la division entre les sphères privée et publique, et de valoriser le rôle domestique des femmes, notamment en y intégrant quelques aspects scientifiques et en soulignant que les compétences domestiques féminines ne sont pas innées[16]. Née de la volonté d'améliorer la position des femmes et de pratiquer une philanthropie laïque par et pour les Canadiennes françaises, la FNSJB reste aussi liée à la SSJB par ses réseaux sociaux, ses idéaux et une partie de son financement. Ses valeurs et ses actions conviennent aussi au ministère de l'Agriculture de la province de Québec, qui verse une subvention annuelle de 1000 $ à l'école jusqu'en 1929[17].

Les débuts de l'EMP ne sont pas exempts de controverses. En ouvrant cette école, Caroline Béïque est accusée par certaines personnes demeurées anonymes d'insulter les mères canadiennes, bien capables d'apprendre à leurs filles à cuisiner[18]. Le bien-fondé de l'EMP est aussi mis en doute en 1910 dans les pages du journal libéral et progressiste *Le Pays*, où un rédacteur anonyme qui pourrait être la journaliste Éva Circé-Côté[19] affirme que l'EMP s'adresse surtout aux jeunes femmes bourgeoises, alors qu'il aurait été préférable d'y donner une formation aux jeunes filles désirant un emploi de domestique[20]. L'École ménagère provinciale de Montréal ne fait donc pas l'unanimité ; d'ailleurs, la fondation de celle de Saint-Pascal de Kamouraska se heurte aussi à l'opposition de parents et de commissaires scolaires du village qui estiment que l'enseignement ménager constitue une perte de temps, puisque les mères peuvent fort bien éduquer leurs filles à la maison[21]. De même, quelques éducateurs dénigrent le cours normal dit « classico-ménager » de Saint-Pascal, car ils trouvent son programme inférieur à celui des autres écoles normales, où l'on se concentre sur les sujets académiques ordinaires[22]. Il est toutefois rare de rencontrer de telles critiques dans les sources concernant l'EMP, qui proviennent principalement des archives de l'établissement, de ses fondatrices et de la FNSJB. Partisanes et artisanes de l'école, les auteures de ces documents tendent à se féliciter mutuellement.

Les premières enseignantes et directrices de l'EMP, Jeanne Anctil, Marie de Beaujeu et Antoinette Gérin-Lajoie, sont formées à Fribourg, en Suisse[23]. Si, en 1926, Jeanne Anctil, la directrice de l'école de 1906 jusqu'à son décès, et Marie de Beaujeu[24] ne semblent pas avoir laissé d'archives, Antoinette Gérin-Lajoie a elle légué à l'Institut Notre-Dame du Bon-Conseil de Montréal plusieurs documents qui nous éclairent sur les connaissances de ces trois pionnières en matière de nutrition.

C'est grâce à sa belle-sœur, Marie Gérin-Lajoie, qu'Antoinette Gérin-Lajoie se voit proposer ces études qui lui permettent d'entreprendre une longue carrière comme enseignante et directrice d'enseignement ménager[25]. Née en 1870 et demeurée célibataire, elle a 35 ans lorsqu'elle s'embarque pour l'Europe, où elle affirme vivre une des plus belles années de sa vie[26]. Auparavant, elle secondait sa mère âgée, Joséphine Lajoie, et soutenait son frère et sa sœur. Sa formation en enseignement ménager lui permet de satisfaire son goût des livres et des études, et le poste qui l'attend à l'EMP correspond à ses aspirations d'éducatrice[27]. Sans qu'elle l'évoque, cette carrière est peut-être aussi pour Antoinette une manière socialement acceptable de changer son statut de « vieille fille » et de se réaliser autrement qu'en soignant sa mère[28].

Le canton de Fribourg constitue alors un important centre pour l'enseignement ménager, attirant des femmes de partout en Europe[29]. À la fin du XIXe siècle, des sociétés féminines suisses revendiquent un enseignement ménager obligatoire pour toutes les filles afin de lutter contre l'industrialisation, l'urbanisation, l'alcoolisme, la tuberculose et la mortalité infantile; elles souhaitent aussi former de meilleures domestiques. L'école ménagère de Fribourg est fondée en 1898 dans cet esprit. Son curriculum et sa méthode servent de modèle au programme d'enseignement ménager adopté par le ministère de l'Agriculture du Québec en 1915, rédigé par Jeanne Anctil[30], mais on retrouve aussi des traces de son influence à l'EMP. En 1909, sœur Sainte-Marie Vitaline, directrice de l'école de Saint-Pascal de Kamouraska et membre de la Congrégation de Notre-Dame, ainsi qu'une compagne, sœur Sainte-Marie-Armand, visitent à leur tour l'école de Fribourg, qui inspirera le programme de Saint-Pascal[31]. Puisque les écoles de Montréal et de Saint-Pascal formaient les maîtresses d'enseignement ménager œuvrant dans les écoles ménagères primaires, les connaissances acquises à Fribourg ont dû être transmises aux élèves du Québec, du moins, en partie.

Antoinette n'a pas légué tous ses cahiers aux archives, mais on y trouve plusieurs recueils de recettes manuscrites, des notes sur la théorie de la nutrition et des exercices pratiques. Dans son journal d'études, elle évoque des leçons difficiles, mais intéressantes sur les régimes alimentaires, où elle acquiert des notions sur la ration nécessaire aux travailleurs[32]. Le professeur qui les enseigne, un docteur qu'elle ne nomme pas, résume la matière en « 10 commandements d'une alimentation saine et rationnelle », qui véhiculent des notions assez similaires à celles diffusées par les médecins canadiens-français dont nous avons traité précédemment. La digestibilité, la simplicité, la modération et l'économie fondent ses recommandations. Le docteur divise les aliments en catégories de nutriments, nomme les meilleurs et prône de justes proportions entre eux. Il affirme également que les mets les plus chers ne sont pas toujours les plus nutritifs, à l'instar des Américains Wilbur Atwater et Ellen Richards. La formulation des conseils en 10 commandements les simplifie tout en leur ajoutant un caractère autoritaire et moralisateur[33].

L'aspect scientifique et rationnel des principes physiologiques de la nutrition apparaît dans la description de la notion de calorie notée par Antoinette Gérin-Lajoie. Comme bien d'autres, elle apprend que le corps fonctionne comme une machine à vapeur dont le but est de maintenir sa température et de « produire du travail ». Les aliments « sont pour le corps ce que le charbon est pour le générateur de la machine à vapeur[34] » ; leur valeur se mesure à l'aide de la calorie, tout comme elle sert à évaluer les dépenses énergétiques du corps.

La rationalité de la nutrition se constate aussi dans son application pratique. La formation suivie par Antoinette Gérin-Lajoie et Jeanne Anctil inclut une méthode d'analyse des plats et des menus quotidiens pour en déterminer la valeur nutritive et le coût de revient. Cette technique nutritionnelle déconstruit les recettes selon tous leurs ingrédients. La quantité et le coût de chaque composante sont donnés, ainsi que sa teneur en chacun des macronutriments. Après avoir calculé le prix de revient total pour une recette et sa teneur en glucides, en protéines et en matières grasses, chaque élément est divisé par six, soit le nombre de portions que la recette est censée donner. De telles analyses sont effectuées en classe pour une quarantaine de recettes, comme un pouding au pain, une soupe aux haricots secs, une salade verte, un rôti de porc, des carottes à la ménagère, des nouilles au beurre, etc. Les élèves du cours de Fribourg calculent aussi la valeur nutritive et économique de menus quotidiens complets pour les ouvriers, selon l'intensité du travail fourni[35].

Ces connaissances peuvent paraître limitées comparativement à la grande variété de nutriments aujourd'hui comptabilisés sur les tableaux de valeur nutritive. Toutefois, la méthode de calcul est scientifique, rationnelle et moderne. L'exercice du calcul du prix de revient et de la valeur nutritive de mets et de menus quotidiens ressemble beaucoup à celle développée et enseignée par Ellen Richards[36]. Les mets sont déconstruits en tous leurs ingrédients; ceux-ci sont pesés avec précision et leur valeur nutritionnelle, déterminée selon les nutriments connus, est évaluée en relation avec leur prix. Enfin, lorsque l'expert – le médecin – enseigne comment appliquer ces notions, il envisage leur mise en pratique pour des groupes sociaux à surveiller et à réformer, soit les ouvriers et leur famille, en conformité avec les discours et les idées de plusieurs autorités scientifiques de l'époque, comme Wilbur Atwater, dont nous avons résumé les idées précédemment.

Après une année passée à étudier à Fribourg, Antoinette Gérin-Lajoie possède vraisemblablement les principales connaissances nutritionnelles de son époque, soit des savoirs sur les lipides, les protéines et les glucides, et la nécessité d'obtenir un équilibre entre les trois. Elle est familière avec la notion de calories et capable d'évaluer les mérites de mets et de menus selon des critères rationnels qui associent les aliments au carburant, et le corps, à une machine.

À leur retour à Montréal, en 1906, Antoinette Gérin-Lajoie et Jeanne Anctil s'empressent d'organiser les premières leçons de coupe, de cuisine, de raccommodage et d'hygiène, offertes à 75 élèves inscrites au cours de jour. Ces premiers cours sont probablement prodigués à des membres du Comité des dames de la SSJB et à des personnes de leur entourage. L'EMP est leur projet, et sans doute présentent-elles une publicité informelle dans leur cercle social pour promouvoir l'école avant que des annonces ne paraissent dans quelques journaux[37]. Mais Antoinette Gérin-Lajoie et Jeanne Anctil donnent aussi des cours du soir, destinés aux travailleuses. De plus, elles forment trois autres maîtresses d'enseignement ménager, qui œuvreront dans différents quartiers et paroisses de Montréal, diffusant les leçons de l'EMP au-delà de ses murs[38].

Néanmoins, rien ne prouve qu'Antoinette Gérin-Lajoie et Jeanne Anctil aient enseigné tel quel le contenu acquis à Fribourg. Au début, elles donnent les cours de cuisine et confient la physiologie de l'alimentation à des médecins. De plus, l'intérêt des femmes fréquentant l'EMP pour la théorie de la nutrition ne paraît pas spontané, et il semble avoir été précédé du désir d'apprendre de nouvelles recettes, autant chez les femmes suivant les cours pratiques de jour, destinés à des groupes d'entre 10 et 20 personnes, que chez celles suivant les classes du soir, baptisées « cours populaires », qui attirent entre 50 et 60 personnes[39].

Dans son journal, Antoinette évoque surtout l'appréciation générale envers les cours de cuisine pratiques, où les élèves effectuent les recettes elles-mêmes, et les cours de démonstration, où elles observent la maîtresse préparer les mets en les expliquant[40]. Elle affirme que plusieurs femmes s'en montrent très satisfaites. Une certaine Mme Trudel, élève des cours pratiques, sort enchantée d'une classe où elle a appris à faire un civet de lièvre et une soupe. Son mari l'aurait incitée à retourner à cette école. Après les cours du soir, l'institutrice reçoit d'autres témoignages positifs: « Certaines personnes m'ont avoué avoir vécu aux conserves jusqu'à l'ouverture des cours de cuisine, n'ayant pas eu l'avantage d'apprendre ailleurs. D'autres, n'avoir jamais fait cuire de poisson, ne sachant pas l'apprêter[41] ». Voir, humer et goûter des plats nouveaux semble avoir attiré les premières élèves à l'EMP ; d'ailleurs, les mets montrés peuvent être achetés, donnant à quelques-unes l'occasion de rapporter un plat tout préparé à la maison.

Nous pourrions croire que l'auteure de ce journal, voulant le conserver pour la postérité et donner une image positive de son œuvre, ne raconte que ses succès. Or, elle mentionne aussi les leçons moins populaires et les recettes ratées, ce qui nuance son portrait des débuts de l'école. Par exemple, en plus de classes moins achalandées l'hiver et d'autres baisses d'affluence occasionnelles, Antoinette Gérin-Lajoie se désole à quelques reprises d'auditoires peu nombreux lors de conférences données par les médecins sur des sujets tels que l'hygiène générale et la santé de l'enfant. Elle-même n'apprécie pas tous les docteurs invités. Si le cours du docteur Léo Parizeau sur la composition chimique de différents laits est, pour elle, « absolument intéressant », elle trouve que ceux du docteur Charles-Narcisse Valin ne sont pas très enlevants malgré des projections lumineuses et du contenu pertinent. Les auditrices des cours de l'EMP ont très bien pu courir aux démonstrations de mets alléchants, populaires et festifs (comme la séance du 12 décembre 1907, où 65 élèves sont venues voir comment faire de la pâte brisée et des tourtières), et ignorer des conférenciers ennuyants ou moralisateurs. Par ailleurs, les cours de cuisine pratiques et de démonstration sont offerts sur une base régulière, tandis que les conférences des médecins, où l'on aborde des aspects scientifiques et théoriques, prennent un caractère rare et exceptionnel.

L'intérêt pour les cours de cuisine croît durant les années 1910. En 1918, des cours de démonstration sont donnés dans une dizaine de paroisses, avec une assistance totale estimée à 963 personnes. Les associations professionnelles des employées de manufacture, de magasin et de bureau bénéficient pour leur part de cours de cuisine pratiques et de démonstration. En 1916–1917, ces leçons d'art culinaire sont données dans quatre écoles primaires et à l'École ménagère provinciale. Au total, 75 cours sont donnés pour 259 membres de l'Association professionnelle des employées de manufacture inscrites[42]. L'année suivante, 194 de ces travailleuses assistent aux leçons de cuisine des demoiselles Painchaud. Leurs 16 cours abordent chacun un thème culinaire différent, comme les légumes, les viandes, les gâteaux ou les volailles[43]. *La Bonne parole* publie parfois les recettes qui y sont montrées : une part du contenu des cours est donc accessible aux membres de tous les groupes affiliés à la FNSJB. Bien que l'assistance aux cours de cuisine postscolaires de l'EMP demeure modeste, leur existence témoigne de l'intérêt des femmes de Montréal pour la cuisine et l'alimentation. S'il demeure impossible d'établir une corrélation entre cet intérêt et le désir d'en savoir plus sur la nutrition, ces cours offrent la possibilité de diffuser ces connaissances.

Jeanne Anctil tente aussi de transmettre sa science à un auditoire un peu plus large, mais toujours proche de l'EMP. En 1913, alors qu'elle dirige l'école, elle publie une série d'articles sur l'alimentation dans les pages de *La Bonne parole*, l'organe officiel de la FNSJB. Dans la première partie, parue en mars 1913, Jeanne Anctil décrit les besoins alimentaires selon la composition de l'organisme humain et ses exigences. Les enfants doivent surtout obtenir la diète nécessaire à leur croissance, tandis que les adultes compensent l'usure occasionnée par le travail constant de leur corps. Elle met en garde les lectrices contre les excès et les insuffisances du régime, les premiers provoquant des malaises passagers ou chroniques, les seconds causant « l'appauvrissement du sang, l'amaigrissement général, et [exposant] l'individu à contracter facilement les maladies épidémiques[44] ». Le corps est défini par Jeanne Anctil comme un composé de divers éléments chimiques. Pour en rendre la liste plus concrète, elle donne l'équivalent de leur poids dans le corps sous la forme de différents objets et aliments courants : « Il y a en nous assez d'*albumine* pour former 1200 œufs, 2546 pieds cubes environ de gaz divers, assez d'*oxygène* pour gonfler un ballon d'une force ascensionnelle d'à peu près 35 milles ; de la *graisse* pour faire 12 livres de bougies ; du *fer* pour faire 7 gros clous ; du *carbone* pour faire 55 grosses[45] de crayons, mine de plomb ; du *sucre* pour faire 20 morceaux (petits carrés) ; du *phosphore* pour boutonner 820 000 allumettes[46]. »

Dans le numéro suivant, elle classifie les aliments selon leur utilité pour le corps (réparateurs ou producteurs de chaleur), comparant la combustion des aliments par le corps à celle du charbon par le feu. Pour combler les pertes subies quotidiennement par le corps, Jeanne Anctil préconise un régime mixte (aliments provenant du règne animal et végétal), varié, bien combiné et adapté à la saison, l'âge, le sexe et les activités de chacun. Les rations alimentaires se calculent à partir du poids, et les proportions des nutriments nécessaires quotidiennement, avec une équivalence en poids de viande, de pain et de corps gras. Elle conseille de combiner dans chaque repas des aliments réparateurs à des aliments « respiratoires », ou producteurs de chaleur[47]. Manger de la viande avec des pommes de terre, du pain avec du fromage ou du poisson frit sont, pour elle, des exemples d'alimentation équilibrée. Jeanne Anctil semble avoir voulu produire un texte didactique et concret. Le corps est comparé tantôt à une addition d'objets de la vie quotidienne, pour en illustrer la composition chimique, tantôt à un four au charbon, pour en expliquer le fonctionnement. Toutefois, le calcul de la valeur économique et nutritive des repas reste assez vague, puisqu'elle n'utilise pas les calories.

Les publications et les sources en provenance de l'EMP étant rares, difficile de juger de la portée de la nutrition dans ses cours durant ses premières années d'existence. Le livre de Jeanne Anctil, *350 recettes de cuisine*, paru pour la première fois en 1912[48], ne renferme que des recettes. L'école reçoit de nombreux médecins qui y enseignent l'anatomie, la bactériologie, la puériculture, l'hygiène générale et la chimie alimentaire, mais ces leçons sont moins fréquentes que les cours de cuisine. La présence de ces experts montre une préoccupation des enseignantes et des médecins pour la science et la santé qui se matérialise dans la participation de l'EMP à des campagnes d'éducation contre la tuberculose et pour le bien-être des enfants, mais les commentaires sur les débuts de l'école suggèrent que les premières élèves ne partagent pas tout à fait cet intérêt.

Toutefois, l'EMP n'est pas la seule institution enseignant la nutrition au Québec au début du XXe siècle. Les écoles ménagères de la Congrégation de Notre-Dame (CND) utilisent alors un manuel sur ce sujet, celui d'Amélie DesRoches, professeure à l'école ménagère primaire de Neuville, intitulé *Hygiène de l'alimentation et propriétés chimiques des aliments* (1912). Sa diffusion dépasse les écoles de la CND, la Commission des écoles catholiques de Montréal en ayant acheté 24 exemplaires en 1914[49]. Nos sources ne disent pas si ce livre servait à l'EMP, mais étant donné que l'auteure enseigne dans une congrégation religieuse se consacrant à l'éducation des filles, son ouvrage a dû profiter d'une bonne diffusion.

Amélie DesRoches s'adresse à de jeunes filles relativement aisées, puisqu'elle suppose que lorsqu'elles seront maîtresses de maison, elles auront des domestiques[50]. Elle ne se réclame d'aucune formation spécialisée en économie domestique ou en chimie. Elle fait appel à son expérience dans le monde, à ses observations et à ses expérimentations, et affirme s'être « renseignée à bonne source[51] ». Ses connaissances résultent de compétences personnelles cumulées, d'échanges entre profanes et de la lecture d'ouvrages d'experts américains et français. Sur la classification des aliments, elle cite Liebig, le célèbre chimiste allemand, tandis que le professeur Maurel, de la faculté de médecine de Toulouse, lui sert de référence pour affirmer que les quantités de nourriture nécessaires dépendent du poids de chaque individu[52].

Le livre d'Amélie DesRoches représente un jalon dans l'enseignement de la nutrition au Québec : c'est le premier ouvrage local portant à la fois sur la théorie de la nutrition et la cuisine. Il se distingue donc des travaux des médecins, qui incluent cette considération au milieu de propos généraux sur l'hygiène et la santé, et des manuels d'économie domestique, qui, auparavant, ne mentionnaient pas les connaissances des chimistes pour évaluer les qualités nutritives d'une diète. Parmi les 490 pages du livre, l'hygiène de l'alimentation et les propriétés chimiques des aliments en occupent 121 ; l'art culinaire demeure le sujet principal, mais le contenu scientifique et théorique est substantiel. La première partie de ce livre permet de bien cerner les savoirs nutritionnels enseignés aux Canadiennes françaises juste avant la découverte des vitamines et l'universalisation de la calorie.

En publiant son *Hygiène de l'alimentation*, Amélie DesRoches affirme répondre à la sollicitation de ses amies et connaissances religieuses et laïques. Elle dit aussi faire œuvre utile, car les jeunes filles ne seraient pas suffisamment informées des aspects scientifiques de leur futur rôle de maîtresse de maison. Elle se désole de cette ignorance, estimant que, pour fonder une famille et en conserver la santé, toute jeune fille doit avoir une connaissance scientifique de l'alimentation. Elle juge de son devoir de combler ces lacunes par une instruction appropriée qui affirme la supériorité des aspects scientifiques sur le quotidien des jeunes filles et sur la manière populaire de parler de la nourriture, qu'elle résume de façon simpliste. Selon cette auteure, l'hygiène, la chimie et la physiologie doivent servir de base aux connaissances et aux habitudes alimentaires. Elle valorise peu l'expérience acquise quotidiennement, les conversations avec les autres femmes de la famille et les observations personnelles, ce qui semble assez paradoxal étant donné les bases sur lesquelles elle établit sa propre crédibilité en tant qu'auteure. Sous sa plume, une cuisine adéquatement dirigée est un « grand laboratoire », ce qui s'y passe « n'est qu'une série de combinaisons chimiques entre un nombre extrêmement petit de corps similaires[53] ».

Pour Amélie DesRoches, l'art culinaire, pratiqué selon les règles de l'hygiène de l'alimentation, remplit deux objectifs rationnels : « il contribue, par une alimentation saine et bien réglée, au maintien de notre santé et à l'équilibre du budget familial[54] ». Elle déclare d'ailleurs qu'« un repas coûte toujours trop cher lorsqu'il ne vaut rien, c'est-à-dire lorsqu'il est impuissant à nous procurer les forces nécessaires à l'entretien de la vie[55] ». C'est pourquoi elle propose des recettes économiques et plusieurs manières d'utiliser les restes. D'autre part, Amélie DesRoches ne discrédite pas complètement les sens et elle nuance ses conseils selon des facteurs individuels. Ses propos sur la digestibilité, la délicatesse des estomacs, le goût, l'odeur, l'arôme et la texture ressemblent beaucoup à ceux du docteur Lachapelle dans les années 1880. Selon elle, l'appétit des individus doit les guider quant aux quantités. Ses règles ne sont pas très strictes, ni fixes. Lorsqu'elle donne des informations sur la composition de certains aliments et leur valeur, elle conclut en disant que « ces quantités ne doivent être regardées que comme théoriques, car il ne faut pas oublier que, dans la pratique, intervient un facteur très important qui est la digestion spéciale à chaque aliment, qui peut elle-même varier suivant les fonctions digestives des individus[56] ». En outre, la composition des aliments peut aussi varier, comme elle l'explique pour le lait de vache. Dans un tableau, elle détaille la teneur moyenne du lait en eau, en matières grasses, en caséine, en sucre de lait et en sels minéraux, ainsi que les limites des variations. Par exemple, le pourcentage de gras peut jouer entre 2 et 6 % et celui des sels minéraux se situe entre 0,05 et 1 %[57]. Dans sa conception d'un régime alimentaire sain, il n'y a donc pas de règles universelles ni pour les individus ni pour les aliments. Toutes les personnes n'ont pas un appétit semblable ni les mêmes capacités de digestion, tandis que toutes les vaches ne donnent pas un lait identique. Une bonne dose de modernité uniformise bientôt les besoins individuels et les valeurs nutritives des denrées alimentaires.

Même si la science est bien présente dans ce manuel de 1912, ses principes restent relativement souples, et l'objectif ultime de l'enseignement de la nutrition demeure de former des mères et des épouses, non des professionnelles[58]. La pensée d'Amélie DesRoches se rapproche des valeurs des chimistes et réformateurs sociaux américains et européens mentionnés précédemment, et ressemble aux idées exprimées sur l'alimentation dans l'exposition pour le bien-être des enfants tenue en 1912.

L'exposition anti-tuberculose de 1908 et l'exposition pour le bien-être des enfants de 1912

Tenues à quelques années d'intervalle, ces deux expositions constituent des éléments clés pour connaître les usages de la nutrition dans le Québec des années 1900–1910. Elles s'inscrivent dans un vaste mouvement de réforme visant à régénérer la société par l'éducation des classes ouvrières, la tuberculose et la mortalité infantile étant considérées par les réformateurs comme des problèmes sociaux dus à l'industrialisation et l'urbanisation[59]. Les organisateurs de ces deux événements ont été inspirés par les expositions industrielles et universelles de l'époque et par des expositions sur la santé tenues dans d'autres grandes villes nord-américaines. Par exemple, plusieurs Montréalais ont visité la New York Child Exhibit de 1911 et en sont revenus remplis d'un enthousiasme stimulant la tenue de l'exposition pour le bien-être des enfants de 1912. Les directrices et enseignantes de l'EMP joignent les médecins-hygiénistes dans la lutte contre la tuberculose et la mortalité infantile, démontrant ainsi leur intérêt pour la santé et l'hygiène, leurs convictions au sujet de l'éducation des mères et leur ambition de faire de leur école un lieu d'expertise domestique moderne.

La « peste blanche », maladie contagieuse meurtrière, inquiète beaucoup la population, les docteurs et les philanthropes. En 1899, le nombre de décès par tuberculose atteint 3085 pour une population québécoise de 1 690 064 habitants. Cette année-là, le nombre total de décès est de 32 800 : près d'une mort sur dix résulte de la tuberculose[60]. En 1909, le gouvernement du Québec instaure une commission d'enquête sur cette maladie, dont les conclusions sont rendues publiques l'année suivante et résumées dans les rapports annuels du Conseil d'hygiène et les journaux. Malgré la volonté exprimée d'entreprendre une campagne de prévention et d'éducation, les progrès sont lents : en 1919, le Conseil d'hygiène attribue toujours 3196 décès à la tuberculose (sur un total de 35 170 décès, et pour 2 425 813 habitants)[61].

L'exposition anti-tuberculose de 1908 tente de prévenir l'éclosion de la maladie en milieu urbain. L'idée provient du Comité des dames de la Ligue anti-tuberculose et de Charlotte Learmont ; elles reçoivent l'appui du premier ministre du Québec, Lomer Gouin, et du financement du gouvernement provincial[62]. Selon le Montreal Council of Women, l'exposition, gratuite et d'une durée de 11 jours, a attiré 55 000 personnes, dont 25 000 enfants, tandis que le quotidien *The Gazette* estime à 60 000 le nombre des entrées[63]. Pour une ville dont la population reste sous le demi-million, l'événement est très fréquenté. Bien que les kiosques, objets, tableaux et conférences aient surtout porté sur les aspects hygiéniques de la tuberculose, plusieurs organisations et institutions participantes offrent des conseils sur l'alimentation, puisque les médecins savent qu'une mauvaise diète prédispose à la maladie[64]. Sans doute s'agit-il de la première fois où des conseils diététiques ont été prodigués à un public aussi vaste et dans un objectif de prévention aussi précis.

En 1912, l'exposition pour le bien-être des enfants interpelle de nouveau la population montréalaise, cette fois pour réduire la mortalité infantile. Selon *The Gazette*, 300 000 personnes ont franchi les tourniquets au cours de ses 14 journées d'ouverture, dont 20 000 lors du dernier jour, incluant une large proportion d'enfants[65]. Même en considérant que des individus soient entrés à plusieurs reprises et que d'autres proviennent d'ailleurs au Québec et au Canada, cette foule impressionne et témoigne de l'ampleur des préoccupations sur la santé infantile. Financée par la Ville de Montréal et les gouvernements provincial et fédéral, cette exposition est accessible gratuitement. Son guide-souvenir paraît à 100 000 exemplaires, soit 50 000 copies en français et autant en anglais[66]. Son contenu, de même que celui de plusieurs conférences, est transmis en partie par les quotidiens de la cité, qui publient de nombreux articles durant toute la durée de l'événement, augmentant ainsi la portée des messages émis. Même si quelques commentateurs se désolent du peu d'influence de ces expositions sur les actions des pouvoirs publics[67], elles marquent les débuts d'une réelle prolifération des discours et des conseils sur la santé.

Organisée par la Ligue anti-tuberculose de Montréal, l'exposition de 1908 confirme que plusieurs personnes riches et éduquées possèdent au moins quelques connaissances en matière de nutrition et croient utile de les transmettre par l'intermédiaire de programmes d'hygiène publique et de réforme sociale. La Ligue anti-tuberculose, présidée par Sir George A. Drummond, réunit plusieurs notables et bourgeois montréalais, qu'on rencontre dans d'autres organisations philanthropiques ou féminines[68]. Dans la liste des membres des différents comités, on retrouve les noms du sénateur Frédéric-Liguori Béïque et de l'illustre chirurgien de l'Université McGill, Thomas George Roddick. Beaucoup d'autres membres bien en vue des milieux politiques, scientifiques et d'affaires, anglophones comme francophones, s'ajoutent à ces prestigieuses personnalités. Un bon nombre de médecins participent au comité général et aux sous-comités, comme les docteurs Louis Laberge, Charles-Narcisse Valin et Albert Lesage, que l'on rencontre aussi parmi les officiers de santé de la Ville de Montréal, du Conseil d'hygiène de la province de Québec et dans la liste des conférenciers reçus à l'EMP.

La Ligue anti-tuberculose veut sensibiliser la population à cette maladie contagieuse, « un des plus grands problèmes sanitaires et économiques de ce siècle ». Ses membres espèrent que la population saura mieux se protéger contre ce fléau lorsqu'elle sera plus informée, et qu'elle exigera du gouvernement des lois pour limiter sa propagation[69]. Pour réaliser cet objectif, la Ligue déclare son intention de déplacer l'exposition dans plusieurs quartiers de Montréal et dans toute la province. Cependant, le programme publié ne mentionne que son édition montréalaise, tenue du 18 au 29 novembre 1908.

Sans être au cœur de cette opération d'éducation et de sensibilisation, le comité de diététique semble y avoir joué un rôle de soutien appréciable. Plusieurs expertes de l'art culinaire de Montréal participent à l'événement, dont Jeanne Anctil et Antoinette Gérin-Lajoie. Membre du Comité des dames, Jeanne Anctil donne des présentations culinaires. De telles démonstrations sont offertes presque chaque jour durant l'exposition, par des femmes œuvrant au Young Women's Christian Association (YWCA), à l'école technique, à la commission scolaire protestante, au Collège Macdonald, à l'EMP et à l'hôpital Sainte-Justine. Le Dispensaire diététique de Montréal y tient également un kiosque, tout comme l'EMP, le YWCA, le Département de cuisine du Comité des écoles protestantes, et le Département des Sciences domestiques du Collège Macdonald.

Ces dames donnent 10 démonstrations de cuisine au cours de l'exposition, sur des sujets allant des repas pour les enfants d'école à ceux pour malades et convalescents, en passant par les plats nutritifs et, bien sûr, la nourriture comme protection contre la tuberculose. Sur les dix, quatre sont en français et, de ces quatre, trois sont effectuées par Jeanne Anctil et Antoinette Gérin-Lajoie[70]. Les francophones semblent donc légèrement sous-représentées parmi les femmes traitant de la nutrition et de cuisine thérapeutique. Cette source montre aussi que les applications et enseignements de la nutrition touchent d'abord des populations estimées vulnérables : les malades et les convalescents (pour qui les modifications à la diète sont considérées comme une partie du traitement) ainsi que les enfants. Outre la pasteurisation du lait et la bonne alimentation des nourrissons, les membres de la Ligue anti-tuberculose préconisent l'adoption d'un « bon régime » pour les malades et les convalescents : « généreux, nourrissant, et facilement digestible[71] », il devrait comprendre du lait, des œufs et de la viande. Le programme mentionne aussi l'importance d'une diète adéquate sur la santé globale, sur la prévention des maladies, leur traitement et la convalescence. Mais les discours émis dans le cadre de la lutte à la tuberculose tentent de convaincre le public qu'un meilleur régime peut protéger tout le monde contre la maladie, même des adultes sains.

En plus d'assister à des démonstrations, les visiteurs de l'exposition anti-tuberculose peuvent entrer dans une cuisine modèle, voir des appareils pour le refroidissement et la pasteurisation du lait, dont une glacière domestique économique, lire un tableau sur la valeur nutritive et économique des aliments et obtenir les « règlements pour la préparation des aliments et des menus[72] ». Le tableau et les règlements ne sont pas reproduits dans le programme de l'exposition anti-tuberculose, mais ils ressemblent probablement à ceux montrés et distribués lors de l'exposition pour le bien-être des enfants, tenue en 1912, à laquelle plusieurs organismes et personnes présentes en 1908 ont aussi participé.

Réunissant des associations de charité et de réforme préoccupées par l'enfance, et soutenue financièrement par la Ville de Montréal, le gouvernement de la province de Québec et de celui du Canada, l'exposition pour le bien-être des enfants de 1912 participe à la lutte à la mortalité infantile. Ce sont surtout les enfants des villes qui sont considérés en péril, soumis à de mauvaises influences comme l'encombrement et l'insalubrité des logements, le manque de soleil et d'air, les maladies contagieuses, la tension nerveuse et une alimentation inférieure. L'exposition promeut l'allaitement, les Gouttes de lait, l'hygiène et l'intervention des médecins et des infirmières dans tous les aspects de la santé maternelle et infantile.

Comme à l'exposition anti-tuberculose de 1908, celle pour le bien-être des enfants, en 1912, comprend une cuisine modèle où des écolières effectuent des démonstrations pour montrer comment rendre les aliments digestibles tout en préservant leur valeur nutritive[73]. La responsabilité de la santé des enfants, de l'achat d'aliments adéquats et de repas sains incombe à la mère : en plus de hiérarchiser ses achats conformément à l'avis des experts, elle doit aussi cuisiner de manière appropriée.

La principale notion nutritionnelle véhiculée par cette exposition est que la priorité budgétaire doit être accordée aux aliments à la fois nourrissants et économiques, ainsi qu'aux besoins diététiques des nourrissons et des jeunes enfants. Ainsi, la brochure énonce les mérites de chaque aliment selon sa valeur alimentaire et son prix. Il ne s'agit pas seulement de mettre au monde des enfants sains : encore faut-il que leur mère sache entretenir leur santé, même en cas de grande pauvreté. L'efficacité de l'économie familiale se mesure donc en termes nutritionnels, et la santé individuelle devient, par extension, un bien quantifiable et achetable pour ceux qui appliquent les connaissances estimées adéquates par les experts et les bénévoles des organismes de charité.

Le Dispensaire diététique de Montréal, présent à l'exposition, distribue un petit feuillet, *Hints upon Food and Food Preparation*[74]. Il contient un tableau hiérarchisant 27 aliments et breuvages selon les unités nutritives obtenues pour un certain montant d'argent (Figure 1). Repris dans le guide-souvenir et affiché dans l'exposition, il diffuse un idéal diététique et moral propre à l'économie domestique de l'époque et il ressemble beaucoup à un tableau hiérarchique créé par Wilbur Atwater quelques années plus tôt[75]. Il constitue toutefois un outil éducatif limité, d'abord par son manque de clarté. Par exemple, il est difficile de voir sur quel montant d'argent se base la hiérarchie proposée. À première vue, on peut croire qu'il s'agit d'un montant de 100 $, car s'il y a une virgule décimale, elle est très difficile à apercevoir. Mais comme ce montant représenterait plus du tiers du budget alimentaire annuel décrit lors de cette même exposition pour une famille ouvrière, il est aussi possible de présumer que les conceptrices de ce tableau songeaient davantage à un montant de 1,00 $. Qu'il s'agisse d'un oubli ou d'une erreur typographique, le doute ouvert par la présence ou l'absence de cette virgule décimale suffisait peut-être pour que les gens jugent ce tableau inutile.

Le tableau ne précise pas davantage comment les dames du DDM ont hiérarchisé les aliments, mais le programme affirme qu'il s'agit des « aliments les plus utiles et les moins chers[76] ». Il mentionne

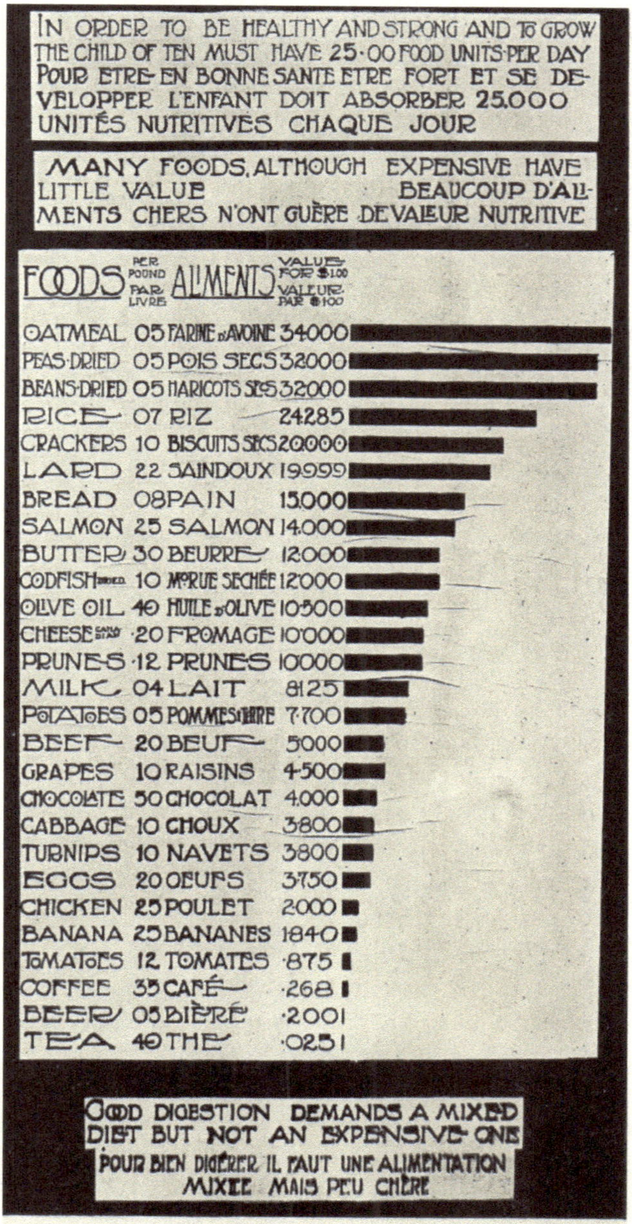

Tableau des valeurs d'aliments et des prix à la livre.

1 La hiérarchie des aliments selon leur valeur nutritive et leur prix

également que, même si la farine d'avoine occupe le premier rang, l'homme a besoin d'une nourriture mixte et ne peut pas se nourrir de ce seul aliment. Le concept d'unités nutritives n'est pas expliqué: il peut s'agir de calories ou encore de l'addition du poids des protéines, des lipides et des hydrates de carbone contenus dans chaque aliment. Le texte accompagnant le tableau souligne que ce nombre d'unités nutritives passe à 40 000 par jour pour les adultes, et affirme l'importance du sucre, des féculents, des matières grasses et des protéines. Néanmoins, rien n'indique selon quels critères exacts sont classés les aliments. Les connaissances qui ont servi à créer cet outil d'éducation semblent bien opaques, de sorte que nous croyons que les valeurs morales ont dû compter davantage que les connaissances scientifiques dans sa conception.

Cet instrument pédagogique veut prouver que, pour bien manger, inutile de dépenser beaucoup d'argent pour acheter de la viande, car pour un même montant, il est possible d'avoir une très grande quantité d'autres aliments aussi bons, sinon meilleurs. Les denrées les mieux cotées sont les céréales et les légumineuses, des aliments économiques. Le lard arrive sixième, le saumon, huitième, tandis que le bœuf, pourtant prisé par les experts en nutrition de l'époque, est en seizième position et que le lait se trouve au quatorzième rang. Le café, le thé et la bière occupent les derniers échelons. Les biscuits secs et le saindoux sont plus hauts dans l'échelle que le fromage, le lait et les œufs. Les organisateurs de l'exposition veulent convaincre le public que certains produits couramment consommés et appréciés comme le beurre, la viande de bœuf, le chocolat et des breuvages populaires comme le thé, le café et la bière ne valent pas une soupe aux pois ou un bol de gruau.

Tel que présenté, le message du DDM se traduit difficilement en conseils sur les achats à faire ou les mets à préparer. À cette époque, à Montréal, le pain coûte environ deux sous et demi la livre, et l'avoine roulée, quatre sous la livre[77]. Calculer avec un montant d'un dollar (si c'est bien ce qui est écrit) demeure assez éloigné des dépenses courantes; d'ailleurs, dans le tableau d'Atwater précédemment mentionné, les aliments sont classés selon la quantité obtenue pour 25 sous. En matière de quantités d'aliments à consommer dans un repas ou dans une journée, les informations prodiguées par le DDM n'éclairent guère. Les démonstrations culinaires semblent probablement plus utiles au public de l'exposition parce qu'elles sont concrètes: au moins, on y cuisine.

Ce tableau est accompagné de quelques conseils généraux sur l'alimentation des enfants après l'âge d'un an, aussi imprimés et distribués sur le feuillet *Hints upon Food and Food Preparation.* Ce feuillet vulgarise les principales notions de nutrition de l'époque. Le DDM emploie des termes simples et n'y parle pas d'albumine, de matières azotées ni d'hydrates de carbone, mais de chair, de viande, de sucre et de fécule. Il recommande une diète mixte, variée, en quantité adéquate selon l'âge, le sexe et l'appétit de chacun. L'usage de fruits et de légumes en saison est aussi conseillé, quoique les vitamines ne soient pas encore connues. Les aliments promus, comme le gruau, la morue et les prunes, combinent faible coût et richesse nutritive. Un des conseils interdit de donner aux enfants du thé, du café ou de la bière, ce qui concorde avec le tableau qui place ces trois breuvages en bas de la hiérarchie. Le DDM préconise de servir du gruau aux enfants pour le petit déjeuner ; il est si important pour leur régime qu'un effort est demandé aux mères pour convaincre leurs enfants d'en manger. Enfin, trois recommandations concernent la propreté et l'hygiène, et d'autres points portent sur l'alimentation des malades en cas de fièvre et la possibilité d'obtenir bouillons, gelées, poudings et lait de la part du DDM sous présentation d'une carte signée par un médecin ou un prêtre. Quelques recettes utilisant des ingrédients économiques concluent le feuillet : soupe aux pois ou aux fèves avec viande, macaroni au fromage, biscuits à l'avoine, poudings, desserts au lait, au blanc d'œuf et aux prunes[78].

Les concepteurs de l'exposition connaissent l'importance des facteurs économiques dans la qualité de la diète. Ils savent notamment que la nourriture représente la dépense la plus importante des ménages ouvriers et que les salaires sont souvent trop bas pour que celui du père suffise à toute la famille[79]. Mais pour briser le cercle liant pauvreté, travail de la mère et des enfants et perpétuation des mauvaises habitudes par ignorance, les associations de charité et de réforme comptent sur l'éducation. Elles soulignent surtout la nécessité que les jeunes filles reçoivent une instruction domestique et culinaire plutôt que d'occuper un emploi. Les associations de charité et de réforme ne revendiquent que de timides mesures sociales ou économiques pour améliorer la situation ouvrière, comme la réglementation du travail des enfants. Toutefois, dans bien des familles, les gages d'un ou de plusieurs enfants, et parfois, ceux de la mère, représentent sans doute une solution à la pauvreté beaucoup plus rapide et sûre que l'éducation. Avant que les salaires n'augmentent ou que le gouvernement n'aide par des allocations, la solution réside surtout dans l'augmentation des ressources par le travail.

Un autre exemple de la différence entre la théorie de la nutrition et sa mise en application se trouve dans les dons alimentaires. À compter de 1912, la FNSJB supporte des mères démunies par l'entremise d'un organisme de charité affilié, l'Assistance maternelle. Fondée par un petit groupe de bourgeoises canadiennes-françaises, cette agence offre des soins médicaux à domicile et de l'aide matérielle à des femmes enceintes et mariées, mais pauvres. Par le biais de la Société de Saint-Vincent de Paul, l'Assistance maternelle fournit également des provisions[80]. Un document calculant combien valent les dons faits à chaque personne aidée par l'Assistance maternelle, conservé dans les archives de Marie Gérin-Lajoie, en dresse la liste :

3 livres de bœuf
1 gros pain
1 livre de riz
¼ de livre de thé
1 livre de sucre
1 livre de beurre
1 quart de pommes de terre
½ livre de graisse
2 livres de farine d'avoine
2 livres de sarrasin
1 chopine de mélasse

En ajoutant un savon pour la lessive, le tout coûte environ 2,40 $. L'Assistance maternelle fournit l'ensemble de ces provisions à trois ou quatre reprises à chaque femme enceinte secourue, en plus d'une chopine de lait par jour pendant douze jours[81]. Mis à part les patates, on ne donne pas de légumes ni de fruits. Puisque les vitamines demeurent inconnues, les experts et les philanthropes jugent que ces aliments, quoique sains, ne sont pas indispensables. L'absence d'œufs, de pois et de fèves s'explique moins aisément, surtout compte tenu du bas prix des deux derniers items. Peut-être croit-on préférable de donner des protéines animales, plus chères, mais estimées supérieures aux protéines végétales, et de laisser la bénéficiaire du don compléter sa diète pour les items plus abordables.

L'échelle établie et montrée par le DDM à l'exposition pour le bien-être des enfants privilégie l'économie et cherche à réformer le comportement des familles les moins nanties grâce à l'éducation à l'économie domestique. Par contre, la liste des dons de l'Assistance maternelle prouve qu'il ne s'agit pas de la seule manière de concevoir l'aide alimentaire et la nutrition. La viande, les pommes de terre, le pain, le beurre et le sucre constituent à la fois des aliments rassasiants et des ingrédients de base communs. Dans le cas du thé, un breuvage sans autre valeur que celle du sucre qu'on y ajoute, il s'agit peut-être simplement d'offrir le réconfort d'une boisson chaude. Les dons alimentaires de la SSVP et de l'Assistance maternelle, sans être extrêmement éloignés de la hiérarchie dressée par le DDM, montrent qu'entre la théorie et l'application de la nutrition, il y a une certaine distance. Cette distance s'explique, selon nous, par les pratiques effectives de la population et le réalisme des bénévoles et des donateurs.

Les motivations des individus pour en apprendre plus sur l'alimentation et la cuisine peuvent aussi différer des raisons évoquées par les experts. Lors des débuts de l'EMP, Antoinette Gérin-Lajoie a remarqué que la cuisine attire davantage de public que la science. Malgré des arguments rationnels portant sur l'économie et la santé, il semble que la satisfaction physiologique, sensuelle et sociale de la faim, de l'appétit et du goût ait motivé plusieurs femmes à suivre des cours de cuisine, sans qu'elles s'intéressent autant à la nutrition.

Malgré ces limites, la nutrition apparaît dans le cursus scolaire féminin au début du XXe siècle. Les enseignantes laïques et religieuses l'utilisent surtout dans leurs cours de cuisine pour soutenir des objectifs maternalistes, nationalistes et moraux, comme le mouvement de réforme et d'hygiène auquel elles participent. La nutrition sert également d'outil d'éducation populaire dans les premières campagnes de prévention en matière de santé publique, soit les luttes menées contre la tuberculose et la mortalité infantile, où l'on tente aussi de conscientiser une partie de la population sur l'importance de la nutrition pour tous, y compris les adultes dans la fleur de l'âge. La participation du Canada à la Première Guerre mondiale contribue à accroître les utilisations sociales et politiques de ce nouveau discours sur la santé et précise ses implications concernant la féminité, la famille, le corps, la nation et l'économie.

4

Des corps productifs dans un pays en guerre, 1914–1918

La Première Guerre mondiale constitue une époque privilégiée pour comprendre comment les experts vulgarisent et diffusent les savoirs nutritionnels pour encourager la population à les appliquer dans la vie quotidienne. Le conflit armé amorce un tournant dans l'utilisation de cette science par plusieurs pays, dont les États-Unis et la Grande-Bretagne qui y trouvent un outil de rationalisation et de gestion de ressources alimentaires cruciales. L'interventionnisme du gouvernement dans le contrôle des vivres et l'intense propagande menée pour convaincre les civils de participer à l'effort de guerre multiplient les discours sur la diète. La guerre accélère la rationalisation de l'alimentation en plus de marquer le début de la modernité et de la rationalité diététique au Canada et au Québec. Les savoirs scientifiques sur la nourriture, comme la teneur en calories et en protéines, servent à calculer les rations, les importations, les exportations et les quantités de denrées à produire. Ces mêmes connaissances appuient le principe de substitution, souvent employé dans les conseils destinés aux ménagères. Leur diffusion par l'État encourage la population à concevoir leur diète comme une addition de nutriments dont la somme forme le carburant de la machine humaine.

À l'époque, au Canada, la nutrition appuie une propagande fondée sur la morale chrétienne et le patriotisme. Dans les débats sur l'inflation, les principes de la nutrition servent à juger des pratiques d'achat, de conservation et de préparation des aliments selon des critères nutritionnels et économiques définis comme rationnels et supérieurs à des habitudes culturelles, des traditions et des préférences populaires. Confronté aux demandes de la population de contrôler les prix durant la guerre, le gouvernement canadien défend une position minimalement interventionniste en promouvant l'image de la ménagère rationnelle et du consommateur raisonnable qui ne troublent pas l'ordre social et économique. D'autre part, l'usage de la nutrition par le gouvernement fédéral ne contredit pas les nationalistes canadiens-français, qui s'en servent pour défendre un idéal ruraliste conservateur et pour inciter la population à changer son mode de vie afin de se comparer avantageusement aux autres nations sur les plans économique et militaire. L'alimentation sert des objectifs semblables pour l'État canadien et pour le gouvernement du Québec : elle doit soutenir une productivité nécessaire à la victoire militaire et à la vigueur nationale.

Dans les pages suivantes, nous dresserons un bref bilan des principaux développements survenus dans le domaine de la nutrition au début du XXe siècle. Nous analyserons ensuite le contenu des images et des textes diffusés par la Commission canadienne des vivres, organe fédéral de contrôle alimentaire, afin de connaître le rôle tenu par la nutrition dans la propagande canadienne. Nous décrirons également le rôle de ces savoirs dans les débats concernant l'inflation. Enfin, nous nous pencherons sur certains discours produits et véhiculés par les experts canadiens-français au cours du conflit.

Développements dans la science de la nutrition

Le début du XXe siècle est une période fertile en découvertes, et la Première Guerre mondiale ne ralentit pas le mouvement. Au contraire, les préoccupations d'approvisionnement alimentaire, d'inflation et de santé publique stimulent les études et les applications concrètes des nouvelles connaissances. Le conflit déclenche son lot de famines, de privations, de demandes physiques excessives et de distributions massives d'aliments et de repas. Tout cela provoque des recherches et des réflexions sur les capacités physiques et les besoins énergétiques du corps humain[1]. Les pays concernés doivent aussi gérer les denrées produites et importées en plus de décider des quantités destinées aux militaires et aux civils. Les décisions concernant les vivres sont souvent fondées sur le calcul des besoins nutritionnels et sur des principes de base qui, sans être tous très largement diffusés, sont connus de la plupart des experts en santé.

Dans les années 1900 et 1910, plusieurs scientifiques effectuent des découvertes similaires et quasi simultanées sur les vitamines, alors nommées *accessory food factors*. Le biochimiste de Cambridge

Frederick Gowland Hopkins se penche sur ces nutriments dès 1906, tandis qu'à Yale, en 1908, Elmer McCollum les étudie dans l'alimentation des rats. Ces deux chercheurs ont confirmé l'existence d'éléments nutritifs essentiels avant que le biochimiste polonais Casimir Funk n'isole la vitamine B en 1912, instaurant l'usage du terme « vitamine »[2]. La guerre permet aussi d'observer des maladies comme le scorbut, le béribéri et le rachitisme, les deux premières apparaissant parfois dans les contingents militaires et la dernière affectant les enfants des populations civiles victimes de disettes[3]. Très tôt après l'identification des premières vitamines par les scientifiques, des chercheurs prouvent leur nécessité pour la santé. L'intuition qu'il existe d'autres éléments à considérer que les calories, les protéines, les glucides et les lipides devient une certitude.

La découverte des vitamines transforme l'opinion des experts sur ce que doit être une diète convenable: elle marque le début de la « newer nutrition[4] ». Les principes thermodynamiques tiennent toujours une place essentielle dans l'évaluation des régimes alimentaires, mais ils sont de plus en plus relativisés en fonction de la biochimie des aliments et du métabolisme humain ou selon la teneur en vitamines des denrées et leur rôle dans l'organisme. Par exemple, les fruits, peu caloriques et riches en vitamines, sont beaucoup plus valorisés qu'avant. L'étude des vitamines modifie également la perception du lien entre diète et maladie. L'idée que la santé peut se détériorer par la privation de certaines substances progresse chez les experts et dans la population. La transition entre les deux modèles s'effectue surtout dans l'entre-deux-guerres, avec la multiplication des découvertes sur les sources et les bienfaits des vitamines, mais elle s'amorce durant la guerre parmi les scientifiques. Elle se développe à la faveur d'expériences et de recherches sur l'alimentation des soldats et les carences chez les populations civiles soumises au blocus[5].

L'universalisation de la calorie et son usage par les gouvernements constituent d'autres changements. Bien qu'elle n'ait pas été inventée durant la guerre, les exigences stratégiques du conflit ont mené à son utilisation pour établir les besoins ainsi que les ressources nationales et alliées. Par exemple, les politiques américaines mises en place en 1917 par le contrôleur des vivres (et futur président) Herbert C. Hoover sont fondées sur le calcul calorique de la diète de base et de la valeur des aliments. La calorie contribue aussi aux campagnes de propagande sur l'économie des denrées exportées. Elle sert à calculer les rations, à identifier les meilleurs substituts et à mesurer le patriotisme en quantifiant l'autocontrôle des individus. Un guide américain affirme ainsi à ses lecteurs qu'ils devraient remplacer des vocables comme « une tranche de pain » et « une part de tarte » par « 100 calories de pain, 350 calories de tarte[6] ». Les autorités décrivent plus précisément ce qu'est une portion suffisante ou une diète trop généreuse. Elles rationalisent les sensations de faim, d'appétit et de satiété, tandis que les écarts et les excès sont qualifiés de comportements déraisonnables, irrationnels et antipatriotiques.

Ces nouvelles connaissances supportent plusieurs aspects des conseils prodigués à la population civile durant la guerre. Elles servent notamment à diminuer l'importance relative des sacrifices demandés. Le principe de substitution est abondamment utilisé dans les campagnes américaines pour l'économie. En enseignant aux gens que les nutriments sont interchangeables, les autorités espèrent les convaincre de trouver leurs protéines dans les fèves, les pois ou le poisson plutôt que dans la viande, leurs hydrates de carbone dans d'autres céréales que le blé, et leurs matières grasses dans les huiles végétales[7]. La propagande de guerre montre que le Canada a suivi le même courant.

Ces développements scientifiques et leur usage pendant la guerre accélèrent la rationalisation et la modernisation de l'alimentation. Bien que perceptible depuis la fin du XIXe siècle chez les spécialistes, cette vision d'un régime impérativement raisonnable est alors promue auprès de toute la population. Les campagnes pour l'accroissement de la production agricole, l'économie et la substitution contribuent à ce processus, tout comme les propos des experts, les publicités et les différentes représentations des aliments et des corps diffusées par ces acteurs.

Le contrôleur des vivres, champion du patriotisme et de la moralité

Le Canada entre en guerre en août 1914, mais ce n'est qu'en juin 1917, soit à l'époque où la conscription est imposée, que le premier ministre canadien Robert Borden nomme le premier contrôleur des vivres, William J. Hanna. L'absence de mesures canadiennes entre 1914 et 1917 s'explique par le fait que la Grande-Bretagne n'a pas réglementé son approvisionnement alimentaire avant décembre 1916[8]. La métropole change ses stratégies d'approvisionnement alimentaire lorsque l'Allemagne commence une outrancière guerre sous-marine en 1917[9]. Sans imposer le rationnement, le gouvernement canadien veut répondre aux besoins des Britanniques et convaincre la population de modifier ses habitudes pour exporter plus de bœuf, de bacon et de farine de blé. La Commission canadienne des vivres, créée pour stimuler la production agricole et limiter la consommation, publie le *Bulletin canadien des vivres (Canadian Food Bulletin)*[10], des affiches, des brochures de conseils et de recettes.

L'intervention gouvernementale fédérale multiplie les règlements et les contrôles concernant les denrées exportées chez les Alliés. Cet interventionnisme se justifie par l'importance stratégique de l'approvisionnement alimentaire dans le conflit. Depuis la fin du XIXe siècle, le Canada est le grenier à grains de l'Empire britannique et fournit aussi à la métropole de grandes quantités de fromage, de bacon et de jambon[11]. Une bonne partie des efforts du contrôleur se concentrent sur l'augmentation de la production agricole par des programmes d'achat de tracteurs et d'embauche de jeunes ouvriers agricoles. Les responsabilités du contrôleur des vivres canadien est de recenser les sources de nourriture, de déterminer les besoins des militaires et des civils ainsi que de faciliter l'exportation de denrées en Grande-Bretagne et chez ses alliés. Il pouvait réguler les prix, la distribution, la vente, la livraison, la manufacture et la préparation des aliments pour prévenir le gaspillage et encadrer la consommation. Parmi les mesures appliquées, il y a les jours sans viande, la restriction de l'usage de certains produits pour des périodes plus ou moins longues, les lois antistockage, l'émission de permis pour les commerces et l'imposition de limites aux profits. À la fin de 1918, toutes les étapes de la production alimentaire sont soumises à des règlements et des restrictions tandis que les citoyens sont encouragés à changer leur consommation sous l'effet de publicités soulignant le patriotisme et la vertu de ceux obéissant aux règles et recommandations[12]. Les messages concernant l'alimentation sont sujets aux mêmes règles de propagande et de censure que tous les aspects de la participation militaire canadienne. Les arguments et valeurs qu'on y retrouve sont donc soigneusement contrôlés, comme l'ensemble des discours concernant le conflit[13].

Le *Bulletin canadien des vivres*, ou *Canadian Food Bulletin*, produit par le Département de l'éducation de la Commission des vivres, nous informe sur les décisions, réglementations et publicités du contrôleur des vivres. Tiré à 45 000 copies stratégiquement distribuées[14], il possède sans doute une certaine force d'impact. Du lot, 30 000 copies étaient envoyées à des ministres du culte, des politiciens, des éducateurs, des médecins, des chefs syndicaux et des représentants des milieux financiers et judiciaires. Des groupes féminins, des clubs et des associations professionnelles le reçoivent également, de même que les 6000 principales compagnies canadiennes et pratiquement tous les journaux et périodiques du pays. En plus d'informer les citoyens des activités et des règlements sur le contrôle alimentaire canadien, le *Bulletin canadien des vivres* rapporte en des termes dramatiques des informations sur des pénuries et des famines à travers le monde. Par comparaison, les privations demandées aux Canadiens semblent modestes, et leurs plaintes sur l'inflation, mesquines[15].

Aux publications, affiches, publicités et articles s'ajoutent des mesures pour encourager la consommation locale de certaines denrées, comme le poisson, les œufs et les légumes frais, afin de rendre une plus grande quantité d'autres aliments, comme la viande et la farine, disponibles pour l'exportation. Le marché canadien du poisson est stimulé par des dispositions favorisant son transport par train et sa vente dans des présentoirs réfrigérés[16]. Le gouvernement distribue aux enfants des œufs et des semences pour les initier à l'autoproduction[17]. L'élevage de cochons dans des fermes communes proches de Montréal est décrit comme une solution avantageuse, augmentant la productivité alimentaire parce que ces animaux mangent les restes de table[18]. Lorsque les fruits et légumes locaux sont abondants, la Commission interdit temporairement les conserves commerciales pour encourager la consommation des produits frais[19].

L'arsenal utilisé par le Canada dans sa croisade contre le gaspillage véhicule de multiples arguments pour convaincre les citoyens et les citoyennes de participer à l'effort de guerre. Si le raisonnement se fonde surtout sur des valeurs patriotiques et morales, la nutrition ajoute des justifications scientifiques et rationnelles à plusieurs exposés sur la nécessité de produire plus, manger moins et consommer des substituts.

Les calories et les protéines apparaissent donc souvent dans la propagande légitimant les politiques du gouvernement canadien. Les aliments valorisés sont souvent définis comme concentrés, générateurs de force et d'énergie, réparateurs ou constructeurs, des mots exprimant autrement l'énergie de la calorie et la reconstitution des tissus fournie par les protéines. Puisque les capacités d'expédition outremer sont limitées, les Alliés ne veulent acheminer que « les vivres possédant le plus de qualités nutritives sous un volume réduit[20] », comme l'explique Herbert C. Hoover, le contrôleur des vivres américain, dans un énoncé politique reproduit dans le *Bulletin canadien des vivres*. Ainsi, les autorités nationales justifient le choix des aliments contrôlés et exportés – le blé, la viande, les produits laitiers et le sucre – par leur valeur nutritive.

La vigoureuse campagne débutée en 1917 pour la substitution du poisson à la viande utilise ces notions[21]. Pour convaincre la population d'en manger plus, le contrôleur des vivres vante les mérites du poisson. Sur un petit feuillet datant de 1918, intitulé *Fish Alive-O! The Diet of Health, Canada's New Wealth*, la teneur en protéines du poisson est comparée à celle du bœuf, du veau, du mouton et du porc, et on affirme que le poisson en contiendrait plus que n'importe laquelle de ces viandes[22]. On ajoute qu'une diète riche en poisson est plus saine qu'une alimentation comprenant beaucoup de viande, surtout pour le cerveau. Le gouvernement suggère qu'il favorise la longévité et le développement des capacités cérébrales[23]. Il incite toutes les ménagères à servir davantage de poisson, dont la fraîcheur et la qualité sont assurées par les méthodes modernes de transport réfrigéré et par des poissonneries parfaitement propres et hygiéniques. Le contrôleur des vivres mentionne aussi que cet aliment est économique et limite les effets négatifs de l'inflation.

La brochure *Mangeons du poisson et laissons le bœuf et le bacon pour les soldats au front: préparation, cuisson et service* avance les mêmes arguments. Le contrôleur des vivres y affirme que le poisson, et surtout les poissons dits huileux, procure des protéines pour moins cher que la viande, les œufs et le lait[24]. Cette brochure informe plus que le feuillet *Fish-Alive-O!*, distinguant les poissons huileux et non huileux et donnant des conseils d'achat, de conservation et de préparation. Elle propose les meilleurs modes de cuisson pour de multiples espèces, comme la morue, l'aiglefin, le flétan, l'éperlan, le hareng, l'espadon, la merluche, le merlan, la raie, le saumon et le maquereau, en plus de parler (très brièvement) des mollusques et des poissons d'eau douce. Même la barbotte est incluse, malgré son apparence peu attrayante[25]. Chaque poisson est illustré (mais pas les mollusques), leur provenance ainsi que leur saison de pêche sont souvent mentionnées, et les mérites de certaines espèces en termes nutritionnels et économiques sont soulignés, comme dans le cas de la morue[26]. Ce livre de recettes constitue une occasion supplémentaire de faire connaître les objectifs du contrôle des vivres, les moyens à prendre et les vertus patriotiques de l'économie de blé, de bœuf et de bacon. La conclusion du document reproduit un message de William J. Hanna, affirmant que « ceux qui gaspillent la nourriture sont des traîtres à leur pays[27] ».

Les calories apparaissent aussi dans la promotion de coupes de viande moins populaires. Dans un livre intitulé par euphémisme *Viandes de Fantaisie dans des Mets Nouveaux* [sic], la Commission canadienne des vivres compare les calories par livre pour différents produits de boucherie[28] et donne une multitude de recettes de cervelles, pieds, têtes, foies, fressures, tripes, ris, queues, oreilles, cœurs, bajoues, rognons, groins, babines et langues. La manière rationnelle et productiviste de considérer l'alimentation s'exprime par la volonté de prouver que même les coupes et les parties économiques offrent un bon rendement énergétique et peuvent se substituer aux morceaux de choix.

La substitution de farines de maïs, d'avoine et de gruau à la farine de blé ainsi que la consommation de légumes pour remplacer les denrées que le Canada veut exporter trouve aussi une justification occasionnelle dans l'usage des termes « nutritif » et « nourrissant ». En donnant des recettes pour le pain et les légumes[29], la Commission canadienne des vivres mentionne cette qualité. Cependant, elle n'utilise pas plus de connaissances nutritionnelles sur les céréales et les légumes. Elle ne parle pas de leur valeur calorique, de leur teneur en nutriments, des fibres végétales ou des « principes nutritifs », pourtant connus. Les arguments à leur sujet invoquent rarement leur saveur et leurs qualités gastronomiques potentielles. Si les publicités répètent que la morue peut constituer de délicieux repas lorsque bien apprêtée, c'est peut-être parce que peu de gens en sont convaincus en dehors des régions côtières, tandis que le potentiel culinaire des pommes de terre et des carottes est plus généralement apprécié par la population. En outre, les scientifiques viennent à peine de découvrir les premières vitamines. Au moment où le gouvernement canadien publie ces brochures sur le pain et les légumes, leur valeur nutritive demeure sous-estimée. Ces aliments ne représentent pas des ressources énergétiques aussi importantes que le sucre et la viande, et leur économie semble peut-être moins cruciale aux yeux du contrôleur des vivres.

Selon le message lancé par le gouvernement canadien, les bons patriotes ne gaspillent pas, économisent, substituent le poisson au bœuf et consomment des aliments locaux périssables pour réserver les produits exportables aux Alliés et aux soldats. « Vous ne vous en porterez pas plus mal[30] », affirme le contrôleur des vivres. Cette phrase résume bien les limites de la nutrition durant la Première Guerre mondiale. Les experts de l'État savent ce qui ne nuira pas et décrivent des équivalences en matière d'apport énergétique et protéinique. Cependant, ils affirment très rarement que les substitutions proposées amélioreront la santé de la population. Un des rares exemples relevés concerne l'association entre consommation fréquente de poisson et longévité. Le contrôleur des vivres exige donc que les civils mangent moins et substituent des aliments pour d'autres, mais il ne dispose pas d'abondants arguments scientifiques pour affirmer que non seulement ce changement ne sera pas nuisible, mais qu'il pourrait même profiter à plusieurs. Il doit compter sur le patriotisme et la morale pour faire respecter les restrictions volontaires par les individus. C'est une « obligation morale de la part de chaque citoyen de ce pays[31] ». L'appel aux valeurs patriotiques et religieuses, sur lesquelles le Canada fonde toute sa propagande de guerre, rend probablement les explications scientifiques moins pertinentes. La Commission des vivres ne parle pas explicitement de la productivité du corps de chaque personne, mais bien d'une productivité nationale nécessaire à la victoire. Il ne s'agit pas tant d'un appel à la raison basé sur les bénéfices qu'un individu pourrait tirer de modifications à son alimentation que d'un discours fondé sur des valeurs et des sentiments patriotiques, chrétiens et humanitaires. Manger pour la victoire constitue un avantage pour la collectivité nationale ; l'État ne fait que promettre aux individus que cela ne leur nuira pas.

Si la science de la nutrition connaît un essor certain dans les années 1910, elle ne possède pas encore un grand poids pour influencer les politiques nationales. Cette connaissance est toujours perçue comme un outil de réforme sociale fait pour éduquer les plus pauvres. Elle sert alors principalement à soigner des maladies, à prévenir la surmortalité de groupes plus vulnérables et à soutenir des convalescents dans leur guérison. Elle est peut-être estimée moins pertinente pour les mieux nantis et les adultes en santé. Si tous ne se sentent pas concernés par les considérations de santé évoquées par les nutritionnistes et les médecins, peu souhaitent être identifiés comme des traîtres durant la guerre. Dans un contexte où le gouvernement demande à toutes les classes de la population de participer à l'effort de guerre, les arguments moraux avaient sans doute plus de résonnance que ceux issus d'une science utilisée d'abord pour aider les pauvres et les malades à mieux manger pour être en santé.

Le contrôleur des vivres reçoit le soutien de certains groupes bénévoles féminins, convaincus de la valeur morale de la modération à table en temps de guerre, qui participent aussi à la croisade d'information et de propagande. À Montréal, à Québec et dans d'autres villes canadiennes, plusieurs campagnes sont menées par des organisations féminines, dont le Food Services Pledge, un programme de distribution de cartes d'engagement à l'économie des vivres rappelant les campagnes de tempérance. En septembre 1917, le Local Council of Women de Montréal fonde un Comité féminin pour l'économie de nourriture[32]. Il rejoint des femmes œuvrant dans des groupes bénévoles partout dans la ville, dont ceux affiliés à la Fédération nationale Saint-Jean-Baptiste. Les bénévoles reçoivent l'aide de la Montreal Housewives' League et des professeures d'économie domestique du Collège Macdonald. Les membres de ce comité font du porte-à-porte, visitent des écoles, distribuent de la littérature, font des démonstrations et des conférences. Elles affirment avoir trouvé environ 3000 femmes prêtes à coopérer avec elles en l'espace de quelques mois. En janvier 1918, 500 Montréalaises participent à l'opération[33]; un autre groupe s'active à Québec[34].

Pourquoi les femmes se sont-elles engagées dans la propagande de guerre sur l'économie des aliments ? Pour les Américaines, cet acte patriotique s'inscrit dans leur lutte pour l'obtention du droit de vote. En participant intensément à la campagne de Hoover, elles ont prouvé leur valeur en tant que citoyennes[35]. Sans conclure à une parfaite similitude entre les mouvements féministes américains et canadiens, ce type d'action s'inscrit avec cohérence dans les revendications pour le suffrage féminin des membres de la FNSJB et dans son type de féminisme. Cette participation à l'effort de guerre concorde aussi avec l'idéologie dominante des groupes féministes réformistes anglophones du tournant des XIXe et XXe siècles. Les bourgeoises éduquées dirigeant les mouvements de réforme sociale placent la famille au centre de la société. Elles ne remettent pas fondamentalement en cause les rôles masculins et féminins traditionnels, mais elles s'appuient sur la valorisation morale de la maternité et de la domesticité pour réclamer des droits politiques. Ainsi, plusieurs de leurs causes de prédilection demeurent liées à la maternité : bien-être de l'enfant, tempérance, santé, éducation domestique des filles et inspection des aliments pour en assurer la pureté. La campagne pour l'économie des vivres représente justement le type d'action montrant l'importance des fonctions attribuées naturellement aux femmes dans la société et constitue un bon exemple d'interpénétration des sphères privée et publique. Participer à l'effort de guerre permet donc aux femmes d'intervenir dans l'espace politique, les médias et le conflit, comme des citoyennes à part entière méritant le droit de voter. Cette participation convient au gouvernement, qui l'utilise également dans sa propagande. Le contrôleur des vivres associe parfois les efforts des femmes sur le front domestique avec ceux des soldats confrontés aux lignes ennemies ; la Figure 2 en constitue un exemple. De tels exemples de patriotisme féminin permettent au gouvernement fédéral de défendre le vote des femmes auprès de ses adversaires.

D'autre part, l'objectif humanitaire de secourir les Alliés européens souffrant de la faim rejoint les activités philanthropiques de nombreuses organisations laïques et religieuses œuvrant déjà pour nourrir les plus démunis d'ici. Les valeurs chrétiennes de modération, la perception négative des plaisirs sensuels et l'expérience des campagnes pour la tempérance et la prohibition de l'alcool ont préparé les esprits à accepter des privations et des sacrifices alimentaires. La gourmandise étant déjà un péché pour les chrétiens, elle devient simplement plus condamnable en raison de la guerre. D'ailleurs, les prêtres protestants et catholiques sont sollicités pour sermonner leurs paroissiens sur la conservation alimentaire pendant le carême. Monseigneur Bruchési rappelle à cette occasion qu'une telle économie est une nécessité, mais aussi un élément essentiel d'une pénitence chrétienne. Les chefs religieux font donc la promotion d'une frugalité toute chrétienne en même temps que des groupes bénévoles féminins invitent des milliers d'adultes et d'enfants à signer un serment de tempérance à table[36]. Patriotisme, christianisme et féminisme d'inspiration maternaliste sont donc intimement liés dans la campagne canadienne pour l'économie des vivres, et de telles valeurs sont rarement contestées, du moins, en public.

L'État canadien et l'Empire britannique cherchent aussi à faire prendre conscience aux Canadiens de la gravité de la situation en Grande-Bretagne ; certains invoquent la générosité et l'esprit de sacrifice pour les inciter à respecter les politiques de frugalité alimentaire sans rouspéter[37]. Dans un discours prononcé en octobre 1917, Lord Northcliffe, chef de mission de guerre de la Grande-Bretagne au Canada et aux États-Unis, dit ne pas connaître de pire égoïsme que de se remplir l'estomac pendant que les soldats doivent endurer des privations depuis maintenant trois ans[38]. La figure du soldat, homme

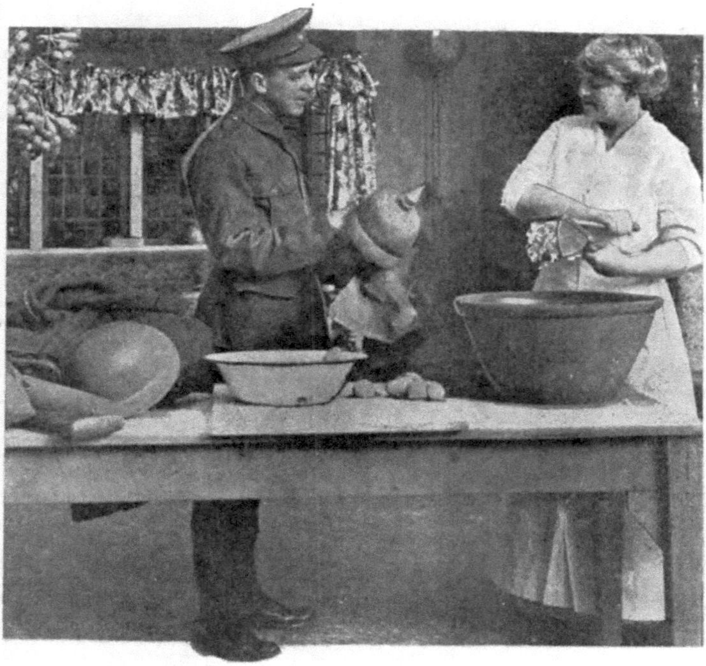

Both the man and the woman in the above picture are helping in the fight against Germany. The soldier is on leave from the front with German trophies, while the woman is doing her part in the food fight by saving flour. The photograph, which was secured through the British Ministry of Food, shows how she is putting potatoes through a "ricer" and adding them to the dough for home cooking. In view of the considerable stocks of potatoes in nearly all parts of Canada, the housewives of this country can serve in the same way by substituting potatoes in part for flour.

POTATOES IN BREAD-MAKING.

Dr. Campbell, of the British Ministry of Food, speaking of the result of experiments, says the addition of potatoes to flour improves the bread in every way. It gives it a better bloom, texture, and flavour, and the bread keeps well. On account of the shortage of wheat flour, it is the patriotic duty of everyone baking bread at home to use a certain quantity of potatoes.

The price of the best cuts of horse meat in Paris is at present from 18 to 50 cents per pound, having doubled since the war.

POTATOES INSTEAD OF BREAD.

In London, England, a company operating a chain of hotels has established a practice of serving baked potatoes at the tables to guests free of charge with dishes of which they form a suitable accompaniment, provided no bread is eaten. In the past, bread has always been a free item in English restaurants.

The Quebec Housewives League has been urging upon the retail merchants of the city of Quebec the adoption of the cash-and-carry system.

2 Les pommes de terre, armes de choix sur le front domestique

courageux prêt à sacrifier sa vie pour sa patrie, renforce cet appel; même les enfants sont invités à le soutenir[39]. À ces arguments patriotiques et moraux s'ajoute la peur de la famine et de la défaite chez les Alliés. Le *Bulletin canadien des vivres* publie des calculs multipliant des petits gaspillages quotidiens jusqu'à l'obtention de la ration de milliers de soldats canadiens[40]. D'autres, comme Sir Edmund Walker, président de la Banque de Commerce du Canada, affirme que la famine menace les civils outre-Atlantique[41], ce qui revient à évoquer, à mots à peine couverts, que la défaite pourrait survenir. La crainte de l'ennemi, de sa féroce guerre sous-marine et de la famine apparaît aussi dans l'iconographie. Par exemple, la Figure 3 amplifie le gaspillage quotidien d'une tranche de pain, qui devient alors l'équivalent d'un convoi de 17 navires coulés par 3 sous-marins allemands.

Au moment où le contrôle de la nourriture est instauré en Grande-Bretagne et chez ses alliés, le conflit s'enlise dans une guerre de tranchées dévastatrice dont l'issue demeure incertaine. La peur de la défaite transparaît dans les discours et incite à accroître l'effort. Au début de 1918, le contrôleur des vivres décrit le gaspillage comme un acte criminel, car les stocks de farine suffiront à peine pour se rendre jusqu'à la moisson suivante[42]. Si les Canadiens n'économisent pas assez, la situation pourrait devenir terrifiante et les sacrifices futurs, encore plus sévères. En France et en Grande-Bretagne, les circonstances seraient critiques: la France rationne le pain tandis que les Britanniques doivent faire de longues files, souvent en vain, pour obtenir de la viande, de la margarine, du beurre et du thé. Le choix d'exposer ces faits à la population canadienne vise à la convaincre de la nécessité de ses sacrifices, d'ailleurs mineurs comparés à ceux des Français, des Britanniques et des Belges. Peu de gens veulent être identifiés comme des traîtres; encore moins souhaitent la victoire de la Triplice.

Parmi les aspects remarquables de la propagande de guerre concernant l'alimentation, soulignons la valorisation des corps minces. Cela apparaît dans les proportions physiques des personnages montrés sur les affiches du gouvernement canadien et dans quelques illustrations parues dans le *Bulletin canadien des vivres*. Les citoyens canadiens respectueux des lois sont tous représentés comme des gens plutôt minces. À titre d'exemple, mentionnons la consommatrice de poisson et le bon boucher qui lui en vend (Figure 4), les deux femmes préparant des conserves (Figure 5), et le couple à la table frugale consommant des substituts pour soutenir les troupes (Figure 6).

CANADIAN EOOD BULLETIN 11

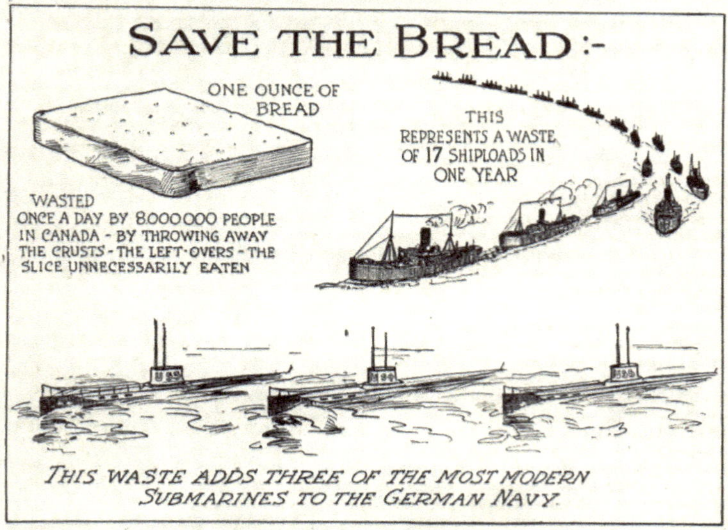
SAVE THE BREAD :-
ONE OUNCE OF BREAD
WASTED ONCE A DAY BY 8.000.000 PEOPLE IN CANADA - BY THROWING AWAY THE CRUSTS - THE LEFT-OVERS - THE SLICE UNNECESSARILY EATEN
THIS REPRESENTS A WASTE OF 17 SHIPLOADS IN ONE YEAR
THIS WASTE ADDS THREE OF THE MOST MODERN SUBMARINES TO THE GERMAN NAVY

"I am a Slice of Bread.

"I measure three inches by two-and-a-half, and my thickness is half-an-inch.

"My weight is exactly one ounce.

"I am wasted once a day by 8,000,000 people in Canada.

"I am 'the bit left over'; the slice eaten absent-mindedly when really I wasn't needed; I am the waste crust.

"If you collected me and my companions for a whole week you would find that we amounted to 1,750 tons of good bread—WASTED.

"Seventeen shiploads of good bread wasted every year by the people of Canada —more than 3 German submarines could sink—even if they had good luck.

"When you throw me away or waste me you are adding three of the most effective submarines to the German Navy."

STOP ALL WASTE.

(Adapted from a pamphlet issued by the National War Savings Committee, London, England.)

SAVING IN COST OF MILK.

A news despatch from Chatham, Ont., says:

"The establishment of milk depots in many parts of the city by the Mechanics' and Workmen's Board of Trade has resulted in the price of the commodity being reduced in the centre of the city to 8 cents a quart and in the outlying districts to nine cents. The depots have been established in grocery stores and by doing away with the cost of delivery the Board has found it possible to effect a material saving to the consumer."

FILMS ARE "BOOKED UP SOLID."

The Motion Picture Committee of the Food Controller's Office reports that food conservation films are "booked up solid" until early in March.

"The theatre managers and owners are all giving the heartiest co-operation" writes a member of the committee.

Motion picture slides with food conservation messages have been prepared and will be distributed within the next couple of weeks to all motion picture theatres in Canada.

3 Du gaspillage alimentaire au sous-marin ennemi, il n'y a qu'un pas

À l'opposé, deux des « amis du Kaiser » qui « vivent dans le luxe » sont des personnes plutôt corpulentes (Figure 7), alors que l'homme coupable d'accumuler de trop grandes quantités de farine et de sucre est rond (Figure 8). Exceptionnellement, un personnage du côté des Alliés affiche un ventre proéminent : le consommateur anglais. Son costume bourgeois tout comme sa rondeur prouvent son aisance économique, et donc sa capacité de payer des aliments exportés du Canada (Figure 9). Ces exemples soulignent le message que le gouvernement véhicule aussi dans ses textes et ses brochures sur la cuisine : l'effort de guerre canadien exige que les civils ne mangent pas plus que nécessaire.

Cette prédominance de la minceur chez les bons citoyens s'explique en partie par un effet de mode. Après tout, les publicités, les gravures et les photographies diffusées dans les journaux et les livres du tournant du XIXe et du XXe siècle idéalisent des corps sveltes, jeunes et sains. La silhouette en sablier façonnée par le corset, dont la *Gibson Girl* représente l'exemple le plus connu, se caractérise par une taille très fine. Ce modèle corporel est valorisé partout en Amérique du Nord, y compris au Québec[43]. Que les affiches de guerre canadiennes soient conformes à l'esthétisme de leur temps ne surprend pas. Mais la séparation entre bons Canadiens minces et traîtres gras a une portée idéologique et politique plus éloquente en temps de guerre, car elle révèle la conception du citoyen idéal promue par l'État. La Première Guerre mondiale contribue à la naissance de la conception contemporaine de l'obésité, définie comme un échec moral, une défaite de la raison et de la volonté individuelle[44]. Cette perception est rarement exprimée avant les années 1939–1945, mais, en associant des corps ronds au manque de patriotisme et de contrôle de soi attendu des bons citoyens, les propagandistes à l'œuvre lors du conflit de 1914–1918 utilisent la minceur pour illustrer et promouvoir l'autocontrôle, la discipline et la raison.

L'importance de la maîtrise de soi n'est ni unique ni nouvelle. Le christianisme préconise le même type de contrôle de l'esprit, ou de l'âme, sur le corps. Qu'il s'agisse de faire pénitence, de contrôler ses appétits charnels en se privant de viande les vendredis ou en respectant le carême, de faire vœu de pauvreté en entrant dans les ordres ou d'imiter les saints en se purifiant par l'ascétisme, de nombreuses pratiques religieuses exigent des fidèles la domination de leur appétit[45]. Monseigneur Bruchési appuie la campagne contre le gaspillage de nourriture parce que cela convient aux dogmes de l'Église catholique.

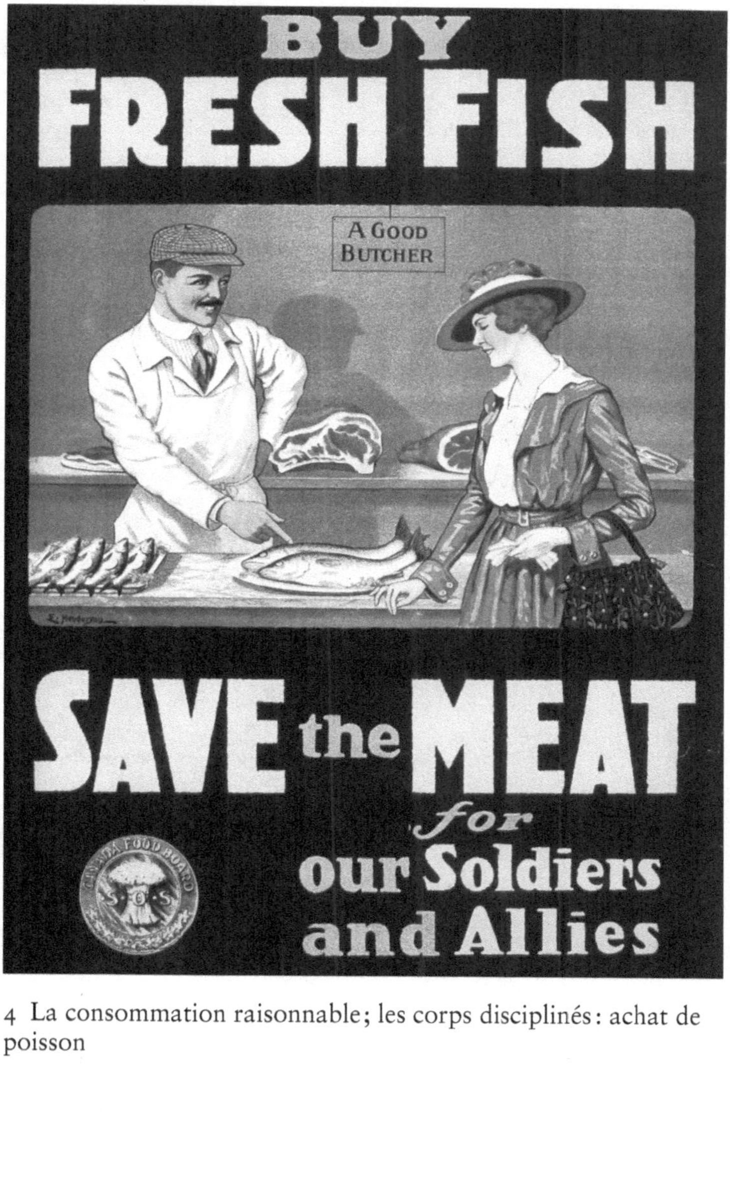
BUY
FRESH FISH
A GOOD
BUTCHER
SAVE the MEAT
for
our Soldiers
and Allies
CANADA FOOD BOARD
S·O·S

4 La consommation raisonnable; les corps disciplinés: achat de poisson

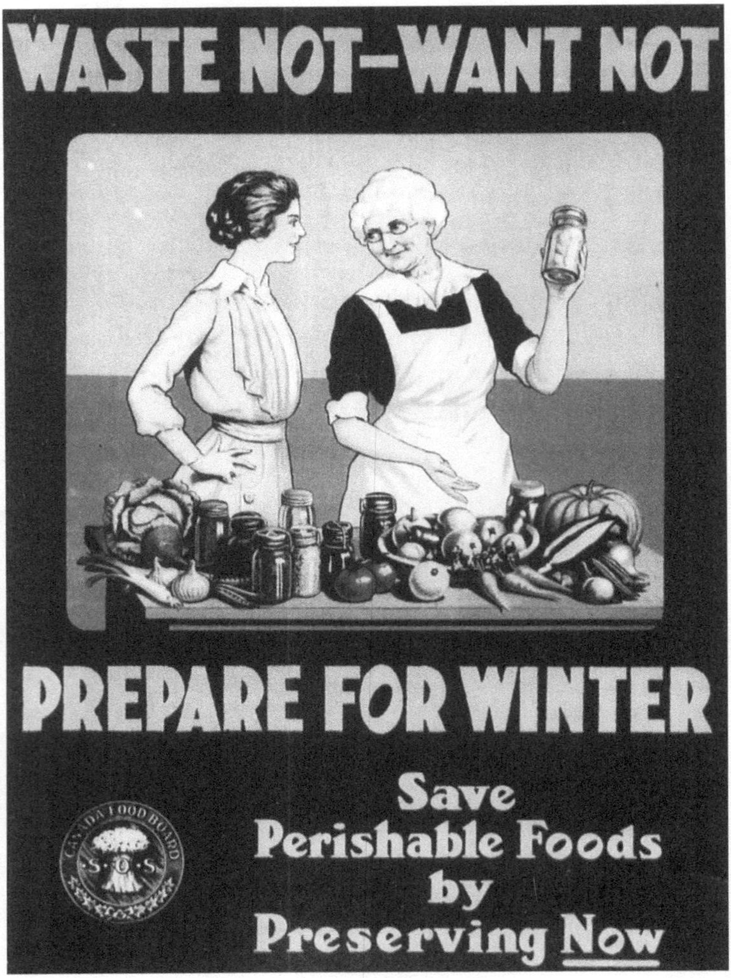
WASTE NOT–WANT NOT
PREPARE FOR WINTER
Save
Perishable Foods
by
Preserving Now
CANADA FOOD BOARD
S·O·S

5 Faire des conserves

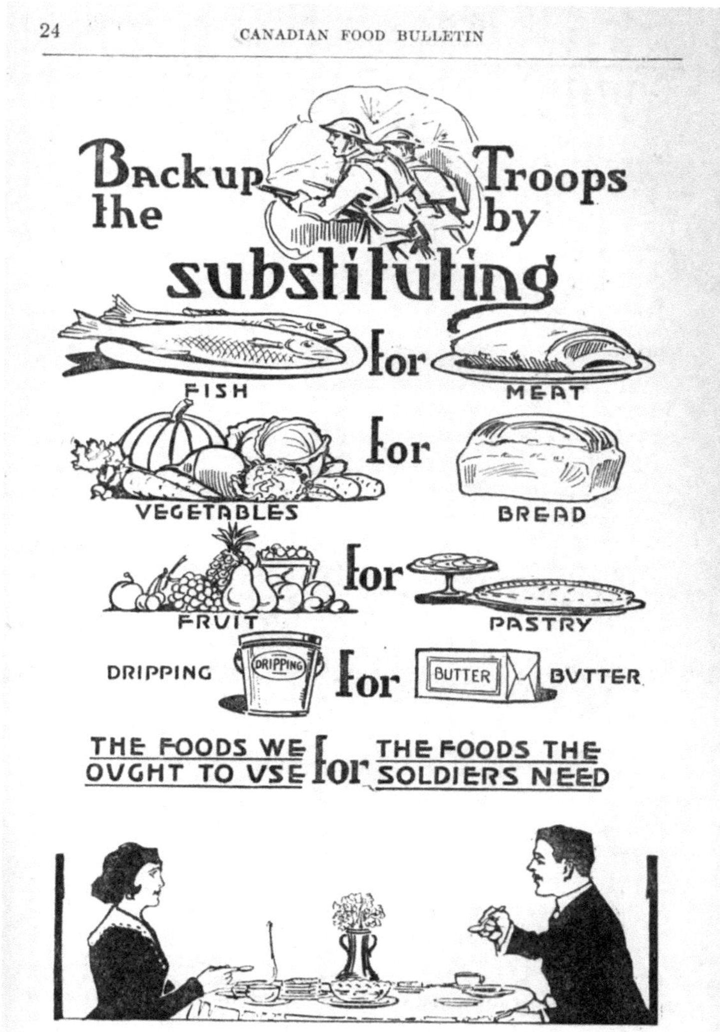

6 Manger frugalement pour soutenir les troupes

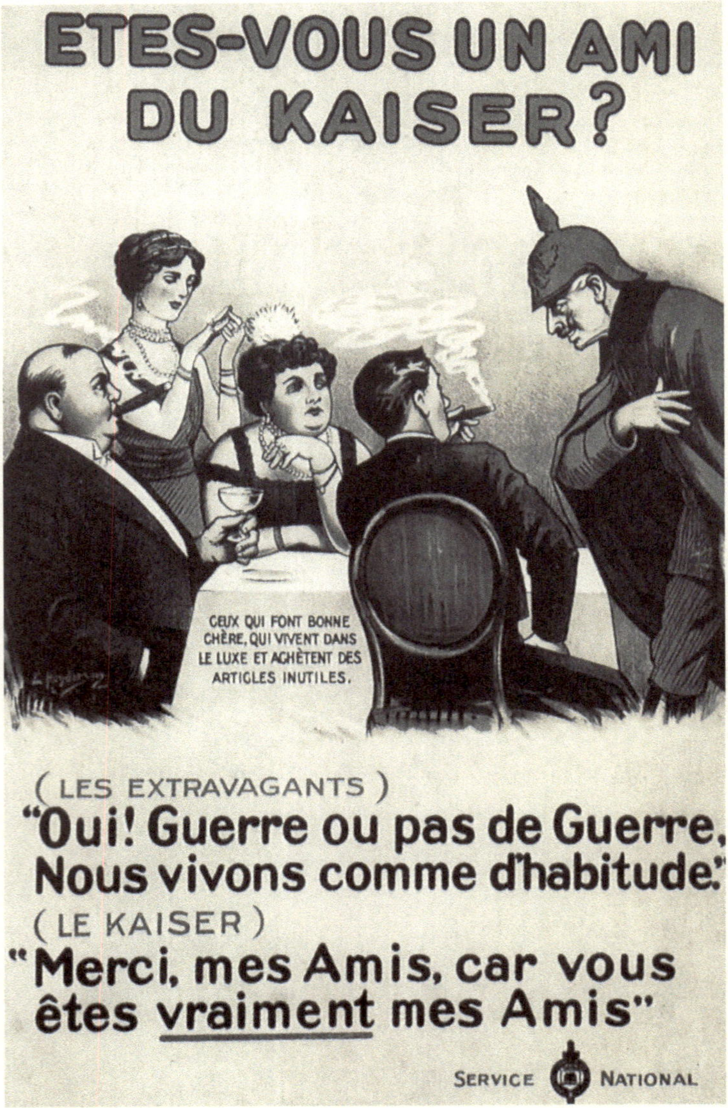
ETES-VOUS UN AMI
DU KAISER?
CEUX QUI FONT BONNE
CHÈRE, QUI VIVENT DANS
LE LUXE ET ACHÈTENT DES
ARTICLES INUTILES.
(LES EXTRAVAGANTS)
"Oui! Guerre ou pas de Guerre,
Nous vivons comme d'habitude."
(LE KAISER)
"Merci, mes Amis, car vous
êtes vraiment mes Amis"
SERVICE NATIONAL

7 Manger avec extravagance et trahir sa patrie

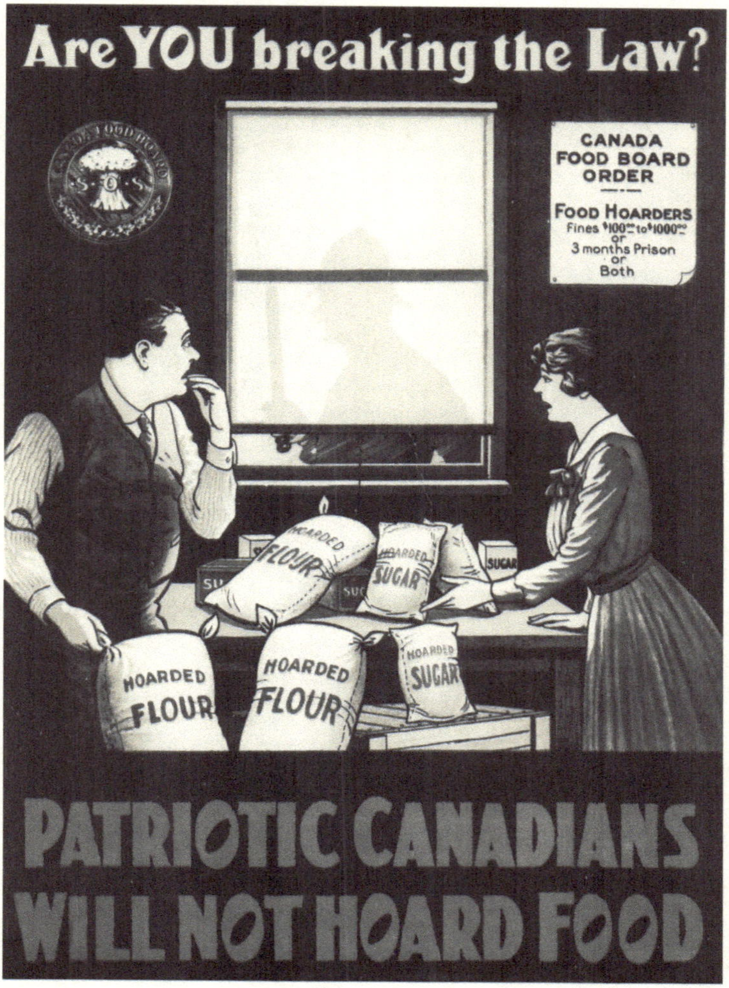
Are YOU breaking the Law?
CANADA FOOD BOARD ORDER
FOOD HOARDERS
Fines $100.00 to $1000.00
or
3 months Prison
or
Both
HOARDED FLOUR
HOARDED SUGAR
SUGAR
HOARDED FLOUR
HOARDED FLOUR
HOARDED SUGAR
PATRIOTIC CANADIANS
WILL NOT HOARD FOOD

8 Un traître au ventre rond

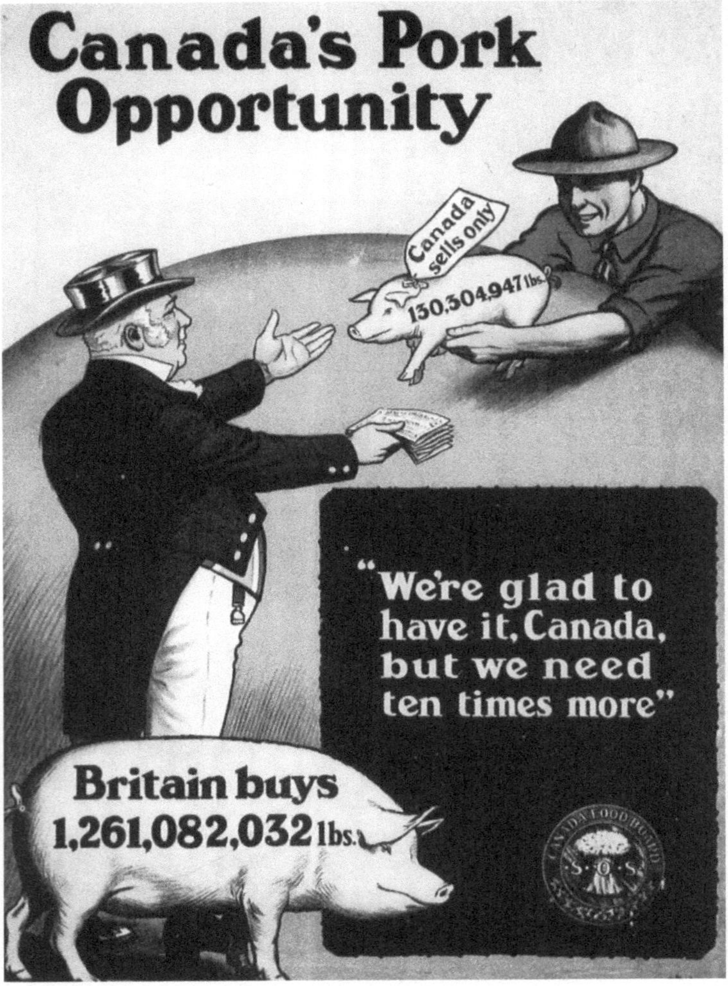
Canada's Pork Opportunity
Canada sells only
130,304,947 lbs.
"We're glad to have it, Canada, but we need ten times more"
Britain buys 1,261,082,032 lbs.
CANADA FOOD BOARD
S·O·S

9 La rondeur légitime du consommateur anglais

Sur la discipline du corps et le contrôle de l'appétit, les principes religieux précèdent les besoins de l'État et concordent bien avec eux.

Cet accord entre les conceptions religieuses, sociales, culturelles et politiques se remarque dans une brochure intitulée *Mangeons moins et mieux*, publiée pour la Commission des vivres et rédigée par Aurèle Nadeau. L'auteur, un médecin canadien-français aussi connu pour son combat contre le pain blanc[46], fustige les excès alimentaires durant la guerre et s'exclame en citant le *Nouveau Testament*: « Heureux les pauvres, puisqu'il est si difficile de ne pas donner tête baissée dans tous les excès ![47] ». Moralisateur et patriote, il blâme les Canadiens pour leur supposée goinfrerie, et lance des appels passionnés pour la modération et l'adoption d'une alimentation fondée sur la science et la morale[48]. L'être religieusement moral, le patriote ainsi que l'individu raisonnable et moderne possèdent une caractéristique commune: ils savent contrôler leur appétit, et ils prouvent ce contrôle par leur poids et leur silhouette. Ce type de discours sur l'alimentation supporte également les corps minces idéaux représentés sur les affiches de guerre. L'iconographie de propagande et les propos des experts se renforcent ici de la même manière que les sermons des prêtres appuient l'idée d'économie avec un idéal spirituel.

La brochure du docteur Nadeau utilise l'argument de la santé individuelle pour des fins patriotiques, mais la Commission des vivres l'invoque rarement pour inciter les Canadiens à réduire leur consommation alimentaire. Elle motive beaucoup plus souvent les individus à se priver en mentionnant l'imminence du risque et la menace de famine pesant sur les Alliés, de même qu'en faisant appel à des sentiments humanitaires et nationalistes. Pour la Commission des vivres, la nutrition sert à valoriser les aliments envoyés aux Alliés, mais la promesse d'une meilleure santé pour les citoyens ne semble pas encore un argument de poids. Cette science sert néanmoins dans un autre débat: celui sur l'inflation et le contrôle des prix.

Une économie de marché troublée par la guerre

Toutes ces demandes d'économie et de substitution surviennent durant une période de forte hausse du prix des aliments. Cette préoccupation apparaît au début du XXe siècle et se manifeste notamment dans *La Gazette du travail*, qui publie depuis sa création en 1900 les prix des articles estimés essentiels dans plusieurs villes canadiennes. Elle se révèle également dans la publication de deux rapports sur les prix au Canada, soit celui de Robert H. Coats, *Wholesale Prices in Canada, 1890–1909*, publié en 1910, et celui du *Board of Inquiry into Cost of Living*, paru en 1915[49]. La guerre accroît néanmoins cette inquiétude, non seulement au Canada, mais dans la plupart des pays participant au conflit[50]. Par exemple, l'Australie subit une inflation si forte que des groupes de travailleurs et de féministes manifestent dans les rues, s'attaquant parfois aux magasins. À New York, Boston et Philadelphie, des manifestations similaires se déroulent en février 1917[51].

Dès l'éclatement du conflit, les Canadiens et les Canadiennes craignent les pénuries. Les importateurs augmentent leurs prix, ce qui se répercute chez les détaillants. Des individus anxieux stockent des aliments non périssables; cette hausse soudaine de la demande provoque de l'inflation. Les accusations contradictoires fusent de la part des consommateurs, des commerçants et du gouvernement. Les premiers accusent les grandes entreprises marchandes (les raffineurs de sucre, les producteurs de farine, les transformateurs de viande, les transporteurs ferroviaires et les propriétaires d'entrepôts frigorifiques) de profiter de la guerre pour gonfler les prix et le gouvernement de ne rien faire pour contrôler l'inflation. Pour leur part, les entrepreneurs affirment que les responsables sont les ménagères effectuant des achats illogiques et irrationnels sous le coup de la peur[52]. Les petits détaillants d'alimentation, comme les épiciers et les boulangers de quartier ainsi que les associations de consommateurs jettent plutôt la pierre aux « combines » des grandes entreprises[53]. En vertu des lois économiques de l'offre et de la demande, le gouvernement conserve sa politique de laissez-faire, contribuant à la grogne des ouvriers et des associations de consommateurs. Conseils municipaux, syndicats, ligues de patriotes, clubs féminins et associations professionnelles de partout au pays demandent au gouvernement de légiférer sur les prix; c'est d'ailleurs ce à quoi s'attendent les citoyens lors de la création du poste de contrôleur des vivres en 1917. Le premier contrôleur des vivres, William J. Hanna, refuse, s'attirant de sévères critiques; son successeur, Henry B. Thomson, maintient la même position[54]. La population urbaine manifeste sa déception dans la presse quotidienne partout au Canada tandis que des groupes syndicaux réclament des mesures de contrôle et des hausses de salaire pour faire face à l'inflation[55]. Toutefois, les politiques du contrôleur des vivres sont bien reçues par les agriculteurs, qui y voient une protection de leur droit à tirer profits de leurs exploitations.

Malgré les campagnes d'éducation à l'économie et à la substitution ainsi que les demandes répétées pour un contrôle des prix, le coût de la vie aurait augmenté de 40 % entre 1915 et 1918. Certains estiment même le taux d'augmentation à 71,7 % entre 1915 et 1920, avec une moyenne de 100,9 % d'augmentation pour les aliments[56]. Ainsi, un steak de bœuf se vendant 24,9 ¢ la livre en 1914 vaut 37,2 ¢ en 1918. Le prix du bacon a presque doublé, passant de 15 ¢ à 28,6 ¢ la livre dans le même intervalle, alors que la livre de lard, payée 16,8 ¢ en 1914, se détaille à 32,4 ¢ en 1918. À la fin de la guerre, la livre de beurre coûte 55,2 ¢, la douzaine d'œufs, 59,1 ¢ et le quart de lait, 12,3 ¢, ces produits se vendant respectivement 34,6 ¢, 35,7 ¢ et 8,8 ¢ au début du conflit. Le sucre, le pain et la farine augmentent autant[57]. Bien que ces prix représentent une moyenne annuelle canadienne et que bien des variations aient existé, une telle hausse ne peut que susciter la colère chez une population ouvrière bénéficiant peu de la productivité économique apportée par la guerre.

Le gouvernement répond aux critiques en soutenant le commerce et l'industrie, au détriment des ouvriers et des ménagères. Une de ses réponses est la Commission d'enquête sur le coût de la vie, qui publie son rapport en 1915. Les membres du *Board of Inquiry into Cost of Living*, qualifiés par certains historiens de « victorian moralists[58] », attribuent l'inflation aux lois immuables et implacables de l'économie de marché. Selon eux, les prix augmentent lorsque la demande surpasse l'offre, mais ils demeurent justes, car l'autorégulation des marchés fixe les prix d'une manière naturellement raisonnable et équitable[59]. Les salaires trop élevés parce qu'ils permettent la surconsommation sont mentionnés comme une cause de l'inflation, ainsi que la diminution des heures de travail, qui fait baisser la productivité. La solution proposée repose sur les épaules des travailleurs : plus de travail et moins de dépenses. Les commissaires critiquent aussi la population pour son goût du luxe. Ils voient dans l'augmentation des attentes et du niveau de vie un signe de progrès, mais ils qualifient ce nouveau standard d'extravagance et en appellent à la raison pour limiter la demande de biens luxueux[60].

L'alimentation figure parmi les domaines où la population souffrirait de sa soi-disant inconséquence. Les commissaires estiment que les gens gaspillent la nourriture et prennent de mauvaises décisions alimentaires. La nutrition leur sert à promouvoir les choix jugés économiques et appropriés à la classe ouvrière. Le rapport affirme que le gaspillage provient de plusieurs pratiques, dont les achats privilégiant la saveur ou la tendreté au lieu de la nutrition, la préparation de quantités trop grandes de nourriture, et la mauvaise cuisine. Même si les rédacteurs du rapport admettent que les ménagères ouvrières urbaines sont souvent forcées d'acheter des aliments plus chers en raison du manque d'espace et de commodités de leurs appartements exigus, ils concluent que le problème en est un de connaissances et de choix de consommation. La solution qu'ils proposent n'implique qu'un minimum d'intervention de la part de l'État: il s'agit d'informer les femmes pour les amener à dépenser plus sagement[61].

À plusieurs reprises, le rapport affirme la nécessité d'éduquer la ménagère à mieux acheter, en se procurant par exemple des produits céréaliers en gros plutôt qu'en paquets préalablement emballés, ou en substituant le poisson à la viande[62]. Cette éducation, affirment-ils, devrait inclure des connaissances sur la valeur des aliments, surtout sur celle des différentes coupes de viande. Les femmes devraient aussi apprendre à mieux acheter et conserver les aliments, et connaître des méthodes de préparation et de cuisson appropriées[63]. Cette éducation se fonde en partie sur la diffusion de connaissances nutritionnelles. Il s'agit essentiellement d'informer les femmes des meilleures sources de nutriments à moindre coût, un peu de la même manière que le proposaient des organismes comme la Ligue anti-tuberculose en 1908 et les associations de charité et de réforme en 1912, avec le concours de l'École ménagère provinciale et du Dispensaire diététique de Montréal.

Avant même que le contrôle des vivres soit instauré et que sa propagande débute en 1917, le gouvernement fédéral argumente donc en faveur de l'éducation des ménagères, de la promotion d'aliments nutritifs et économiques, et de la réduction de la consommation de produits estimés extravagants pour les classes ouvrières. Lorsque la population critique le contrôleur des vivres pour son refus de limiter la hausse des prix, celui-ci reprend la logique et les arguments du rapport sur le coût de la vie de 1915. William J. Hanna affirme qu'un tel contrôle serait dévastateur: il détruirait l'économie canadienne, réduirait la valeur des propriétés et dégraderait les conditions de travail[64]. Pour le contrôleur des vivres, la solution pour équilibrer les forces du marché demeure la rationalisation de la consommation et l'augmentation de la production.

Ces principes, qui ne sont pas propres au contexte de la guerre, mais qui appartiennent à une vision libérale et capitaliste de l'économie, se retrouvent aussi dans les brochures de recettes et de conseils.

Dans *Viandes de Fantaisie dans des Mets Nouveaux*, on veut convaincre que l'inflation ne serait pas un grave problème si les ménagères cessaient leurs habitudes soi-disant extravagantes et imitaient les usages de leurs aïeules, présentées comme économiques. La brochure fournit donc des recettes d'abats et d'autres parties peu populaires des animaux de boucherie, incite à l'économie de combustible par la cuisson lente à basse température et donne des trucs pour acheter en faisant davantage d'économies. La hausse du coût de la viande est d'ailleurs attribuée aux changements dans la demande, et non à l'industrialisation de la production alimentaire. En raison de l'abattage à grande échelle, qui a remplacé l'élevage et l'abattage domestiques, « les consommateurs ont dû payer des prix élevés pour leur rosbif, le bifteck ou les côtelettes, oubliant que les porcs ou les animaux avaient des pattes, des foies, des langues, des queues et des cervelles. Bien qu'il eut été possible de se procurer ces diverses parties de l'animal, la demande de la part des consommateurs a diminué graduellement[65] ». La femme doit résoudre le problème alimentaire en choisissant sa viande en magasin plutôt qu'en la commandant ; elle doit aussi éviter d'en prendre plus que nécessaire et en réutiliser les restes[66]. Ce livre de recettes, distribué par les marchands et les bouchers, explique l'inflation selon la loi de l'offre et de la demande. Il rend les consommatrices responsables de la hausse du coût de la vie, car elles joueraient mal leur rôle dans l'économie de marché en ne demandant pas les coupes de viande appropriées à leur situation économique et sociale. Les diagnostics et les solutions proposées à l'inflation font valoir la responsabilisation de l'individu et, en particulier, de la ménagère. Ces solutions ne résident pas dans l'intervention de l'État, par le contrôle du commerce de l'alimentation ou la régulation des prix, mais dans de nouvelles habitudes d'achat, de conservation et de préparation économiques et raisonnables.

Cette vision de la consommatrice raisonnable, adaptant son comportement à l'économie de marché, ne convient pas uniquement à l'État : les entreprises privées l'emploient aussi à leur avantage. Certaines compagnies reprennent l'aspect économique de la nutrition dans leurs réclames. Ainsi, Bovril affirme dans une publicité que son bouillon permet d'épargner de la nourriture parce qu'il possède « la qualité d'assimiler d'autres nourritures » et qu'il permet un usage efficace des « unités de nutrition » ingérées[67]. La nutrition transparaît dans le texte, les unités de nutrition mentionnées ressemblant aux calories, et la comparaison de la digestion inefficace avec un feu de charbon mal contrôlé correspondant aux métaphores typiques de l'homme-machine et de l'aliment-carburant employées par les chimistes, les médecins et les enseignantes.

En raison des profits qu'elle veut tirer de l'amélioration de la santé de ses assurés, la compagnie d'assurance-vie La Métropolitaine vulgarise également les principes de la nutrition et place sur les épaules des individus la responsabilité de se plier à ses règles, notamment lorsqu'il s'agit de limiter le coût de la nourriture. Dans son *Manuel de cuisine de la Compagnie d'assurance-vie Metropolitan Life* de 1918, elle répète que « Le coût d'un aliment n'est point la mesure de sa valeur nutritive » et donne des trucs pour avoir « la meilleure nutrition pour le plus bas prix possible ». Comme dans les ouvrages de médecine et d'économie domestique des décennies précédentes, le mangeur est décrit en termes masculins[68], tandis que la personne qui cuisine est invariablement une ménagère, qu'il importe d'éduquer à l'achat, la conservation et la préparation adéquate des aliments[69]. Comme dans les manuels de cuisine scolaires, l'économie préside dans la cuisine, d'où plusieurs recettes réutilisant des restes, du poisson, des haricots, des pois et des lentilles. Le lexique montre aussi un souci de productivisme et de rationalité : les repas et les aliments sont jugés sur leur valeur nutritive, et la diète idéale doit conserver la santé à bas prix et permettre aux travailleurs d'être efficaces.

Ces arguments en faveur de l'économie rejoignent les préoccupations de la population de différentes manières. Plusieurs femmes, en particulier les bénévoles des campagnes pour l'économie des vivres, ont dû appliquer certaines suggestions de la Commission des vivres, comme en témoigne la hausse de la consommation du poisson[70]. Par contre, d'autres espèrent faire diminuer les prix en utilisant les lois du marché, par des actions de boycottage dirigées par des associations féminines. Les exemples sont rares, mais montrent bien l'existence d'un désaccord entre l'État et certaines citoyennes au sujet de l'inflation. En novembre 1916, Marie Gérin-Lajoie, alors présidente de la FNSJB, reçoit une lettre signée « B. Girard ». Cette ménagère s'indigne du « lucre d'associations commerciales et industrielles » et de l'inaction du gouvernement. Citant en exemple des villes américaines, elle suggère à la présidente de publier dans les journaux des recettes supprimant des aliments devenus chers, en espérant que ce boycottage entraînera une hausse des stocks et, conséquemment, une baisse des prix[71]. La FNSJB aborde effectivement la question à quelques reprises dans les pages de son propre journal, *La Bonne parole*. En décembre 1916, un article dénonce la spéculation et suggère le boycottage de certains aliments par la Ligue des ménagères et l'emploi d'ingrédients tels que le Crisco, les œufs en poudre et l'huile d'olive[72]. En outre, la revue décrit les dangers de l'inflation en utilisant à son tour des arguments fondés sur la nutrition. Elle affirme que les denrées les plus touchées par la hausse des prix, comme les œufs, la viande, le lait, le beurre et les pommes de terre, sont indispensables à une diète saine et nutritive. En 1917 et en 1918, *La Bonne parole* promeut les jardins ouvriers et l'enseignement ménager tout en expliquant comment appliquer les principes de nutrition et d'économie à la planification de repas. En plus de textes sur la nutrition, la publication fournit des menus et des recettes employant des substituts[73]. Le nombre de femmes ayant essayé de nouveaux plats pour soulager le portefeuille de leur ménage demeure inconnu. Interpellées par une multitude d'intervenants par des moyens divers, elles sont fréquemment appelées à économiser et à substituer des ingrédients dans leur cuisine. Mais même celles qui répondent, en apparence, à l'appel ont pu le faire pour des raisons bien différentes des arguments énoncés par l'État.

Le gouvernement fédéral, les entreprises, les commerçants et certaines associations féminines favorisent donc des solutions centrées sur l'éducation des femmes pour diminuer l'inflation et permettre à la population canadienne de bien manger durant la guerre. Cette conception scientifique, rationnelle, productiviste et plutôt conservatrice de l'alimentation se trouve aussi au Québec, chez les médecins, au ministère de l'Agriculture et chez les enseignantes d'économie domestique. Cependant, dans leurs textes, elle se combine à la valorisation de la ruralité et de la famille patriarcale pour la survie, la prospérité et la compétitivité de la nation canadienne-française.

La nutrition au Québec durant la Première Guerre mondiale

Au Québec, la Première Guerre mondiale est marquée par la crise de la conscription. Craignant de voir les Canadiens français dominés par leurs concitoyens d'origine anglo-saxonne, plusieurs médecins nationalistes émettent des mises en garde contre le déclin démographique et la dégénérescence physique de la « race »[74]. Le gouvernement de la province de Québec, par le biais des ministères de l'Agriculture et de l'Instruction publique, insiste aussi sur la vigueur nationale, la santé et la productivité. Ce nationalisme et ces angoisses identitaires et politiques expliquent la hiérarchisation des valeurs constatée dans les sources. Les médecins canadiens-français subordonnent rationalité scientifique et productivité à la sauvegarde d'un idéal national rural et conservateur, fondé sur la famille patriarcale. Ils croient également que la science permettra de retrouver un mode de vie aussi sain que celui d'ancêtres mythiques, idéalisés comme d'infatigables travailleurs à la force et à la résistance proverbiales.

Le docteur Charles-Narcisse Valin, qui a vulgarisé les principes de l'alimentation rationnelle dans quelques publications gouvernementales et lors de conférences données à l'École ménagère provinciale de Montréal[75], offre un bon exemple de cette pensée. Chargé de l'enseignement de l'hygiène à l'Université de Montréal dans les années 1910 et 1920[76], le docteur Valin connaît bien les fondements de la nutrition. Il utilise la calorie, décrit le rôle et les sources des substances albuminoïdes, des aliments gras et des hydrates de carbone, mentionne les sels minéraux et préconise un régime mixte[77]. Comme plusieurs de ses collègues et comme les scientifiques de l'époque, il conçoit le corps telle une machine, et les aliments tel un carburant. Des arguments nationalistes à saveur nostalgique s'additionnent à ces perceptions scientifique et machiniste du corps : pour Valin, la solution aux maux de l'alimentation moderne réside dans la diète du passé, citée comme l'exemple à suivre dans l'avant-propos de son livre *Hygiène alimentaire à l'usage des écoles et des familles*[78].

Selon Valin, toutes les machines humaines n'ont pas les mêmes besoins en combustibles. Il conseille d'adapter le régime de base au travail, à la saison et à l'âge. Ses propos sur les variations du régime selon le sexe sont teintés par des préconceptions concernant les activités quotidiennes des hommes et des femmes et par la valorisation du mode de vie bourgeois. Lorsqu'il parle du travail, le sujet est toujours masculin : homme moyen, homme en repos ou rentier. Quant aux femmes, elles mènent à ses yeux « une vie renfermée et sédentaire » qui les rend plus sujettes à certains problèmes, dont l'obésité. « Leur régime doit donc être de 1/5 plus léger que celui des hommes[79] », conseille-t-il. Valin ne mentionne ni les tâches domestiques ni l'emploi comme des facteurs pouvant augmenter les besoins alimentaires des femmes. Il ajoute toutefois une note en bas de page pour préciser que la grossesse et la lactation exigent que les femmes mangent plus pour combler les besoins de l'enfant à venir ou du nouveau-né. Pour ce médecin, seules les femmes enceintes ou allaitantes, exerçant pleinement leurs fonctions reproductives et maternelles, peuvent se permettre de manger autant que les hommes.

Le docteur Aurèle Nadeau a aussi publié une brochure de conseils alimentaires pour le compte du ministère de l'Agriculture du Québec, avant que paraisse pour la Commission canadienne des vivres son opuscule *Mangeons moins et mieux*, mentionné précédemment. Dans *La grande erreur du pain blanc*, paru en 1916, il plaide pour l'usage de la farine naturelle et l'abandon du pain blanc moderne. Il fonde ses arguments sur sa pratique de la médecine, mais aussi sur des expériences européennes et sur la teneur en nutriments du blé entier et des différents types de mouture. Nadeau donne la composition chimique du blé (amidon, albumine, matières grasses, minéraux, cellulose et eau[80]) et décrit le rôle de chaque élément.

Apparemment influencé par la guerre en cours, Aurèle Nadeau juge les technologies et les sciences selon leur origine nationale. Presque tout ce qui est allemand, autrichien et hongrois semble mauvais, alors que le pain qu'il faudrait consommer est celui des ancêtres français[81]. Il critique la farine blanche des grandes meuneries industrielles, obtenue en utilisant des cylindres de métal au lieu des meules de pierre traditionnelles, répétant à maintes reprises que cette méthode est hongroise et fut promue par les Autrichiens et les Allemands[82]. Il blâme les meuniers et les boulangers de vendre de la farine et du pain blancs, mais surtout, il s'en prend aux « théoriciens du laboratoire » ayant « étouffé le bon sens populaire[83] ». Ces mauvais scientifiques sont, pour la plupart, d'origine germanique, mais Nadeau fait ici preuve d'une mémoire bien sélective, puisqu'il ne mentionne pas de scientifiques américains qui, pourtant, se sont livrés à des travaux fort semblables à ceux des Allemands. Amalgamant la modernité industrielle avec la science et la technologie de la nation ennemie, il donne un argument supplémentaire en faveur d'une alimentation traditionnelle, héritée de la France. Soulignons que si sa brochure est publiée par le ministère de l'Agriculture du Québec, elle concorde assez bien avec les directives sur la production de farine mises en place par le contrôleur des vivres à partir de janvier 1918. Selon ces règles, la farine de blé doit dorénavant retenir 74 % du poids net du blé au lieu des 70 % contenus dans la farine blanche ordinaire[84], alors que le docteur Nadeau affirme que le bon pain d'habitant devrait être fait avec une farine blutée à 85 %. À côté du pain conseillé par le docteur Nadeau, le pain de guerre peut en fait être présenté comme un compromis acceptable pour les amateurs de pain blanc.

La guerre est aussi marquée par la progression de l'enseignement ménager et culinaire dans la province, une dizaine de nouvelles écoles ouvrant pendant le conflit. Les congrégations religieuses en opèrent plus de cinquante en 1919[85]. Le ministère de l'Agriculture de la province de Québec chapeaute alors l'enseignement ménager aux niveaux primaire et secondaire et confie son exécution aux commissions scolaires confessionnelles ainsi qu'aux congrégations religieuses. Un programme et un guide pédagogique en enseignement ménager paraissent en 1915. Ce guide pédagogique, intitulé *Livret d'enseignement ménager* et rédigé par Jeanne Anctil, résume le cours donné à l'école de Fribourg. Le ministère y demande un enseignement rationnel et raisonné, inculquant aux jeunes filles le goût, l'estime et l'amour des travaux domestiques. La cuisine montrée en classe doit être « simple, rationnelle et peu coûteuse. De sages idées d'ordre et d'économie présideront à cet enseignement[86]. » Dès la première année, le programme prévoit que les élèves abordent l'hygiène des aliments. À partir de la quatrième année, les légumes, les céréales, le lait et les œufs sont mentionnés dans la section hygiène et des leçons culinaires sont planifiées. Préparation des légumes, bouillons, pot-au-feu, grillades, cuisson des viandes, pâtes et farines, graisses et fritures, poissons, entremets et desserts sont montrés aux élèves ou exécutés par elles. Le programme prévoit aussi l'apprentissage du calcul du prix de revient de certaines denrées, un exercice répété plusieurs fois, et des leçons sur la teneur nutritive des légumes[87] .

La pédagogie mise de l'avant par Jeanne Anctil et le ministère de l'Agriculture du Québec dans le *Livret d'enseignement ménager* inculque l'ordre, l'exactitude, la régularité et la prévoyance, des qualités qui sont essentielles à toute ménagère rationnelle et qui devraient se manifester par la réutilisation des restes[88]. La maîtresse transmet des principes, des lois, des méthodes, des valeurs comme l'ordre et l'économie ; elle renseigne sur la valeur nutritive, la digestibilité et le prix des aliments ; elle montre des menus simples et raisonnés. Enfin, l'enseignement idéal devrait conjuguer pratique et leçons théoriques. Pour les leçons de cuisine, le livret de pédagogie conseille de former de petits groupes qui représentent une famille, chacun ayant son équipement et son espace de travail[89].

Les recettes utilisées dans les cours de cuisine des écoles ménagères religieuses conviennent à cet objectif d'économie. C'est d'ailleurs la principale valeur exprimée dans le petit livre de l'École ménagère de Saint-Pascal de Kamouraska intitulé *Art culinaire : différentes manières d'utiliser les restes et quelques recettes culinaires à l'usage des malades* (1916). Simplicité, économie et propreté caractérisent ce que les sœurs nomment une « cuisine raisonnée » et suffisent à rendre les repas appétissants, même lorsqu'ils sont composés de restes. Les bonnes recettes rendent les aliments meilleurs « sans augmenter la dépense[90] ». La ménagère est encouragée à tout réutiliser, même les croûtes de pain[91]. Les sœurs enseignent des techniques de base pour cuisiner les restes : purées et sauces types pour réchauffer des viandes, croquettes frites et plats gratinés, plats au four combinant viande précuite et pommes de terre en purée (il n'y manque que le maïs en grain pour obtenir du pâté chinois). Les recettes proposées incluent beaucoup de légumes tels que le panais, la carotte, la pomme de terre, le chou-fleur, le chou, les petits pois, les haricots et les fèves ; l'ouvrage vante aussi les mérites du poisson. Les principes de la nutrition occupent peu de place dans ce livre de cuisine, mais ils apparaissent d'une manière conforme aux idées de l'époque. En parlant de la viande, les sœurs affirment qu'elle sert à la « reconstitution de la machine animale », et elles insistent sur sa qualité, « pour qu'elle contienne vraiment tous les principes nutritifs[92] ».

Évidemment, la rationalité, le patriotisme et la moralité des propos des experts sur la nourriture ne signifient pas que le plaisir disparaît de la table. Comme le rappelle Jeanne Anctil dans la préface de *350 recettes de cuisine* :

> Le christianisme n'a pas complètement balayé l'épicurianisme [sic]. La chose est d'ailleurs impossible. Si c'est un devoir pour tous de se tenir en bonne santé pour être toujours d'humeur agréable et en état de faire son travail, il faut en prendre les moyens. Le premier et principal moyen est une bonne nourriture. Combiner dans un même plat des aliments qui excitent l'appétit et n'embarrassent pas la digestion, voilà le secret qui a été le plus recherché à toutes les époques, chez tous les peuples. Nulle part on n'a dédaigné la royauté de l'estomac[93].

Si certains intervenants comme les commissaires fédéraux étudiant l'inflation estiment que la valeur nutritive et le prix devraient l'emporter sur les goûts, d'autres, comme Jeanne Anctil, savent bien que cette hiérarchisation des valeurs n'est pas acceptable par tout le monde ; ils tentent d'abord de proposer des recettes variées et appétissantes. De telles discordances semblent toutefois mineures. En général, la cuisine enseignée par les religieuses, les cours d'arts ménagers et les publications du ministère de l'Agriculture du Québec concordent plutôt bien avec les objectifs du contrôleur des vivres d'Ottawa, ce qui montre que les intervenants s'accordent sur la valeur de la rationalité, du contrôle et de la productivité de l'alimentation. Au gouvernement fédéral, l'émission de ces discours semble liée directement aux impératifs de la guerre, tandis qu'au Québec, la réaction à la modernisation sociale et économique, le nationalisme, le ruralisme, la lutte à la mortalité infantile et la domination d'un idéal féminin maternel motivent cette rationalisation.

La Première Guerre mondiale constitue un moment charnière dans l'histoire de la nutrition au Québec et au Canada, car tous les acteurs qui parlent de nourriture partagent des convictions similaires. Elle représente aussi un tournant dans l'énonciation de discours fondés sur des valeurs modernes concernant le corps. La métaphore de l'homme-machine devient plus fréquente tandis que la rondeur est explicitement associée à l'échec du contrôle de soi et à une citoyenneté moins désirable. La nutrition permet la rationalisation de l'alimentation pour atteindre des objectifs impérialistes, nationalistes et économiques. Cela se produit d'ailleurs aussi aux moments de la production et de la transformation de certains produits de base, comme le blé. À compter de 1914, celui-ci est classifié selon sa teneur en protéines, ce qui contribue à rationaliser et à moderniser sa culture, sa distribution et sa mise en marché[94]. Avec des assises scientifiques plus nombreuses et plus solides, la nutrition gagne en légitimité et devient progressivement un instrument de gouvernance pour plusieurs paliers de gouvernement.

Quels sont les effets de la rationalisation et de la modernisation de l'alimentation ? L'impact apparaît d'abord dans les discours, à défaut de se manifester clairement dans les pratiques. Dans le Québec franco-catholique, ces valeurs demeurent subordonnées à la promotion d'un idéal familial rural, conservateur et patriarcal conforme au nationalisme canadien-français ; dans l'ensemble canadien, il s'agit de gagner la guerre et de préserver l'ordre économique libéral et capitaliste.

On peut toutefois s'interroger sur l'efficacité de la propagande. Selon Jeffrey Keshen, elle a entraîné une diminution de la consommation domestique de farine, suffisante pour en fournir 200 000 barils aux soldats[95]. Aux États-Unis, la campagne de Hoover, dont le Canada s'est largement inspiré, est aussi considérée comme un succès. Mais une nuance s'impose : la hausse des prix a sans doute contribué à réduire la consommation de certains aliments, accroissant l'impression d'efficacité de la propagande. En outre, la persistance de la popularité de certains aliments, comme le pain blanc, montre que ces conseils ont un impact limité.

De plus, le conseil de manger moins et mieux pour lutter contre l'inflation et participer à l'effort de guerre n'est sans doute pas accueilli de la même manière dans toutes les classes sociales, d'autant plus que certaines pratiques recommandées font déjà partie du régime des milieux modestes. Tous ne mangent pas des quantités inutiles et extravagantes de viande en y voyant la seule bonne source d'énergie. Par exemple, l'habitude de consommer des légumineuses n'a pas attendu les lumières de la nutrition : l'aspect économique et pratique de ces aliments était exploité dans les cuisines des camps de bûcherons et dans les foyers. D'ailleurs, pendant que la propagande suggère aux Canadiens de manger moins de viande au bénéfice des Alliés, les Anglais sont encouragés à imiter les énergiques bûcherons canadiens en mangeant des fèves. Ces bûcherons, dans un court film britannique de 1918 intitulé *Give 'em Beans* (*Qu'on leur donne des haricots*), sont montrés travaillant à toute vitesse, comme des machines, grâce à l'accélération des prises de vue[96]. Les arguments et les conseils de l'État semblent peut-être paternalistes, bourgeois et irréalistes pour ceux et celles devant déjà se nourrir modestement.

Bien qu'il soit difficile de connaître les impacts de la guerre sur les pratiques alimentaires, les années 1914–1918 marquent le début de l'ère de la nutrition moderne au Canada. Elles inaugurent une rationalisation et une modernisation des discours et des diètes qui se confirment et s'accélèrent dans les années 1920, 1930 et 1940, sans pour autant que les aspects familiaux, genrés et sociaux de l'alimentation ne changent au même rythme. L'intérêt nouveau du gouvernement pour la consommation alimentaire nationale produit aussi de nouveaux documents, offrant un regard plus rationnel sur la diète des individus. Le gouvernement calcule les quantités moyennes de vivres consommées par habitant en utilisant les statistiques de production et d'importation, puis en divisant le total par personne[97]. Ce calcul offre l'image uniforme et rassurante d'un régime canadien abondant, varié et riche en calories tout comme en protéines, mais il masque des différences de classe sociale, de sexe, d'âge, de saison et de lieux.

DEUXIÈME PARTIE

1919–1945

5

Cretons, soupe aux pois, frites et crème glacée : diversification des pratiques

La consommation à grande échelle de crème glacée préparée en manufacture représente un phénomène moderne. Pour offrir ce dessert en grande quantité et à un prix abordable, il faut de la crème et du sucre en abondance, des technologies accessibles de congélation et de réfrigération à la maison, dans les commerces et dans des moyens de transport bien développés, ainsi qu'une bonne dose de publicité. Si la préparation maison de desserts glacés est très ancienne, leurs versions manufacturées croissent en popularité au début du XXe siècle alors que les formes, les saveurs, les points de vente et les occasions de consommation se multiplient. Après la Deuxième Guerre mondiale, les premiers *fast-foods* du Canada se spécialisent d'ailleurs dans la crème glacée[1], ce qui confirme sa rentabilité commerciale et sa place importante parmi les desserts et collations populaires.

En 1936–1937, Horace Miner, un anthropologue américain étudiant la société canadienne-française, passe toute une année dans le village de Saint-Denis de Kamouraska. Il remarque que certaines innovations alimentaires tardent à gagner cette paroisse. Lors de l'exposition agricole annuelle du comté, un marchand de crème glacée tient un kiosque, mais, selon l'anthropologue, le produit n'est pas encore communément consommé à Saint-Denis, même s'il est populaire ailleurs[2]. Lorsqu'il retourne sur les lieux en 1949, Miner constate que cette gâterie autrefois exceptionnelle fait maintenant partie du quotidien. Il remarque que tout le village est en train de se moderniser ; il souligne des nouveautés comme l'amélioration de la route principale, l'électrification du village et l'acquisition par les ménages de réfrigérateurs électriques[3].

De nombreux observateurs partagent l'impression d'Horace Miner: les habitudes alimentaires des Canadiens français changent au cours des années 1920–1930 et pendant la Deuxième Guerre mondiale. Plusieurs phénomènes qui influencent les habitudes alimentaires dépassent largement les frontières nationales et sont propres à l'Amérique du Nord, comme la mécanisation de la production de la farine et de la viande ainsi que l'accroissement rapide de la publicité de masse pour des produits populaires, comme le Coca-Cola et les céréales à déjeuner[4]. Ces mutations ne sont pas uniformes, mais la plupart des auteurs consultés remarquent la diversification et la modernisation des pratiques de Montréal aux petites paroisses rurales.

La science de la nutrition a aussi rationalisé la manière dont les différents observateurs décrivent la diète: cela apparaît dans le type et la quantité de sources produites ainsi que dans leur contenu. À mesure que la nutrition se développe, elle permet d'établir des liens de causalité entre des aliments, des nutriments et des maladies. L'État, autant fédéral que provincial, recourt de plus en plus fréquemment à cette science, ce qui se traduit par une plus forte présence des sources gouvernementales dans la description des régimes alimentaires. Les auteurs des sources consultées incluent des statisticiens au service du ministère du Travail et du Bureau de la statistique du Canada, quelques médecins, Rolande Désilets (l'épouse de l'agronome et cofondateur des Cercles de Fermières, Alphonse Désilets) et quelques témoins anonymes, dont les souvenirs ont été recueillis lors d'entrevues. Pour plusieurs témoins, la santé est un critère important dans le jugement qu'ils portent sur la diète, mais leurs observations permettent aussi de connaître certains goûts dominants, des nouveautés appréciées, des traditions qui demeurent populaires et des obstacles qui continuent à empêcher plusieurs de manger ce qu'ils désirent.

L'œil des statisticiens

Les études sur le coût de la vie donnent des listes de produits de base et, parfois, elles révèlent la consommation moyenne de quelques denrées. Publiées dans *La Gazette du travail* depuis 1900, des statistiques fournissent le prix des articles formant « l'ordinaire » de l'épicerie de la classe ouvrière canadienne. Certaines de ces données ont été rassemblées par le Bureau de la statistique dans un rapport intitulé *Urban Retail Food Prices*, qui couvre toute la période 1914–1959[5] et qui nous permet de suivre l'évolution de cette liste. Cette source ne saurait constituer un répertoire exhaustif et universel des achats effectués. Les produits inclus sont couramment consommés, mais cela n'exclut pas l'usage d'autres denrées, dont certaines sont d'ailleurs mentionnées dans *La Gazette du travail* sans que la progression de leur coût ait été rapportée dans *Urban Retail Food Prices*. Ces items ne sont pas disparus des menus, mais les auteurs de *Urban Retail Food Prices* ont choisi de n'utiliser que des produits sur lesquels l'information était toujours récoltée au moment de produire leur rapport[6]. Les dates d'apparition des nouveautés ne marquent pas leur arrivée dans les commerces et les garde-manger, mais permettent seulement de supposer la reconnaissance de leur importance diététique par les compilateurs ou de conclure à la normalisation de leur consommation par une vaste population.

Voyons ce que le ministère du Travail et le gouvernement fédéral incluent dans le calcul du coût de la vie entre 1914 et 1950, et quels sont les principaux ajouts apportés à cette liste. Les listes du Tableau 2 répertorient les aliments compris dans *Urban Retail Food Prices*. Nous les avons regroupés selon leur date d'apparition pour mieux souligner les nouveautés.

La liste des aliments de base de 1914 semble assez courte à un regard contemporain. Il faut certes y ajouter le poisson, l'avoine, le riz, les pommes et les prunes, de même que d'autres viandes, comme le veau et le mouton, et des provisions communes, mentionnées au chapitre deux, comme les pommes de terre, les oignons, les carottes et les haricots. Les ouvriers des années 1910 disposent d'ingrédients similaires à ceux achetés par le ménage de la ville de Québec visité par Stanislas Lortie en 1903. Un mouvement de diversification et de modernisation de l'alimentation se dessine dans les statistiques à partir des années 1920 avec l'ajout de quelques aliments en conserve : le maïs, les pois, les tomates et les pêches. Les publicités et les autres discours sur la nourriture que nous analyserons plus loin confirment d'ailleurs la popularité croissante des conserves, autant celles de facture industrielle, dont on vante la qualité, l'uniformité et la sécurité, que celles de confection domestique, promues par le ministère de l'Agriculture du Québec.

La liste demeure la même jusqu'aux années 1940, où les statistiques révèlent de nouveau la diversification et la modernisation de la diète en ajoutant des produits entre 1940 et 1943, puis entre 1947 et 1950. Bien que certains produits n'apparaissent qu'à partir de 1949, les publicités montrent qu'ils sont vendus depuis les années 1920

Tableau 2
Aliments comptabilisés dans le recueil de statistiques *Urban Retail Food Prices*, selon la date de leur première mention

1914			
Bifteck de surlonge	Lard	Beurre	Farine
Rôti de bœuf	Bacon	Lait frais	Sucre
Côtelettes de porc		Œufs	Pain
1920–1921			
Rôti de côtes de bœuf	Maïs en conserve	Pêches en conserve	Raisins
Bifteck dans la ronde	Tomates en conserve	Patates	
Bœuf à ragoût	Pois en conserve	Oignons	
1940–1943			
Rôti de porc, épaule	Oranges	Chou	Navets
Shortening	Bananes	Carottes	*Corn flakes*
1947–1950			
Bœuf haché	Fèves au lard en conserve	Tomates	Pamplemousses
Saucisse et saucisson de Bologne	Soupe aux légumes en conserve	Laitue	Beurre d'arachides
Fromage	Fraises en conserve	Céleri	Marinades
Lait évaporé	Jus d'orange	Pois congelés	Macaroni
Margarine	Jus de pommes	Pommes	Préparation pour gâteau

et 1930: c'est le cas des fèves au lard en conserve, par exemple. Parmi les nouveaux items, certains entrent dans la confection de plats récemment ajoutés aux menus et d'autres, dans des recettes connues depuis longtemps. Les saucisses sont indispensables aux hot-dogs, tandis que le bœuf haché est une nouvelle coupe de viande économique remplaçant peut-être, dans certains plats, les restes de viande auparavant employés pour éviter le gaspillage. D'autres nouveautés témoignent de la nécessité ressentie d'avoir des repas rapides. Le saucisson de Bologne se sert en sandwichs, alors que les céréales à déjeuner et le beurre d'arachides trônent sur un grand nombre de tables pour des petits déjeuners expéditifs. Les nouvelles coupes de viande, les conserves et la préparation pour gâteau témoignent de la modernisation technologique et industrielle. La consommation croissante de viandes transformées et de préparations pour gâteaux suggère quant à elle le désir d'une cuisine plus rapide, telle que promise dans de nombreuses publicités.

Les ajouts à cette liste ne dénotent pas seulement une évolution des habitudes alimentaires suffisante pour que les fonctionnaires et les statisticiens estiment qu'un panier d'épicerie typique contienne ces articles. Les items ajoutés le sont aussi en raison de l'acceptation croissante des principes de la nutrition moderne et de la croissance de l'État. Ainsi, dans les années 1910, le gouvernement récolte des données sur des aliments riches en protéines et en hydrates de carbone, estimés les plus importants par les scientifiques de l'époque. La découverte des vitamines a probablement incité les statisticiens à inclure des fruits et des légumes, dont la valeur nutritionnelle est vantée dans les livres scolaires et les *Règles alimentaires officielles au Canada* pendant toute la Seconde Guerre mondiale. Le contrôle alimentaire durant les deux guerres mondiales et la création de mesures sociales universelles comme les allocations familiales ont stimulé la collecte de statistiques sur un plus grand nombre de produits. Ces données pouvaient autant servir à déterminer les rations qu'à calculer les montants appropriés pour les allocations familiales et qu'à conseiller les mères canadiennes sur la bonne manière de les dépenser. L'évolution de la nutrition et son usage par l'État influencent donc le choix des aliments dont le prix est inscrit dans les statistiques.

D'autres études nous renseignent sur l'alimentation de la population, surtout à partir de la fin des années 1920. Plusieurs éléments dont nous traiterons plus loin favorisent l'accroissement des recherches : des structures gouvernementales mieux établies, la création du Conseil canadien de la nutrition et d'associations professionnelles de nutritionnistes et de diététiciens, la crise économique et la Deuxième Guerre mondiale expliquent l'intérêt que portent les élus et les experts pour la santé nutritionnelle. À cela s'ajoutent le problème de la pauvreté urbaine, particulièrement criant à Montréal, et la recherche de solutions par des réformateurs, des syndicats et des agences d'assistance, qui stimulent aussi la production d'études sur le budget ouvrier.

En 1926, la Family Welfare Association (FWA), affiliée au Montreal Council of Social Agencies, publie les résultats d'une recherche de ce genre[7]. Le budget typique pour une famille de cinq comprend une liste d'épicerie, établie par les dames H.M. Jaquay et Andrew Flemming ainsi que par Mlle Grace Towers. Elles affirment avoir soumis leurs résultats à des experts en diététique[8]. Outre le lait, les œufs, le fromage, le bœuf, les pommes de terre, les oignons, les carottes, le pain, la farine, le sucre, le beurre, les fèves et les pois, elles incluent de la morue, du foie, des tomates en conserve, 6 oranges, 18 pommes, des prunes, des figues, des raisins secs, du macaroni, du sagou et du tapioca (des féculents servant à la préparation de desserts), de l'orge (souvent ajouté aux soupes), de la confiture, du sirop de maïs, du suif, du cacao ainsi que du beurre d'arachides. Des ingrédients comme de la fécule de maïs, de la levure chimique, du poivre et du sel, indispensables en cuisine, sont présents. Le menu tiré de cette liste d'épicerie comprend du gruau, des steaks, du corned-beef, divers poudings, de la soupe, du macaroni au fromage ou aux tomates ainsi que des brioches aux raisins[9]. Le coût hebdomadaire totalise 10,14 $, soit 527 $ par année, alors que le salaire annuel d'un ouvrier qualifié montréalais se chiffre à 1270 $ en 1928–1929[10]. Pour les acteurs des organismes d'assistance montréalais, tout comme pour leurs bénéficiaires, la difficulté de se procurer ce minimum avec un salaire d'ouvrier est évidente.

Le gouvernement canadien sait aussi que la pauvreté limite la valeur nutritive et la variété des denrées achetées. Le rapport *Family Income and Expenditure in Canada, 1937–1938* le démontre. Cette étude des dépenses effectuées par les familles canadiennes a été réalisée sous la direction d'un comité intergouvernemental comprenant les ministères du Travail, de l'Agriculture, des Pensions et de la Santé[11]. Quoique la méthodologie ne soit pas la même, ce rapport canadien présente plusieurs similitudes avec une étude de John Boyd Orr parue en Angleterre en 1936, intitulée *Food, Health and Income*[12], qui démontre que la faiblesse des revenus réduit la qualité de la diète. Au Canada, des diplômées des sciences ménagères et des travailleuses sociales ont visité 1135 familles d'origine britannique à Charlottetown, Halifax, Saint John, Montréal, Toronto, London, Winnipeg, Saskatoon, Edmonton et Vancouver ainsi que 211 familles francophones de Québec et Montréal. Ces familles dépendent d'un salaire masculin, comptent entre un et cinq enfants (sauf pour les francophones, pour qui on n'applique pas cette limite au nombre d'enfants, probablement parce que les familles sont un peu plus nombreuses) et ne logent pas plus d'une autre personne (domestique ou pensionnaire). Leurs revenus annuels se situent entre 450 $ et 2500 $, et chaque ménage doit se suffire à lui-même, sans partager son logement. L'échantillon exclut les veuves, les familles anglophones très nombreuses, celles dirigées par une femme et les personnes seules. Il compte peu de familles d'autres origines que britannique et française, et les regroupe sous le vocable « autres ». Les experts se concentrent sur un modèle familial répandu, mais non

Tableau 3
Dépenses par catégories d'aliments selon le revenu par personne, en proportion avec le coût total de l'alimentation. (Moyenne de quatre villes : Montréal (francophone), Toronto, Winnipeg, Vancouver, octobre-novembre 1938)

Catégories d'aliments	*100–199 $*	*200–299 $*	*300–399 $*	*400–499 $*	*500–599 $*	*600 $ +*
Fruits	6,3 %	7,1 %	7,6 %	8,2 %	9,2 %	10,2 %
Œufs	4,2 %	5,3 %	5,6 %	6,4 %	6,3 %	5,7 %
Légumes	8,4 %	7,6 %	9,6 %	10 %	10,8 %	10,2 %
Viandes	18,9 %	20,6 %	21,7 %	21,9 %	20,4 %	21,1 %
Produits laitiers	26,6 %	25,9 %	23,2 %	23,3 %	21,7 %	24 %
Céréales	19,6 %	17,1 %	16,7 %	15,5 %	15 %	13,8 %
Sucre	6,3 %	6,5 %	5,6 %	4,6 %	5,4 %	4,1 %
Coût moyen de l'ensemble des aliments par personne, par semaine	1,43 $	1,70 $	1,98 $	2,19 $	2,40 $	2,46 $

universel, représentant en quelque sorte l'idéal blanc, anglo-saxon ou francophone. La collecte des données sur les achats de nourriture s'effectue sur trois semaines : une à la fin octobre-début novembre 1938, deux autres en février et en juin 1939. Les agentes de recherche surveillent de près le processus en fournissant des formulaires quotidiens et en visitant les ménages choisis pour s'assurer que les répondants remplissent bien les feuilles chaque jour, et non pas de mémoire, à la fin de la semaine[13].

Les données obtenues dans le cadre de cette étude permettent de comprendre comment la faiblesse des revenus influence les aliments achetés, et de connaître les priorités des ménages comptant sur de bas salaires. Les conclusions sont claires : les dépenses alimentaires augmentent avec les salaires et, plus le revenu disponible par personne est élevé, plus la diète est variée. Les statisticiens ont d'abord divisé l'échantillon selon le revenu moyen par personne et calculé quelle proportion de l'épicerie est consacrée à différents groupes de denrées.

Comme le montre le Tableau 3, les fruits, les œufs et les légumes sont les aliments dont la proportion varie le plus fortement selon le budget. Le montant relatif alloué aux viandes augmente un peu avec la hausse des revenus, mais moins que pour les fruits. L'augmentation des dépenses dans ces catégories s'accompagne aussi d'une diminution du pourcentage des achats consacrés aux céréales et au sucre.

Tableau 4
Dépenses par catégories d'aliments selon le revenu par personne, exprimé en dollars[1]. (Moyenne de quatre villes: Montréal (francophone), Toronto, Winnipeg et Vancouver, octobre-novembre 1938)

Catégories d'aliments	*Dépenses hebdomadaires individuelles moyennes*	*100–199 $*	*200–299 $*	*300–399 $*	*400–499 $*	*500–599 $*	*600 $ +*
Fruits	0,14 $	0,09 $	0,12 $	0,15 $	0,18 $	0,22 $	0,25 $
Œufs	0,10 $	0,06 $	0,09 $	0,11 $	0,14 $	0,15 $	0,14 $
Légumes	0,17 $	0,12 $	0,13 $	0,19 $	0,21 $	0,26 $	0,25 $
Viandes	0,38 $	0,27 $	0,35 $	0,43 $	0,48 $	0,49 $	0,52 $
Produits laitiers	0,45 $	0,38 $	0,44 $	0,46 $	0,51 $	0,52 $	0,59 $
Céréales	0,31 $	0,28 $	0,29 $	0,33 $	0,34 $	0,36 $	0,34 $
Sucre	0,10 $	0,09 $	0,11 $	0,11 $	0,10 $	0,13 $	0,10 $
Total hebdomadaire	1,83$	1,42 $	1,70 $	1,98 $	2,19 $	2,40 $	2,46 $

1 Remarque sur l'adaptation des données : La source donne des proportions que nous avons converties en montant d'argent. Ainsi, la dépense hebdomadaire moyenne en fruits, par personne, est de 0,14 $. Les gens disposant d'un revenu entre 100 et 199 $ par année dépensent 64,3 % de ce montant, soit 0,09 $; ceux disposant de 600 $ et plus dépensent 178,6 % de ces 0,14 $, soit un montant de 0,25 $.

Pour les ménages ouvriers, la viande, le pain, le lait et le sucre constituent des aliments essentiels sur lesquels il est difficile de faire des compromis. De plus, les compilateurs affirment que la légère augmentation des dépenses consacrées à la viande dépend autant de la qualité des morceaux choisis que de la quantité achetée. Ainsi, lorsque les gens peuvent se le permettre, ils cherchent à satisfaire leurs aspirations pour des coupes recherchées, ce qui prouve l'importance du goût, des facteurs culturels et des perceptions. À l'inverse, les gens se passent plus fréquemment de fruits, d'œufs et de légumes en cas de contraintes économiques. L'impact des revenus sur la capacité de se procurer certains aliments apparaît encore plus nettement lorsque les quantités achetées sont exprimées en dollars.

Comme l'indique le Tableau 4, les plus pauvres trouvent à peine 9 ¢ par semaine pour des fruits et 12 ¢ pour des légumes. Avec ce budget, ils privilégient sans doute des articles économiques et communs, comme les patates, les oignons, les carottes et les pommes. À l'autre bout du spectre de revenus considéré dans l'étude, les 50 ¢ disponibles permettent certainement de se procurer des quantités et des variétés supérieures de fruits et de légumes, et de mieux suivre les conseils des experts préconisant d'en manger davantage.

Quelques différences apparaissent également entre les groupes linguistiques dominants. Les auteurs du rapport constatent que les francophones de Montréal et de Québec présentent des habitudes de consommation légèrement différentes des anglophones. Ils observent aussi des préférences variant selon les provinces et les régions. Par exemple, le rapport souligne que les familles francophones achètent plus de viande, de pain blanc, de pommes de terre, de légumes en conserve et de bananes, et moins de pain brun, de fromage, de lait et d'oranges. Les Canadiens français mangent plus de porc frais et de veau que les autres, mais consomment moins de bacon. Cela est probablement le résultat de la combinaison de plusieurs facteurs, comme des traditions et habitudes qui se perpétuent, des salaires moyens moindres et des familles plus nombreuses.

Ajoutons que les disparités économiques se manifestent aussi dans l'équipement des cuisines, particulièrement dans la réfrigération. Les familles dont les membres disposent d'un revenu annuel entre 100 et 200 $ consacrent environ 4 % des coûts dits « d'opération du ménage » pour garder leurs aliments au froid[14] ; pour les familles avec des revenus individuels annuels dépassant 600 $, cette proportion approche 10 %, ce qui dépasse l'argent consacré à des items comme la machine à laver et le poêle[15]. Lors de l'étude, moins de la moitié des ménages les moins fortunés possèdent un réfrigérateur, tandis que ce pourcentage frôle les 100 % pour ceux gagnant plus de 2400 $ par année[16]. Cela explique sans doute en partie certaines variations dans l'achat de produits périssables, comme le lait.

Même à la fin des années 1930, alors que le prix relatif des aliments diminue en comparaison avec la période d'inflation du début du XXe siècle, des inégalités sociales considérables subsistent dans la consommation de nourriture. Ce type de statistiques montre que l'idée voulant qu'il soit possible de manger aussi bien avec un budget restreint qu'avec des moyens plus importants, véhiculée par diverses autorités, ne résiste pas à l'épreuve des faits. Les principaux liens effectués entre les revenus et la qualité de la diète varient d'ailleurs peu d'un endroit à l'autre. Cette étude pancanadienne montre des tendances semblables partout au pays et ses conclusions concordent plutôt bien avec celles de John Boyd Orr[17], ce qui suggère que, pour les populations à l'étude, les facteurs économiques ont une importance capitale.

En somme, les statistiques recueillies par le gouvernement fédéral ne reflètent pas tant les détails de la diète des Canadiens qu'une préoccupation pour l'impact des salaires et du coût de la vie sur l'alimentation. La liste des aliments de base s'est allongée pour inclure plus de fruits, de légumes, de conserves et de produits transformés, ce qui suggère une certaine diversification de la diète, mais il semble que l'accès à une certaine quantité d'aliments demeure préoccupant pour l'État, comme pour ses citoyens les moins nantis. Le regard des experts se tourne donc de plus en plus vers les impacts de la diète sur la santé. Dans leurs descriptions, conseils et mises en garde, ils révèlent d'autres aspects des habitudes alimentaires de leurs contemporains.

Au-delà des statistiques : les conseils du docteur Nadeau et les recettes de Mme Désilets

Au début des années 1920, le docteur canadien-français nationaliste Aurèle Nadeau publie deux nouveaux ouvrages : *Rôle de l'alimentation naturelle chez la jeune mère* (1920) et *La santé par les produits de la ferme* (1923). Les conseils qu'il y prodigue ne constituent pas une description fidèle de la diète d'un groupe en particulier, mais on peut supposer que les habitudes qu'il condamne devaient être suffisamment répandues pour faire l'objet de commentaires et parfois d'une condamnation sans appel. Soulignons que le médecin ne mentionne pas de recherches sur la consommation ou sur la santé. Il fonde ses critiques sur sa pratique et l'observation de ses patients : évidemment, cela limite son regard à la portion de la population capable de payer pour consulter un médecin. Il a aussi pu être influencé par les conseils et les discours de son époque, notamment ceux du chimiste Russell Henry Chittenden, qui prône de réduire l'apport en protéines dès 1911, et d'autres émetteurs de discours américains proposant d'adopter une variété de diètes plus ou moins restrictives (naturelle, crue, végétarienne ou végétalienne) pour améliorer la santé et la productivité[18]. Ses observations ne représentent donc pas le régime alimentaire de toute la population québécoise, mais peuvent donner des indications justes sur la diète des années 1920.

Aurèle Nadeau décrit des mangeurs consommant beaucoup de viande rouge, de pain blanc, de pommes de terre, de sucres raffinés, de charcuteries et de pâtisseries, mais peu de fruits et de légumes, surtout crus. Lorsqu'adoptée par les mères allaitantes, cette diète appauvrirait leur lait ; dans la population générale, elle provoquerait la constipation. Selon Aurèle Nadeau et ses confrères, de 20 à 25 % des hommes et de 75 à 80 % des femmes de la campagne, de toutes conditions et de tous âges, souffriraient de cette « plaie » qu'est l'occlusion intestinale[19]. Dans *La santé par les produits de la ferme*, il affirme que le petit déjeuner typique comprend surtout des crêpes, des œufs, de la fricassée, du gruau, du pain grillé, du lait, du bifteck épicé et du fromage[20]. Nous verrons bientôt que l'auteur associe ces habitudes à la modernité. À ses yeux et à ceux d'autres experts, elles dégradent la santé des individus et de la nation. Pour en contrer les effets néfastes, le docteur Nadeau conseille de « consommer les aliments dans l'état le plus près de la nature possible[21] » parce que les procédés de raffinage et de cuisson excessive brisent les vitamines et les minéraux. Il recommande de boire du lait non pasteurisé, de manger des légumes et des fruits crus le plus souvent possible, de cuire les pommes de terre avec la pelure et de manger celle-ci, de même que la pelure des pommes, des pêches et des poires. Il propose de manger des céréales complètes et déconseille les sucres raffinés, les qualifiant d'« aliments morts, restants de raffineries tels que sucre blanc, cassonade, mélasse et toutes les horreurs des confiseries[22] » et suggérant de les remplacer par du miel. Au sujet de la viande, il affirme qu'il faut en manger un peu, mais pas trop, qu'il ne faut pas trop la faire cuire, et que les restes de viande ne doivent pas être recuits, mais consommés froids[23]. Au rang des « horreurs » que les nourrices devraient absolument éviter : l'excès de sel, le poivre, les épices, la moutarde, les catsups [sic], toutes les préparations vinaigrées, les confiseries et les charcuteries, la suralimentation (« sous prétexte qu'il faut manger pour deux ») et les pâtisseries[24].

La concordance entre les critiques émises par le docteur, les statistiques des années 1930 et les sources des décennies précédentes et suivantes permettent de supposer que ce menu carné, sucré et lourd est répandu. La répétition fréquente, depuis la Première Guerre mondiale, des conseils concernant les fruits et les légumes ; la nécessité, durant les deux conflits militaires, de limiter puis de rationner la viande et les céréales ; ainsi que la suggestion de remplacer la farine de blé par d'autres farines portent à croire que le portrait dressé par Aurèle Nadeau correspond à une diète assez commune.

Néanmoins, ces conseils nous informent peu sur les recettes et les mets favoris de l'époque. De nombreux livres de recettes et chroniques culinaires montrent la grande variété des plats possibles. Le

Manuel de la cuisinière économe et pratique[25], paru pour la première fois en 1922 ou 1923 et réédité en 1924 et 1926, nous permettra d'ajouter à ce portrait quelques informations sur les goûts.

Quoique bref, le *Manuel de la cuisinière économe et pratique* semble représentatif de la cuisine apprise dans les écoles catholiques et les familles rurales. Son auteure est Rolande Désilets, épouse de l'agronome Alphonse Désilets, un des fondateurs des Cercles de Fermières. Elle est la première rédactrice de la revue des Cercles de Fermières, *La Bonne Fermière*, créée en 1919 et devenue en 1924 la revue des écoles ménagères[26]. Mme Désilets mentionne sur la couverture de son livre son diplôme de l'École ménagère de Roberval. Elle connaît vraisemblablement plusieurs des publications analysées précédemment et elle a pu lire plusieurs brochures de la Commission canadienne des vivres durant la Première Guerre mondiale. Mme Désilets travaille auprès des fermières, publie au ministère de l'Agriculture et, depuis 12 ans, est mariée à un agronome renommé. Elle mentionne d'ailleurs son expérience dans « la conduite d'une maison[27] ». L'édition de *La Bonne fermière* que nous utilisons ici n'est pas la première, et Mme Désilets dit avoir révisé son ouvrage en fonction des commentaires reçus au ministère de l'Agriculture. Bref, Mme Désilets est certainement une cuisinière bien renseignée, crédible, connue au moins de quelques milliers de membres des Cercles de Fermières et des institutrices en enseignement ménager[28], et capable de faire son autopromotion. Son livre de recettes a dû bénéficier d'une large diffusion, puisqu'il était envoyé gratuitement par le ministère de l'Agriculture du Québec aux personnes le demandant et qu'il était annoncé dans *La Bonne Fermière*[29]. Nous ne pouvons présumer de la popularité des mets proposés, mais ils semblent représentatifs de l'enseignement culinaire de l'époque.

Les 163 mets suggérés par Mme Désilets prouvent que les ménagères des années 1920 disposent d'un répertoire gastronomique potentiel plus varié que le laissent supposer les statistiques d'aliments achetés et les critiques des experts. D'ailleurs, ce bulletin du ministère de l'Agriculture ne constitue qu'un petit échantillon comparé à d'autres ouvrages de l'époque: Jeanne Anctil, la directrice des Écoles ménagères de Montréal, propose un recueil de *350 recettes de cuisine*[30], tandis que *La Cuisine raisonnée*[31] de 1926 en contient au moins 500.

Le *Manuel de cuisine économe et pratique* comporte quelques-uns des classiques attendus au Canada français, comme de la soupe aux pois, des fèves au lard, des ragoûts, des rôtis, de la tête fromagée et des cretons. Mais on y trouve aussi des mets comme de l'oie rôtie, de la blanquette de poulet, de l'agneau aux pois verts, de la salade de homard et de la farce aux huîtres, qui ne sont pas spontanément associés à la cuisine traditionnelle du Québec. Parmi les légumes, on trouve plusieurs manières d'apprêter les pommes de terre autrement qu'en les faisant bouillir et qu'en les réduisant en purée : patates frites, pommes de terre duchesse et croquettes sont suggérées. Mme Désilets sort de « l'ordinaire » en offrant une recette de sorbet au champagne, exigeant l'usage de toute une bouteille de ce breuvage dispendieux. L'influence des anglophones du Canada et des États-Unis se manifeste dans le nom anglais (souvent francisé) de plusieurs recettes (steak, catsup, « taffé »), dans l'usage du nom anglais de certains ingrédients (*cornstarch* plutôt que « fécule de maïs ») ainsi que dans la présence de 10 recettes de pouding et d'une recette de pain dit « de Boston », probablement inspirée de la célèbre école de cuisine de cette ville. Des fruits exotiques apparaissent dans les desserts et les bonbons, comme les ananas, les oranges et les bananes, qui côtoient les pommes, les citrouilles, la gadelle, la rhubarbe et les framboises locales. Les mets sucrés (poudings, gâteaux, crèmes, confitures et autres gâteries) et les plats de viande abondent. Plusieurs recettes demandent un ou plusieurs ingrédients transformés, dont des conserves de pois, de tomates, d'asperges, d'ananas, de saumon et de homard. Le pain de bœuf est assaisonné d'une sauce piquante dont elle ne donne pas la composition, ce qui laisse croire que ce produit s'achète tout fait.

Il y a lieu de se demander si ces recettes correspondent réellement aux goûts et aux habitudes de l'époque, ou si elles ne servent pas plutôt d'encouragement à essayer des mets nouveaux. Le nombre total des recettes de chaque partie et les commentaires qui les présentent nous fournissent quelques indices tout en présentant des compromis révélateurs. Dès les premières pages, Mme Désilets dit que la viande, les sucres raffinés et la farine blanche sont trop abondamment consommés. À quelques reprises, elle prône la modération pour ces types d'aliment[32], mais elle reconnaît leur popularité en offrant 30 plats de viande, 32 recettes de confiserie et pâtisserie, 9 sortes de confiture, gelée et marmelade, et 23 manières de faire des crèmes et des bonbons. De toute évidence, l'auteure sait que ses lectrices et leur famille ont la dent sucrée et mangent de la viande presque chaque jour. Elle cherche à combler ces goûts tout en croyant utile d'émettre quelques mises en garde. D'autre part, Mme Désilets encourage ses lectrices à cuisiner davantage des aliments moins populaires; là aussi, elle évoque la nutrition et la santé[33].Elle donne 29 recettes à base de légumes et de fruits, presque autant que le nombre de plats de viande. Plus loin, elle vante également les mérites du pain brun, qui « produit plus d'énergie et conserve mieux la santé[34] » que le pain blanc.

Soulignons que les mises en garde données dans ce livre de recettes sont loin d'être aussi vindicatives que celles du docteur Nadeau et sont contrebalancées par les recettes elles-mêmes. Il semble que pour Mme Désilets, le plaisir et la satisfaction de l'appétit importent plus que la nutrition et la raison, comme en témoignent les nombreuses recettes de pâtisserie, dessert, confiture et bonbon. Par son éducation et ses activités, Mme Désilets est probablement plus proche des pratiques et des demandes de ses contemporaines que le docteur Nadeau. Elle écrit aussi dans un but différent: elle ne critique pas les habitudes pour les transformer, mais publie des recettes en espérant qu'elles soient effectuées. Elle doit donc proposer des mets correspondants aux goûts exprimés à son époque tout en sortant suffisamment des sentiers battus pour rendre son livre attrayant. Mme Désilets propose une cuisine variée, à cheval entre tradition et modernité, héritages locaux et apports étrangers, plats ordinaires et desserts des grandes occasions, ingrédients demandant une longue cuisson et conserves permettant de gagner du temps et défier les saisons. En somme, son livre semble adapté à un monde où les pratiques culinaires et les goûts sont variés, nuancés et changeants, autant à la ville qu'à la campagne.

Cuisiner et manger à la campagne et en ville

L'étude anthropologique d'Horace Miner, *St. Denis. A French-Canadian Parish*, qui paraît en 1939 et transmet les résultats d'une enquête effectuée en 1936–1937, donne une autre perspective sur ces changements. Horace Miner y dresse un riche portrait des habitudes et des mentalités d'un petit village agricole en transition vers la modernité[35]. Au moment de cette enquête, Saint-Denis de Kamouraska est un village modeste dont les 700 habitants vivent surtout de l'agriculture et de la pêche. L'eau vient de puits à pompe manuelle et la plupart des maisons sont chauffées au bois et éclairées avec des lampes à pétrole. Malgré cette rusticité, Miner constate des signes de modernisation: 28 familles ont la radio[36] et il dénombre 5 automobiles dans la paroisse, quoiqu'il remarque que ce bien n'a pas encore la faveur des agriculteurs. Deux personnes ont le téléphone, et deux cultivateurs possèdent un tracteur[37]. Dans la plupart des cuisines trônent des poêles à bois en fonte émaillée, avec thermomètre pour le four. Horace Miner qualifie ces poêles de modernes et remarque qu'ils font la fierté de leurs propriétaires, leur beauté et leur propreté constituant des critères selon lesquels les gens se jugent entre eux[38].

Dans son chapitre sur les travaux quotidiens, hebdomadaires, saisonniers et annuels, Miner décrit les repas de tous les jours. Le déjeuner comprend du pain, souvent rôti, servi avec des cretons, du café ou du thé, des œufs ou encore des crêpes garnies de sucre d'érable ou de beurre. Les deux autres repas de la journée comprennent de la soupe ; la plupart du temps, on mange la même au dîner et au souper. Miner trouve que les femmes du village exécutent fort bien ce genre de mets et il remarque la popularité de la soupe maigre aux pois le vendredi. En complément de la soupe, on sert des pommes de terre bouillies ou en purée, du lard et beaucoup de pain. Les légumes frais abondent en été et la plupart des fruits ne sont consommés qu'en saison, alors qu'en hiver, les gens se contentent de petites quantités de légumes en conserve ou séchés. La viande est plus abondante pendant la saison froide, et le porc domine sur le veau, le bœuf, le poulet et le lapin domestique, les deux derniers aliments étant servis surtout à la visite. Le beurre, le lait, le thé et le café complètent pratiquement tous les repas[39]. Les mets quotidiens sont simples et incluent des ingrédients semblables à ceux des années 1860–1914. Les pommes et les fruits de saison semblent être les seuls consommés ; plus loin, lorsque Miner parle des récoltes, il liste les carottes, les betteraves, les navets et les oignons en plus des habituelles et abondantes pommes de terre[40].

Dans les familles rurales, l'alimentation semble avoir été peu transformée entre les années 1860 et 1930. La table quotidienne des agriculteurs de Kamouraska s'apparente beaucoup à celle d'Irénée Gaudreault de Charlevoix et la description des repas d'Horace Miner ressemble à celles lues dans *Maria Chapdelaine* et *Jean Rivard*. La différence la plus remarquable est celle des conserves maison. Par contre, ce n'est pas nécessairement une acquisition récente, puisque les ouvriers de Québec rencontrés par Lortie en 1903 possèdent aussi le nécessaire pour en faire. Selon Miner, plusieurs habitants de Saint-Denis cuisent leur pain à la maison. Cette tâche occupe toute une journée de travail et produit une grande quantité de pain, mais ne s'effectue que deux fois par mois, une ménagère pouvant cuire 120 livres de pain en une seule journée. Étant donné les quantités évoquées, les familles et les voisins partagent peut-être ce travail en se vendant ou en s'échangeant des pains, tandis que d'autres comptent sur le boulanger, qui passe deux fois par semaine au village[41]. Au quotidien, l'heure des repas est déterminée par le retour des hommes du travail. Comme avant, les repas peuvent varier selon les occasions et les saisons : les réceptions familiales dominicales, le temps des sucres et le temps des fêtes. Le rythme annuel est aussi brisé par les travaux intérieurs et extérieurs demandant beaucoup de temps (grand ménage, semis, récoltes), rendant peut-être les mets quotidiens différents.

Horace Miner remarque toutefois plusieurs changements, qu'il attribue à la surpopulation rurale, à la dépendance économique au monde industrialisé et à la diffusion à la campagne de caractéristiques socioculturelles urbaines et américaines. Il souligne que les habitants de Saint-Denis de Kamouraska désignent souvent les nouveaux produits sous leurs marques de commerce, fréquemment anglophones, et nomment les plats étrangers dans la langue d'origine. C'est pourquoi, par exemple, les gens disent acheter des fèves pour faire des *beans* : l'ingrédient se nomme en français, mais le nom du plat reste anglais parce qu'il est entré dans l'alimentation des Canadiens français par les patrons anglophones des chantiers de bûcherons[42]. Il ajoute néanmoins que les habitudes anciennes résistent bien au changement parce qu'elles sont économiques et intégrées à l'agriculture de subsistance[43]. C'est pourquoi une pratique comme la boulangerie à domicile dans un four à pain extérieur dure même si un boulanger dessert la communauté.

Dans une annexe, Horace Miner indique des boissons et aliments anciens et nouveaux. Les éléments dits traditionnels sont présents au début du XIXe siècle (et souvent plus loin dans le passé) ; les nouveautés proviennent surtout de l'influence anglophone ou urbaine. Le café de céréales et de légumineuses, les crêpes, le pain, la soupe aux pois, les beignes, les œufs, les pommes de terre, les pâtés à la viande, le porc salé, le beurre, le lait et le sucre d'érable constituent la catégorie des aliments anciens. Parmi ceux-ci, il remarque, sans donner une échelle de quantité, que les pommes de terre et le porc salé sont moins fréquemment consommés qu'avant. Les nouveautés signalées sont relativement peu nombreuses : le catsup, les poudings, les *riced potatoes*, les conserves de viande faites maison, le thé, le café, le Jell-O et les gâteaux roulés à la confiture[44]. Miner n'indique pas quand les nouveautés sont arrivées et si la quantité des aliments consommés depuis longtemps a beaucoup changé. Mais à la lumière de l'évolution des conditions de vie et des pratiques culinaires, on peut conclure que les transformations sont profondes et durables. Horace Miner l'affirme dans sa postface de l'édition de 1963 de son livre, où il décrit le village lors d'une seconde visite, plus brève, effectuée en 1949. Il souligne le fait que les gens de Saint-Denis sont beaucoup plus riches qu'en 1936–1937, ce qui se manifeste par des fermes mieux équipées, un chemin principal asphalté où roulent plus d'autos, l'accès à l'électricité et l'acquisition de réfrigérateurs électriques. L'auteur remarque que le boulanger commercial est de plus en plus populaire et que, même dans les rangs, certaines femmes ont cessé de cuire leur pain. Horace Miner dit que cette prospérité vient surtout de l'augmentation de la valeur de la production agricole, mais il remarque aussi l'importance des allocations familiales, nouvellement mises en place, dans l'amélioration des conditions d'existence des familles nombreuses[45].

Selon les observations de Miner, à Saint-Denis, dans les années 1930, les travaux culinaires s'effectuent conformément à l'idéal exprimé par les médecins, les hygiénistes, les religieuses et les philanthropes depuis la fin du XIXe siècle. La cuisine quotidienne est une tâche féminine, occupant surtout la mère et l'aînée des filles. L'auteur souligne la grande taille des ménages : une tablée compte souvent dix convives, parfois jusqu'à vingt. La préparation du repas doit commencer longtemps d'avance, et le lavage de la vaisselle d'un seul repas peut accaparer trois personnes pendant une heure. Comme le ministère de l'Agriculture le préconise vers 1900 dans *La Bonne ménagère*, les femmes de Saint-Denis cuisinent pour leurs familles, et particulièrement pour les hommes, des repas peu dispendieux comblant l'appétit des travailleurs. Comme conseillé par les enseignantes en économie domestique, les médecins et autres experts, elles servent des légumineuses, des œufs, des légumes et des produits laitiers, tous estimés pour leur valeur nutritive et économique. Mais si les manières de préparer les repas restent plutôt traditionnelles, le mouvement vers la modernisation des articles couramment consommés est bien amorcé dans le coin de campagne étudié par Miner.

Les témoignages recueillis par l'histoire orale évoquent un univers alimentaire urbain diversifié. Les souvenirs de marché, de magasins, de parcs, de restaurants et de repas quotidiens ou festifs sont abondants dans l'ouvrage de Marcelle Brisson et Suzanne Côté-Gauthier, *Montréal de vive mémoire, 1900–1939*. Ce livre découle d'une centaine d'entrevues effectuées avec des Montréalais, entrevues auxquelles les auteures ont ajouté quelques témoignages provenant d'autobiographies. Il est parfois difficile de situer ces réminiscences dans le temps, puisque les auteures traitent de la période d'un seul bloc[46]. Lors des entrevues, réalisées au début des années 1990, les témoins avaient en moyenne 86 ans; leurs plus anciens souvenirs remontent vers 1910 et la majorité des faits évoqués datent de l'entre-deux-guerres.

L'ensemble des récits donne l'impression que certaines habitudes alimentaires rencontrées en ville ressemblent à celles des ruraux, alors que d'autres diffèrent beaucoup. Comme à la fin du XIXe siècle, la ville n'est pas seulement un lieu d'achat et de consommation des aliments, la production (et les producteurs) demeurant proche. Des melons poussent sur les pentes du mont Royal, du côté de Notre-Dame-de-Grâce[47], des fermes subsistent dans des quartiers périphériques comme Maisonneuve et Sault-au-Récollet alors que des familles entretiennent de petits potagers sur des terrains vagues[48]. Mais l'achat et la consommation se déroulent dans des lieux multiples. Des marchés publics aux petits restaurants en passant par les magasins de bonbons et les *stands* de frites et de hot-dogs, la nourriture est partout dans la ville. Elle fait partie des moments de détente, des sorties, des divertissements. Une simple promenade au marché peut exciter les sens. Victor Barbeau, dans son livre *La tentation du passé*, évoque la place Jacques-Cartier: « affriolante de légumes, de fruits, de miel, de sirop d'érable et caquetante de ses volailles en cage avec, autour de ses éventaires, les acheteurs goûtant au beurre, au fromage à la crème. Le ventre de Montréal! » D'autres sont alléchés par les bonbons de chez Quesnel ou les patates frites du parc Sohmer[49]. Selon les témoins, il y a alors peu de restaurants à Montréal. Toutefois, les auteures n'estiment pas leur nombre, et on peut supposer, d'après les portraits de la vie rurale dont nous disposons, que ce type de commerce est essentiellement urbain. Le terme « restaurant » recouvre d'ailleurs plusieurs sortes d'établissements, allant de la cafétéria à l'italien raffiné en passant par le petit dépanneur installé dans une maison privée[50]. On trouve aussi des comptoirs de restauration rapide et des cafétérias dans les magasins, où les employés du commerce et les gens du quartier consomment des repas simples et peu élaborés, « spécial du jour », frites, *sundaes* et hot-dogs, servis rapidement[51]. Le restaurant peut être autant un endroit familier qu'un lieu spécial et luxueux où les ouvriers et les petits salariés vont parfois « jouer aux riches ».

Les femmes rencontrées lors de cette série d'entrevues se souviennent de la place de la cuisine dans les travaux domestiques quotidiens. Brisson et Côté-Gauthier résument leur horaire hebdomadaire, semblable pour toutes celles qui veulent être jugées comme de bonnes ménagères. Le samedi est la journée du marché et de la cuisine : le matin, elles font les courses, alors que l'après-midi est consacré à préparer de la soupe et des desserts pour les jours suivants, y compris le dîner du dimanche. Le repas dominical demeure, symboliquement et culinairement, le plus important de la semaine. On mange ses restes le lundi et peut-être même le mardi, jours consacrés à la lessive et au repassage, des travaux longs et pénibles laissant peu de temps à la cuisine[52]. Les rôtis de porc, les gigots d'agneau et les jambons avec des patates pilées, des carottes et des petits pois ont la faveur des personnes interrogées. Plusieurs témoins terminent leur repas avec plus d'un dessert : gâteaux, crème fouettée, crème glacée, compotes ou salade de fruits. Lors des fêtes, cretons, ragoûts, tourtières, pâtés, beignets, biscuits à la mélasse et desserts divers ont la cote. Aux danses, on sert des friandises, des sandwichs et des boissons gazeuses[53].

Sans égard pour ce que l'étiquette et la gastronomie préconisent, les témoins se souviennent que dans toutes les circonstances, les jours de fête comme de labeur, les repas se déroulent rapidement. La raison semble simple : les gens ont autre chose à faire. Dans les grandes familles, il est souvent nécessaire de servir deux « tablées ». Il faut se dépêcher et laisser la place aux suivants. Les autres travaux ménagers, dont la vaisselle, n'incitent pas à prendre son temps et, lors des fêtes, les gens ont surtout hâte de danser. Cette vitesse suggère moins de services que dans les menus proposés dans les cours de cuisine, et peut-être aussi une conception du repas moins centrée sur la dégustation et la discussion plaisante entre convives. Contrairement à ce que les gastronomes, les gourmets et les professeures d'art culinaire affirment souvent, la table n'est pas le centre de toute réunion de famille et de toute fête. Ainsi, selon les souvenirs colligés par Brisson et Côté-Gauthier, si le repas du jour de l'An a bien de l'importance, car il faut recevoir avec générosité, on ne s'y attarde pas longtemps, car on préfère danser. Voilà un bon exemple de différence entre les pratiques populaires et les discours émis par des experts provenant des classes plus aisées.

Si les réminiscences précédentes évoquent peu l'impact de la pauvreté sur les tables des citadins, d'autres études dévoilent des souvenirs moins roses. Un des témoins rencontrés par la professeure Mona

Gleason, identifié sous le pseudonyme de Marc dans le livre *Small Matters*, a grandi à Montréal au début du XXe siècle dans le quartier Hochelaga-Maisonneuve. Il se souvient que les aliments achetés en vrac, comme le riz et les fèves, n'étaient pas toujours propres, et il évoque de grandes différences entre les saisons, l'hiver étant marqué par une diète peu abondante et l'été, rythmé par les fruits et les légumes frais disponibles. À 14 ans, Marc a été hospitalisé dans une institution religieuse. Il conserve de bons souvenirs de cette expérience, car les repas servis par les sœurs étaient bons ; ce contraste entre la perception positive des repas de l'hôpital et le quotidien montre bien que, pour ce témoin, les mets quotidiens n'étaient pas toujours satisfaisants[54]. Les femmes interviewées par Denyse Baillargeon dans *Ménagères au temps de la Crise* se sont exprimées au sujet de la cuisine et de la diète. La Dépression a provoqué une diminution du coût de la nourriture, mais, selon Baillargeon, cette baisse ne suffisait pas à compenser la chute des revenus disponibles. Elle affirme que le prix hebdomadaire moyen de la nourriture pour cinq personnes était de 11,02 $ à la fin de 1929 et de 6,72 $ en 1933, mais que ce montant représentait toujours 46 % des dépenses de base[55]. Alors que les expertes en économie domestique, en philanthropie et en nutrition répètent qu'en cuisinant plus et mieux, il est possible de faire des repas nutritifs à coûts minimes, les témoignages des femmes qu'elle a rencontrées montrent une évaluation différente des possibilités offertes par leur budget réduit ainsi qu'une autre conception de la qualité de l'alimentation.

Les stratégies d'épargne des ménagères ouvrières débutent lors de l'achat des denrées. Plusieurs magasinent en fin de journée, lorsque les marchands liquident viandes, fruits et légumes avant de fermer boutique, faute de réfrigérateurs pour les garder jusqu'au lendemain. Se contenter de fruits et légumes soldés parce que légèrement gâtés permet aussi d'économiser. Se rendre à l'abattoir et à la boulangerie plutôt qu'à l'épicerie donne accès à d'autres soldes. Si les ménagères avaient déjà l'habitude de recettes simples et bon marché avant la crise, les difficultés économiques ne les amènent pas à faire plus de conserves ou à cuire elles-mêmes leur pain. L'achat de grosses quantités pour les conserves ne convient pas à leur budget, tandis que le temps, l'énergie et la possibilité de gaspiller des ingrédients n'encouragent guère à expérimenter la boulangerie domestique.

Se « bourrer » de patates, manger des beurrées de moutarde, apprêter saucisse, viande hachée, légumes, saumon et pâtes alimentaires en sauce blanche, se passer de dessert ou ne préparer que les gâteaux les plus économiques, à un seul œuf, représentent d'autres moyens de se nourrir avec peu d'argent. Les standards et les aspirations de ces femmes en matière de nourriture sont peu élevés. Pour elles, la vraie misère veut dire ne rien avoir à se mettre sous la dent. Manger des beurrées de moutarde ou des patates leur suffit pour affirmer n'avoir jamais « pâti d'un repas » ou « manqué de rien ». Par contre, cela ne signifie pas que toutes les informatrices rencontrées par Denyse Baillargeon estiment que ces menus sont parfaits : « On a toujours mangé, peut-être pas bien comme il y en avait, mais on a toujours mangé[56] », se souvient l'une d'elles. En somme, pour plusieurs, l'essentiel est de manger quelque chose, et non pas de suivre les conseils des experts de la médecine ou de la cuisine.

Ces ménagères des années 1930 évoquent une cuisine quotidienne beaucoup plus morne et frugale que les livres de recettes le laissent supposer ou que les souvenirs heureux de frites et de bonbons conservés par d'autres Montréalais. Denyse Baillargeon résume bien les impressions de la trentaine de femmes qu'elle a rencontrées lors des repas de tous les jours : les mêmes viandes de porc, de bœuf et de veau reviennent semaine après semaine, en plats mijotés comme en ragoûts ; la même pièce de viande, servie d'abord le dimanche, fait des restes jusqu'au jeudi ; les mets du vendredi sont aussi toujours des variations sur le thème du poisson, des légumineuses et des œufs[57].

Bien qu'on ne retrouve pas d'études semblables pour la ville de Québec, tout porte à croire que les manières d'acheter la nourriture, les lieux de consommation et la cuisine des milieux populaires de cette ville ressemblent à ceux des Montréalais. C'est, en tout cas, ce qui se dégage des scènes de la vie quotidienne décrites dans le roman *Au pied de la pente douce*, de Roger Lemelin. Paru en 1944, il raconte les aventures de Denis, un jeune homme d'une modeste famille de Québec dans les années 1930, amoureux d'une fille de bourgeois et rêvant de gloire littéraire. Plusieurs éléments secondaires à l'intrigue principale tournent autour de pratiques alimentaires : deux femmes, dont la mère du héros, se font compétition en ouvrant chacune leur petit restaurant à même leur domicile. La mère de Denis a financé son projet en faisant tirer des poules, élevées près de la maison par un autre de ses enfants, et nourries de grain que le père ramasse aux élévateurs du port. Les petits restaurants en question vendent surtout de la crème glacée, des bonbons et des boissons gazeuses, appelées « liqueurs ». D'autres personnages achètent des cubes de neige sale et durcie provenant du dépotoir à neige de la ville et les mettent dans leur laveuse pour garder le beurre et les breuvages au frais[58]. Ces aspects du roman montrent la pauvreté des gens du quartier, qui sacrifient l'hygiène à l'économie. *Au pied de la pente douce* évoque aussi la persistance d'une microagriculture urbaine qui côtoie des commerces donnant accès à des gâteries sucrées produites de manière industrielle.

Les habitudes alimentaires changent donc au rythme de l'urbanisation, de l'industrialisation et de la commercialisation des aliments. Jusqu'aux années 1920, les agriculteurs canadiens-français conservent une diète assez semblable à celle décrite pour les Gauthier de Charlevoix dans les années 1860 : basée sur la viande de porc, le pain, les patates, le sucre, les œufs, les pois et les fèves, cette alimentation provient en grande partie de la production agricole locale. En ville, les ingrédients de base demeurent essentiellement les mêmes jusqu'après la Première Guerre mondiale, quoique la plus grande variété de produits disponibles dans les marchés et commerces urbains rend la diversification possible pour ceux disposant de revenus suffisants. C'est surtout à partir des années 1920 et 1930 que l'industrialisation d'une partie de la transformation des aliments ainsi que leur commercialisation apparaissent dans nos sources. Des produits comme le ketchup, les conserves, les pâtes alimentaires et la crème glacée sont disponibles dans les commerces et pénètrent jusque dans les campagnes dès que les moyens de transport le permettent. Une constante se dessine : pour cette vaste portion de la population qu'on désigne comme les salariés, le principal facteur influençant les choix diététiques est la situation économique. Plus que la ruralité ou l'urbanité, la classe sociale et, à l'intérieur d'une même classe, les revenus disponibles restent déterminants.

Un élément des pratiques alimentaires demeure stable entre 1860 et 1945, quels que soient le lieu, l'époque ou la situation économique : cuisiner est un devoir féminin et maternel. Cette division des tâches est présentée comme naturelle et allant de soi dans toutes les sources consultées. Dans le prochain chapitre, nous décrirons comment les médecins, les enseignantes en économie domestique, les élus et les publicitaires représentent ce rôle féminin, mais remarquons tout de suite que, dans la cuisine, les conventions sociales concernant le genre paraissent respectées dans la plupart des familles.

Ce conformisme sur le genre ne signifie pas que la population partage d'emblée toutes les valeurs promues par les experts. Les sources précédemment citées suggèrent que pour les cuisinières et leurs convives, suivre et perpétuer certaines traditions semble avoir été important, tout comme l'économie des ressources. Nous verrons que l'enseignement culinaire et ménager valorise aussi ces aspects. Toutefois, les médecins et les organismes de santé, de charité et d'aide sociale ne cessent de répéter l'importance de la santé dans les choix alimentaires. Selon les statistiques, les observations et les témoignages retrouvés, cela ne constitue pas une priorité pour les agriculteurs et les ouvriers des années 1919 à 1945. Ceux-ci mangent d'abord ce qui est disponible, ce qu'ils peuvent se procurer en suivant leurs habitudes et les goûts développés dans leur milieu ; ensuite, ils tentent d'améliorer leurs menus sur le plan du goût, de la qualité et du plaisir ressenti. Bien manger a des significations variées : tous n'accordent pas la même place aux nutriments et aux vitamines, ni la même importance à la structure des repas et au temps qu'ils devraient durer. La distance entre les discours et les pratiques est rarement reconnue explicitement par les experts de la nutrition, mais elle limite sans doute la portée des conseils, des publicités et des autres prescriptions sur la diète.

6

Une science moderne au service de la tradition, 1919–1945

Les décennies suivant la Première Guerre mondiale sont propices à la multiplication des conseils et des interventions publiques sur la nutrition. Les enjeux économiques, sociaux et politiques de la crise des années 1930 et de la Deuxième Guerre colorent les discours sur l'alimentation de teintes idéologiques plus vives selon les circonstances et les objectifs des acteurs. Une rationalisation accrue des conseils, favorisée par des découvertes scientifiques, survient durant cette période aussi marquée par l'accroissement des usages commerciaux de la nutrition. Dans les discours sur l'alimentation, les valeurs modernes dominent : productivité, efficacité et rationalité sont abondamment évoquées. Les rôles féminins représentés demeurent toutefois conformes à l'idéal catholique, nationaliste et ruraliste. Malgré la modernisation du Québec, la sauvegarde de la famille traditionnelle reste le principal objectif poursuivi par les émetteurs de conseils diététiques.

Afin de comprendre leurs discours, nous consacrerons la première partie de ce chapitre aux développements survenus dans le champ de la nutrition, et surtout dans celui de sa diffusion dans le système d'éducation dans les années 1920 et 1930. Ensuite, nous analyserons trois types de texte, soit des publications gouvernementales, du matériel scolaire et des publicités, pour en montrer les aspects idéologiques.

La nutrition et sa diffusion dans les institutions d'enseignement

L'entre-deux-guerres voit l'approfondissement des connaissances sur les vitamines et la diffusion à grande échelle de ce nouveau savoir, notamment par les entreprises, rapides à en exploiter le potentiel commercial. Aux vitamines A et B, découvertes entre 1908 et 1912, les chercheurs ajoutent les vitamines C et D au début des années 1920 et poursuivent leurs travaux durant les décennies 1920 et 1930. Ils isolent un grand nombre de vitamines du groupe B et en identifient les sources alimentaires. Outil de développement de nouveaux produits et de mise en marché, la nutrition devient vite essentielle à l'industrie alimentaire, qui diffuse certaines notions de cette science par l'entremise de son matériel promotionnel et de ses emballages. Même lorsqu'elles sont fortement biaisées, les recherches commerciales ainsi que les publicités d'aliments et de comprimés de vitamines s'additionnent aux campagnes d'éducation des divers paliers de gouvernement pour convaincre la population de l'importance des vitamines pour la santé.

Le début du XXe siècle voit naître et croître plusieurs grandes entreprises et conglomérats comme Heinz, General Foods, Standard Brands, Campbell, Kraft et Nabisco, qui diffusent beaucoup d'annonces dans les quotidiens, les magazines féminins, sur des présentoirs en magasin et sur des panneaux d'affichage posés dans les villes et le long des routes. Face à une forte compétition et une demande limitée, ces compagnies souhaitent distinguer leurs produits et leurs marques de ceux des compétiteurs. Invisibles, difficilement quantifiables, sans saveur et mystérieusement essentielles, les vitamines constituent un argument de vente idéal[1].

En outre, plusieurs aliments sont altérés par la transformation industrielle et, rapidement, les chimistes constatent la fragilité des vitamines, certaines étant détruites par une cuisson prolongée. Aux craintes de falsification, de fraude et d'additifs dangereux s'ajoute celle que les aliments industriels soient pauvres en vitamines. Les compagnies demandent donc aux chimistes et nutritionnistes qu'elles embauchent de maintenir la réputation de leurs produits. Par exemple, elles effectuent des recherches pour tenter de prouver que le pain blanc est sain et que les légumes en conserves sont riches en vitamines. Les entreprises corrigent aussi leurs produits en les enrichissant. Durant les années 1920 et 1930, l'industrie pharmaceutique synthétise la plupart des vitamines connues pour ensuite fabriquer et vendre des comprimés et d'autres suppléments. Dans certains pays, on en ajoute aussi à quelques aliments[2]. En Grande-Bretagne, où elle est légale, la margarine est fortifiée dès 1927 pour rapprocher son contenu vitaminique de celui du beurre. La nourriture pour bébés y est abondamment enrichie pour la rendre plus comparable au lait maternel[3]. En 1941, aux États-Unis, la farine blanche est additionnée de thiamine, estimée essentielle à l'effort de guerre des civils comme des militaires. De plus, on irradie le lait de vache pour y ajouter de la vitamine D même s'il n'en contient pas une quantité importante à l'état naturel. Certains historiens observent des différences de classe dans l'usage de cette nouvelle connaissance par la population. Les premières personnes à s'intéresser aux vitamines proviennent principalement de la classe moyenne : cette population est sensible aux arguments sur la santé, la croissance et la longévité[4], réceptive aux nouveaux conseils concernant les vitamines, et capable d'y consacrer une part de ses revenus. Objets d'une abondante publicité, les comprimés vitaminiques donnent aux individus une autre option pour profiter des bienfaits de la nutrition. Pour plusieurs personnes, cette solution est plus facile et plus économique que de changer son alimentation, et elle offre une assurance contre des carences possibles.

Plusieurs idées et connaissances toujours actuelles sont acquises à la fin des années 1930 parmi les experts, dans les classes sociales supérieures et, parfois, dans toute la population. D'abord, la perception qu'une population en apparence bien nourrie puisse souffrir de carences règne chez les nutritionnistes et les médecins. Ils savent aussi que la transformation des aliments détruit des nutriments importants. Certains mouvements de consommateurs, pour leur part, soupçonnent l'industrie d'utiliser des additifs dangereux et demandent plus de régulation. En outre, les images du corps mises de l'avant se fixent autour de la minceur, valorisée partout en Occident, non seulement par un phénomène de mode, mais parce que l'opinion des experts appuie cet idéal esthétique. De plus en plus de gens croient qu'au quotidien, il vaut mieux manger ce qui est sain que ce qu'ils aiment. L'intégration de ce modèle de santé et de minceur se manifeste dans la pratique, alors presque exclusivement féminine, de suivre des régimes amaigrissants, dans le début de l'utilisation de la balance dans les foyers de la classe moyenne des années 1920[5], et dans la consommation de vitamines et autres suppléments alimentaires, comme l'huile de foie de morue.

En même temps, les décennies 1920, 1930 et 1940 voient apparaître la professionnalisation de la nutrition et de la diététique partout en Europe, aux États-Unis et au Canada. Nous observons toutefois un certain décalage dans le cas du Québec francophone, où ce savoir demeure surtout entre les mains des médecins, des infirmières et des institutrices, laïques et religieuses. Le principal lieu de diffusion de la nutrition reste les écoles ménagères, qui poursuivent leur expansion. Il y en a plus de 150 au tournant des années 1920 et 1930 et presque 200 à la fin des années 1930[6]. Dans ces écoles, un nombre croissant d'élèves apprennent la cuisine, et, selon le niveau et le programme, des notions plus ou moins approfondies de nutrition.

Certaines écoles primaires publiques dispensent des cours d'arts ménagers, puisqu'un programme existe dès 1915. En 1922, cette matière demeure facultative, mais le programme est révisé[7]. Il relève alors du Service de l'économie domestique du ministère de l'Agriculture, dirigé par Alphonse Désilets. Durant les années 1920, le ministère de l'Agriculture manifeste une volonté d'enseigner les arts ménagers à toutes les jeunes filles canadiennes-françaises même si cela suscite des objections[8]. Ce projet explique la floraison de manuels couvrant ce sujet et la tenue de congrès provinciaux sur l'enseignement ménager en 1926, 1934 et 1937.

En 1929, l'enseignement ménager passe sous le contrôle du département de l'Instruction publique et, en 1937, cette matière fait l'objet d'une nouvelle politique la rendant obligatoire pour toutes les filles fréquentant le primaire. Une heure par semaine y est réservée, l'alimentation débutant en quatrième année. À mesure que les élèves grandissent, le temps consacré à l'art ménager augmente pour atteindre deux heures par semaine en dixième, onzième et douzième année. En 1941, un sous-comité révise de nouveau le programme et augmente la durée de cet enseignement à une demi-journée par semaine, là où cela est possible. En outre, l'inspecteur et propagandiste de l'enseignement ménager, l'abbé Albert Tessier, recommande que ce cours soit inclus dans les matières obligatoires pour l'obtention des certificats de septième et de neuvième année ainsi que pour l'obtention des brevets d'enseignement accordés aux institutrices en devenir. Enfin, il demande que les commissions scolaires soient tenues de fournir aux écoles le matériel nécessaire aux leçons pratiques[9]. Ces multiples révisions et amendements au programme montrent la volonté du département de l'Instruction publique de l'implanter plus solidement ; ils révèlent aussi que cet enseignement ne va pas de soi dans toutes les écoles et toutes les commissions scolaires. Néanmoins, ces efforts font augmenter le nombre d'heures consacrées à l'enseignement de la cuisine et de la nutrition dans les écoles du Québec.

À un niveau plus avancé, les écoles ménagères supérieures, comme l'École ménagère provinciale de Montréal, forment chaque année des finissantes en enseignement ménager qui ont suivi plusieurs cours sur la cuisine et l'alimentation. Celles désirant poursuivre d'autres carrières, comme celle de diététiste, doivent toutefois compléter leur formation ailleurs[10]. Quelques diplômées de l'EMP et de Saint-Pascal de Kamouraska sont toutefois embauchées par le Service de l'économie domestique du ministère de l'Agriculture du Québec pour donner des conférences dans le réseau des écoles ménagères, dans les Cercles de Fermières et dans certaines paroisses montréalaises. Elles vulgarisent et diffusent des savoirs sur la diète auprès d'un vaste public, mais elles ne sont pas des professionnelles reconnues dans une association. Comparativement aux anglophones, les diplômées des écoles ménagères tirent de l'arrière en ce qui concerne les possibilités d'emploi. Dans les universités anglophones canadiennes, dans les années 1930, les huit programmes universitaires offrant des formations permettant de demander le titre de nutritionniste ou de diététiste portent encore le titre de « Household Sciences ». Mais, progressivement, tous s'éloignent des sciences domestiques pour se repositionner autour des sciences de la santé, de la biochimie et parfois de l'agriculture[11]. Tandis que les finissantes du Collège Macdonald décrochent majoritairement un emploi rémunéré, celles des écoles ménagères religieuses privées se retrouvent mariées. Seules celles qui fréquentent ensuite une école normale peuvent devenir institutrices[12]. Il n'y a donc qu'un petit nombre de diplômées des écoles ménagères qui trouvent un emploi; la plupart donnent des conférences publiques pour le ministère de l'Agriculture.

La profession de diététiste existe chez les Canadiennes françaises avant 1945, mais elle n'est pas régie par une association professionnelle et elle se revendique par l'obtention d'un diplôme dans une université canadienne-anglaise ou américaine. Selon un rapport sur les débuts de l'Institut de diététique et de nutrition de l'Université de Montréal, au début des années 1940, les hôpitaux canadiens-français ne comptent aucune diététiste dans leur personnel et, dans toute la province, il n'y a que trois diplômées de langue française (une graduée de McGill et deux d'universités américaines)[13]. Quelques infirmières et religieuses francophones ont étudié la nutrition dans des institutions anglophones comme le Collège Macdonald et les universités de Toronto et de Cornell, mais elles semblent avoir trouvé peu de postes rémunérés dans leur milieu socioculturel en dehors de l'enseignement et des soins infirmiers[14]. L'une d'elles est Jeannine Champoux, diplômée du Collège Macdonald de McGill[15] et embauchée en 1936 par le ministère de la Santé du Québec pour travailler au Département de nutrition. Il faut ainsi attendre 1942 pour que l'Université de Montréal crée l'Institut de diététique et de nutrition, rattaché à la faculté de médecine, et 1943 pour que l'Université Laval ouvre l'École des sciences domestiques, offrant un programme de baccalauréat en enseignement ménager[16]. L'Institut de diététique et de nutrition de l'Université de Montréal distingue son programme de celui des écoles ménagères et instituts familiaux en insistant sur son caractère scientifique et sur l'objectif de former de véritables professionnelles de la santé, indispensables en milieu hospitalier[17].

Les premières nutritionnistes et diététistes du Québec sont donc diplômées du Collège Macdonald et, en majorité, anglophones. Leur première association professionnelle provinciale, créée en 1924, est baptisée de manière unilingue la Quebec Dietetic Association et semble avoir eu une existence éphémère[18]. On perçoit aussi l'inégalité linguistique dans l'accès aux professions dans la consonance des noms des premières membres de la Canadian Dietetic Association, fondée en 1935. En 1922, le Dispensaire diététique de Montréal embauche une travailleuse sociale formée en diététique, Jean Crawford[19]. Elle quitte son poste en 1924, remplacée par Anne O. Garvock, plus connue sous le diminutif de Nan. Diplomée du Collège Macdonald de McGill en 1917, elle dirige le Dispensaire durant 34 ans[20]. Qu'il s'agisse de l'armée, des services alimentaires hospitaliers ou des cafétérias des grandes entreprises, la quasi-totalité des spécialistes de la nutrition embauchées au Canada et au Québec est d'origine anglo-saxonne, au moins jusqu'à la Deuxième Guerre mondiale.

Ce clivage linguistique révèle les limites de la nutrition, de la perception de son utilité, de l'éducation des filles et de la place des professions féminines dans la société québécoise francophone. Visant surtout à former des institutrices et à préparer des jeunes filles au mariage, les écoles ménagères et instituts familiaux du Québec préservent un idéal familial reposant sur l'attachement à la terre et à la famille traditionnelle. Les quelques finissantes trouvant un emploi donnent des conférences pour le ministère de l'Agriculture, diffusant les idéaux qui ont présidé à leur scolarisation et soutenant des produits locaux pour encourager l'agriculture. Ces aspirations se manifestent aussi dans les publications officielles du gouvernement du Québec, qui promeuvent, dans leurs conseils sur l'alimentation, la conservation de la tradition et la consommation d'aliments locaux. Le ministère de l'Agriculture et les écoles ménagères collaborent étroitement pour véhiculer des idéaux ruralistes et socialement conservateurs. Comme nous l'expliquerons, cette vision est contrebalancée par d'autres discours plus individualistes, productivistes et modernes.

Le ministère de l'Agriculture, les médecins, les fermières et la nutrition

Au début du XXe siècle, l'élite canadienne-française s'inquiète de la surmortalité infantile et de l'avenir de la « race ». Entre 1921 et 1925, le taux de mortalité infantile est de 164 pour 1000 naissances vivantes chez les catholiques de Montréal, comparativement à 79,5 chez les protestants et 39,6 pour les Juifs. Même si ce taux diminue chez les Canadiens français, pour atteindre 73,9 pour 1000 naissances vivantes entre 1941 et 1945, l'écart demeure important entre les groupes linguistiques et religieux. Pour un grand nombre d'élus, de médecins, d'hommes d'affaires, d'intellectuels, de membres de la FNSJB et de la SSJB, la nation est en péril et s'attire le mépris de ses voisins. La peur de la déchéance nationale s'exprime notamment par une vigoureuse campagne d'éducation pour contrer la mortalité infantile, alors attribuée à l'ignorance des mères. Ce phénomène n'est pas spécifiquement québécois : les médecins canadiens-anglais éprouvent une inquiétude similaire devant une immigration croissante perçue comme une menace démographique pour la population d'origine britannique[21]. À la même époque, le mouvement nationaliste canadien-français croît, attisé par de récents conflits politiques comme la crise des écoles francophones en Ontario et la conscription. Selon l'idéologie développée et exprimée par des intellectuels comme Henri Bourassa et Lionel Groulx, la nation se définit par sa religion catholique, sa langue française et son mode de vie rural fondé sur une agriculture modeste, effectuée par des familles patriarcales aux nombreux enfants.

Le ministère de l'Agriculture, soucieux de l'exode rural en cours depuis le milieu du XIXe siècle, tente de retenir les gens sur la terre, notamment par la ruralisation de l'éducation et par la publication de bulletins gratuits qui dressent un portrait attrayant de la campagne. Les Cercles de Fermières participent aussi à ce mouvement. Le plan Vautrin, distribuant des lots de colonisation à des chômeurs durant la crise, en constitue une autre expression. Alors que le Québec s'urbanise, s'industrialise et se modernise à un rythme accéléré, une forte réaction ruraliste et antimoderne apparaît. Elle marque les discours sur l'alimentation, associant une diète saine et une bonne cuisine au mode de vie campagnard. Tout comme ils stimulent en partie la médicalisation de la maternité, les enjeux nationalistes augmentent les préoccupations pour la santé des enfants et la vigueur des travailleurs. Ces préoccupations s'expriment par des conseils sur l'alimentation destinés à toute la population.

Quelques acteurs se préoccupent à la fois de la mortalité infantile et de l'exode rural, comme le docteur Aurèle Nadeau, dont nous avons analysé les écrits publiés durant la Première Guerre mondiale. Dans une brochure intitulée *Rôle de l'alimentation naturelle chez la jeune mère* (1920), il fustige l'alimentation moderne, raffinée et issue de l'industrie, « fléau de notre époque » produisant des « aliments morts », sabotés par l'usine. Il préconise une diète naturelle, supérieure parce que créée par Dieu[22]. Il précise, dans une note suivant le titre, que ses conseils, bien que destinés aux mères, sont « applicables à tout le monde », estimant que « le monde moderne tend à devenir un caravansérail d'anormaux et de détraqués » et que les ancêtres étaient beaucoup plus forts et fertiles grâce à leur alimentation plus naturelle[23]. Le docteur tire ses connaissances et convictions des nouvelles découvertes de la nutrition. Ainsi, il affirme que les aliments transformés sont moins sains en raison de la perte de minéraux et de vitamines. Le docteur Nadeau estime nécessaire de travailler à la survivance nationale en évitant le pain blanc, le riz poli, le sucre raffiné, les charcuteries, la mélasse, la margarine et les viandes trop cuites. Pour lui, le lait pasteurisé, les légumes en conserves et les farines blanches ne sont que des béquilles, un pis-aller ne remplaçant pas les aliments crus, entiers et frais.

Le ruralisme et le nationalisme du docteur Nadeau s'expriment davantage dans *La santé par les produits de la ferme* (1923). Ce livret, publié par le ministère de l'Agriculture du Québec, veut apprendre à la population à soulager un problème alors fréquent, la constipation, et promouvoir la farine de la Compagnie des farines naturelles de la ville de Québec. Le docteur Nadeau trouve la constipation si commune qu'il en fait une caractéristique nationale, ce que tendent à confirmer les publicités de purgatifs et de laxatifs souvent placées dans les journaux et revues de l'époque. Le docteur Dubé, auteur de la préface, affirme aussi que les gens ont l'habitude d'en user[24]. Aurèle Nadeau s'en prend pareillement aux « exploiteurs de pilules brevetées » et dit que les almanachs véhiculent de fausses idées sur les aliments pour vendre plus de médicaments[25]. Le docteur Nadeau décrit des conséquences dramatiques à la diète trop carnée de ses patients. Elle aggraverait tous les maux et en causerait de nombreux : carie dentaire, dyspepsie, neurasthénie, anémie, caractère fielleux et sournois, alcoolisme, et bien d'autres. Selon lui, les enfants, « petits souffreteux » aux bouches édentées et aux jambes arquées, résistent mal à des maladies pourtant communes et ne deviendront pas « des laboureurs solides et des mères de famille capables d'affronter la vie[26] ».

Comme dans toutes ses publications, Aurèle Nadeau préconise de manger moins de viande, plus de farine complète, des légumes et des fruits en abondance, souvent crus, mais aussi en conserve, puisque le climat ne permet pas de récolter des produits frais toute l'année. Il valorise fortement l'agriculture et le passé en référant à une vision idéalisée de temps révolus où les gens jouissaient d'une santé de fer et d'une force physique enviée par les autres nations. Il glorifie les familles canadiennes-françaises rurales autosuffisantes, comparant ses contemporains malades à leurs ancêtres forts, leurs vaillants pères et leurs grand-mères héroïques. L'époque de référence est un passé vague, situé quelques générations avant la sienne. Ailleurs, il associe le déclin diététique national à l'influence soi-disant néfaste des Anglais, qui ne souhaiteraient rien d'autre que de voir les Canadiens français disparaître du continent ; il manifeste aussi sa crainte de la « médecine jaune[27] », ce qui montre son racisme envers les peuples asiatiques.

Aurèle Nadeau et le docteur Dubé se montrent aussi de fervents croyants. Le docteur Nadeau considère sa tâche d'éducation populaire comme un devoir religieux, comme devraient l'être, selon sa perspective, le travail agricole et l'adoption de saines habitudes alimentaires par la population. Dubé multiplie les références à la Bible, citant le commandement de travailler la terre pour se nourrir et mentionnant que la nourriture naturelle est un don de Dieu. À plusieurs reprises, le docteur Nadeau associe l'alimentation naturelle à la création divine. Il estime que Dieu a créé des aliments parfaits pour l'homme[28]. Il s'agit de ne pas trop les altérer avant de les manger.

Ces références au passé, aux ancêtres, aux Anglais et à Dieu sont nouvelles dans les conseils alimentaires et dénotent une motivation nationaliste plus grande qu'avant la Première Guerre mondiale. Sans être aussi radical que certains tenants de la diète végétarienne des États-Unis et de la Grande-Bretagne, il a probablement aussi été informé par les débats entourant la consommation de viande et le conseil, fréquemment émis ailleurs, d'adopter une diète moins carnée[29]. L'antimodernité et la nostalgie que le docteur Nadeau exprime suggèrent que les pratiques ont dû changer, même si jamais il ne cite de statistiques sur le sujet. Sa perception négative du changement provient donc davantage du contexte intellectuel et politique dans lequel il évolue que de données prouvant que les transformations alimentaires affaiblissent la population.

La santé par les produits de la ferme s'adresse autant aux hommes qu'aux femmes. Aurèle Nadeau n'y critique pas le travail des femmes dans la cuisine et il ne leur confie pas toute la responsabilité des changements qu'il préconise. Chaque individu doit, de son plein gré, manger plus de légumes et de pain complet. Son « nous » désigne tous les Canadiens français ruraux, hommes et femmes confondus. Il s'adresse directement aux propriétaires terriens, donc aux hommes, et estime qu'une meilleure diète exige plus de labeur au jardin et aux champs[30]. Nationaliste, ruraliste et antimoderne, Aurèle Nadeau entretient sans doute de la femme une vision traditionnelle, mais il n'accorde pas à la cuisine domestique féminine le pouvoir d'améliorer la santé de toute la population. Cette idée est davantage diffusée par d'autres intervenants, notamment les instructrices et spécialistes de l'enseignement ménager embauchées par le ministère de l'Agriculture du Québec pour donner des cours et des conférences aux fermières et aux ménagères.

Fondés en 1915 à l'initiative des agronomes Alphonse Désilets et Georges Bouchard ainsi que des femmes rurales de la province[31], les Cercles de Fermières font aussi l'apologie de la ruralité. Ils stimulent de petites industries agricoles d'appoint dites féminines (comme l'apiculture, l'aviculture, la culture et la transformation du lin) par des conférences et par des démonstrations et concours réalisés lors d'expositions agricoles. Les Cercles de Fermières sont un véhicule de promotion de toute production agricole, le gouvernement les utilisant pour inciter la population à acheter des aliments locaux comme le miel, le fromage et le poisson. Ils encouragent les écoles ménagères, considérant cette instruction comme parfaite pour former des épouses accomplies. Leur essor est rapide, car les femmes rurales les considèrent comme un lieu d'entraide et de valorisation de leur travail. En 1916, 6 Cercles regroupent 295 membres; en 1925, 90 Cercles rassemblent 5924 femmes; et, en 1939, plus de 24 000 femmes participent aux activités des 560 Cercles existants[32]. Dans les années 1920 et 1930, les Cercles de Fermières diffusent un idéal domestique et féminin conservateur, fondé sur la maternité, la piété religieuse, le sens du devoir, l'oubli de soi, le ruralisme et la domesticité[33].

Leur revue officielle, *La Bonne fermière*, dirigée dans les années 1920 par Rolande Désilets, exprime et répand ces idées. Selon une de ses collaboratrices, Éveline Leblanc, la Canadienne française doit d'abord être une mère prolifique et construire un foyer chrétien, inculquant aux siens l'amour de la terre et le patriotisme pour enrayer l'exode rural. Pour parvenir à cet objectif, elle procure à sa famille une alimentation économique et saine avec les produits frais de la ferme. Elle doit servir des repas vraiment nutritifs, plaisants à manger et faciles à digérer, et le faire toujours à l'heure, car l'homme et les enfants ne peuvent souffrir d'attendre. Le premier risquerait d'ailleurs de bifurquer à la taverne si son épouse tarde trop souvent à le servir[34].

Si, pour les médecins, la cuisine est le laboratoire de la santé familiale, les fermières la conçoivent aussi comme celui de la félicité conjugale. À deux reprises, *La Bonne fermière* publie des textes sur le bonheur sous forme de recettes dans lesquelles les femmes sont rendues entièrement responsables du succès de leur mariage. En 1925, lors d'un cours pratique d'enseignement ménager donné par Eugénie Paré et Mme Méthot à Mont-Laurier, on présente la recette d'« un plat merveilleux », soit une longue liste de vertus féminines supposément nécessaires au bonheur familial: douceur, patience, charité, sacrifice, abnégation, sympathie, délicatesse, amour du bien, du vrai et du beau, et pardon sous toutes ses formes. Le mois suivant, on traduit du *Journal of Agriculture and Horticulture* le texte « Comment cuisiner un mari ». Tout le succès du mariage dépend de l'épouse: si elle a un mauvais mari, c'est qu'elle ne sait pas s'y prendre[35]. Quoique ce type de recettes soit rarement publié dans *La Bonne fermière*, leur présence suggère que le dicton disant que le chemin vers le cœur d'un homme passe par son estomac possède des accents de vérité pour certaines de ses rédactrices et de ses lectrices.

Dans *La Bonne fermière* comme dans les autres publications du ministère de l'Agriculture du Québec, la nutrition sert autant à sensibiliser la population sur la santé qu'à promouvoir les produits locaux et qu'à donner une image positive de la vie à la campagne. Ses rédactrices reprennent parfois des propos tenus sur la santé dans les autres publications du ministère de l'Agriculture, favorisant ainsi leur diffusion.

Par exemple, en janvier 1922, Blanche Lajoie-Vaillancourt signe l'article « Hygiène de l'alimentation » qui reprend, pour l'essentiel, des conseils similaires à ceux prodigués par le docteur Nadeau[36]. Ailleurs, des informations provenant de *La grande erreur du pain blanc* sont rapportées[37], tandis que certaines collaboratrices répètent, comme lui, l'aphorisme « Mangeons moins et mieux[38] ». La revue vante aussi le miel pour sa valeur calorique, supérieure à d'autres sucres, le poisson, pour sa richesse en éléments nutritifs, et le fromage, pour ses vitamines[39]. La promotion du lait fournit des occasions de plus de présenter aux membres des Cercles de Fermières quelques notions de nutrition[40]. Ailleurs, on reprend les propos de médecins qui affirment qu'une saine diète permet d'augmenter la résistance à des maladies contagieuses comme la tuberculose[41].

En plus de proposer ces lectures à leurs membres, les Cercles accueillent aussi des conférencières dans leur communauté. En 1927, 104 localités reçoivent une ou plusieurs conférences du service de l'économie domestique, et 52 096 personnes suivent des leçons pratiques et des démonstrations sur plusieurs sujets, comme l'art culinaire bien équilibré et l'hygiène privée, un thème pouvant comporter un volet alimentaire. À l'automne 1928, 225 cours théoriques et 142 démonstrations pratiques sont tenus dans 41 localités, devant 11 581 fermières et ménagères[42]. Certes, cela inclut des cours de cuisine, de coupe, de couture, de filage et de tissage, d'hygiène et de puériculture, et nous ne savons pas quelle proportion de ces cours parle effectivement d'alimentation et de diététique. Comme deux des six instructrices mentionnées sont expertes en cette matière, on peut supposer qu'un nombre considérable de conférences abordent ce sujet. Les Cercles de Fermières représentent donc un véhicule supplémentaire de diffusion de connaissances diététiques permettant aux experts d'atteindre un public élargi. Le ministère de l'Agriculture affirme que ces conférences sont populaires et « redemandées à chaque endroit par MM. les curés, les agronomes, les maîtresses d'école et les mères de famille[43] ».

La promotion de la ruralité se poursuit dans les années 1930. Alors que le gouvernement provincial propose aux gens de retourner cultiver la terre pour remédier à la crise, les Cercles de fermières sont un outil pour retenir les familles à la campagne[44] tandis que les avantages alimentaires figurent parmi les arguments énoncés. C'est pourquoi la section d'économie domestique du ministère de l'Agriculture publie en 1934 une brochure sur le pain de ménage. Son auteure, Eugénie Paré, veut « démontrer à l'agriculteur toute l'économie que lui ferait réaliser une culture plus intense du blé », l'amener « à tout attendre de la ferme[45] » et inciter les femmes à faire elles-mêmes du pain pour assurer santé et bonheur au foyer[46]. Elle affirme qu'on économise jusqu'à 50 % en cuisant le pain à la maison, « juste au prix de quelques heures de travail supplémentaires[47] ». Les aspects idéologiques et religieux sont moins nombreux que chez le docteur Nadeau, qu'elle cite d'ailleurs comme celui ayant révélé à la population la supériorité du pain naturel sur le pain blanc. Mais, comme lui, elle encourage la confection de pain de blé entier, économique et de valeur nutritive supérieure au pain cuit selon le mode industriel. Eugénie Paré évoque aussi à maintes reprises le passé, que ce soit en mentionnant la coutume, le temps où le pain blanc et les boulangeries étaient inconnus, ou en parlant de la cuisinière, de la culture et de la mouture « d'alors ». Cet « alors » est une époque imprécise, mais probablement préindustrielle, comme le laisse supposer l'illustration de la couverture où figurent un moulin à eau et un four à pain. Pour le ministère de l'Agriculture, les cultivateurs, face à la crise, gagneraient tous à imiter leurs ancêtres.

Qu'un docteur comme Aurèle Nadeau et que le ministère de l'Agriculture provincial véhiculent des images traditionnelles de la nation n'étonne guère. Mais à partir des années 1930, la modernité technologique et scientifique apparaît dans les publications du gouvernement québécois avec des arguments rationnels et productivistes. Par exemple, l'État québécois vante les mérites de cette modernisation en valorisant les conserves domestiques. Dans sa brochure *Les conserves*, Joseph-Évariste Grisé présente une combinaison d'éléments traditionnels et modernes. Cette brochure montre des images conventionnelles où les femmes sont responsables de cette opération culinaire, mais où les connaissances et les techniques ressemblent à celles utilisées dans les industries. Cela apparaît d'abord sur la couverture du livret. Dans une vaste cuisine immaculée où trône une cuisinière au bois sur laquelle fume un autoclave, une mère et sa fille mettent des tomates en conserve. Elles utilisent des contenants de métal et une sertisseuse, semblables aux conserves industrielles. Par la fenêtre, on aperçoit un homme qui travaille au jardin[48].

La précision et le ton des directives suggèrent une activité technique, scientifique et moderne. Le processus doit produire des pots stériles et hermétiques pour éviter à tout prix la prolifération de bactéries, de levures et de moisissures, illustrées comme dans l'œil d'un microscope[49]. La mise en conserve n'est pas seulement représentée comme une activité mère-fille, c'est aussi une petite chaîne de production où efficacité, vitesse et perfection doivent prévaloir. Parmi les motivations à effectuer cette tâche, Grisé mentionne la santé, la digestibilité et l'hygiène, quoique les revenus potentiels de la vente de surplus sont aussi évoqués[50]. Il associe les conserves autant au travail domestique féminin qu'à une technologie utilisée en manufacture qui permet de réaliser des économies et d'uniformiser la diète en toute saison.

D'autres brochures du ministère de l'Agriculture du Québec rationalisent la consommation de légumes et de produits laitiers pour stimuler leur production. Par exemple, une publication fait la promotion du yogourt, un produit alors nouveau en sol québécois et popularisé aux États-Unis comme un aliment servant d'antidote aux problèmes digestifs causés par la consommation de viande[51]. Le bactériologiste Édouard Brochu, de l'Institut Rosell de bactériologie laitière d'Oka, explique comment en fabriquer et évoque sa supériorité au lait en terme de calories, de caséine et de matières grasses. De plus, le yogourt favoriserait une bonne digestion et aiderait à assimiler les autres aliments[52]. Le chef du service de l'horticulture, J.H. Lavoie, combine des arguments de santé, d'économie, de travail et de morale pour encourager la culture potagère au jardin de la ferme et au jardin ouvrier[53]. Cet auteur évoque les vitamines et les bienfaits digestifs des végétaux et les associe à une alimentation convenant à un mode de vie sédentaire[54]. Lavoie préconise de manger deux fois plus de légumes que de viande, et il explique brièvement le rôle des vitamines A, B, C et E en donnant quelques bonnes sources de chacune. Le fait qu'un agronome expose ces notions dans une publication visant surtout à conseiller les gens sur le jardinage montre bien que, dans les années 1930, la nutrition recèle un certain pouvoir argumentatif.

Pour stimuler la production maraîchère, le ministère de l'Agriculture publie aussi des recettes accompagnées de conseils diététiques. Dans *Mangeons plus de légumes : quelques recettes pratiques*, Estelle LeBlanc, instructrice en économie domestique, et Albert Rioux, sous-ministre de l'Agriculture, présentent la brochure en évoquant le point de vue des médecins et des scientifiques ayant découvert les bienfaits des légumes. Ils encouragent les gens à en manger en raison de leur teneur en sels minéraux, en vitamines et en fibres, et pour leur action bénéfique sur le sang et dans la prévention de maladies comme le rachitisme ou l'anémie. Ils répètent l'argument suivant : « l'alimentation ne doit-elle [sic] pas [...] être inspirée par la routine ou le caprice. Elle doit être rationnelle, c'est-à-dire raisonnée, et toute ménagère doit en connaître les grandes règles et s'étudier à les suivre[55] ». Pour promouvoir les volailles et les œufs, le ministère de l'Agriculture emploie le même type de discours scientifique et rationnel. Il explique des notions de base sur le rôle des protéines, des hydrates de carbone et des matières grasses pour démontrer qu'il est bénéfique de remplacer une partie de la viande rouge par du poulet, de la dinde et d'autres oiseaux de basse-cour. Il transmet également des informations précises sur la valeur nutritive des œufs[56].

Dans les années 1930, le ministère de l'Agriculture du Québec croit que la nutrition aide à vendre les produits locaux en plus de constituer un argument pour convaincre les ménagères rurales du caractère indispensable de leur cuisine. Pour les experts et les expertes du service de l'économie domestique, il ne s'agit pas que de faire à manger. Ce travail de la ménagère est essentiel à la santé individuelle, à une maisonnée heureuse, de même qu'au développement et à la prospérité nationale. Les ménagères doivent cuisiner et servir des légumes aussi souvent que possible. Si elles objectent que leurs convives n'aiment pas cela, Estelle LeBlanc rétorque « qu'on leur sert toujours les mêmes et toujours apprêtés de la même façon[57] », une autre manière de dire aux cuisinières que la santé de famille dépend surtout d'elles. Les connaissances et convictions d'Eugénie Paré et d'Estelle LeBlanc sur la cuisine, la nutrition et le travail féminin leur ont sans doute été transmises, en grande partie, par le matériel pédagogique conçu par et pour les écoles ménagères.

Cuisine et nutrition dans les manuels scolaires au Québec

Le même mélange de traditions familiales et de modernité scientifique et technique apparaît dans les manuels scolaires de cuisine et d'économie domestique parus dans les années 1920 et 1930. Le projet de ruralisation de l'enseignement de cette matière entamé au début du XXe siècle s'y manifeste, les auteurs faisant appel à des arguments concernant le rôle naturel et providentiel dévolu aux femmes rurales. Les ouvrages scolaires évoquent aussi souvent des valeurs chrétiennes, patriotiques et ruralistes. Cependant, les développements en matière de nutrition et de chimie des aliments rendent les aspects scientifique, rationnel et productiviste plus présents qu'auparavant.

Les leçons culinaires prodiguées dans les écoles ménagères ne manquent pas d'occasions de valoriser la ferme, la campagne et leurs traditions, ni d'encourager les filles à choisir ce mode de vie. En 1922, dans sa préface de *La cuisine à l'école primaire*, la sœur Sainte-Marie-Vitaline de la Congrégation de Notre-Dame, une prolifique auteure de manuels de cuisine[58], écrit que les institutrices de la science ménagère « ont la mission spéciale [...] d'inspirer l'amour de la terre » pour que leurs élèves épousent davantage « les fils de nos vaillants défricheurs canadiens[59] ». Souvent, à l'instar d'auteurs comme le docteur Aurèle Nadeau, les religieuses font référence aux générations précédentes et au glorieux passé national pour retenir les élèves à la campagne[60]. Par exemple en 1926 le *Manuel de la cuisinière économe et pratique* de Mme Désilets évoque les « vertus de frugalité qui ont fait la gaieté et la santé robuste des anciens[61] ». Plus tard, dans les années 1940, les vieux poêles, et même « l'âtre antique », sont comparés avantageusement aux « banales » cuisines modernes[62].

Les religieuses comptent sur l'enseignement culinaire pour inculquer aux jeunes filles des qualités considérées naturellement féminines: dévouement, abnégation, souplesse, esprit de décision, simplicité[63]. Les épouses chrétiennes idéales, éduquées selon ces principes, s'oublient pour mieux servir les autres, mais elles le font par amour et sans effort. Ce dévouement, parfois qualifié d'immolation, et donc de sacrifice divin, n'est pas seulement jugé indispensable au bonheur familial, il mène aussi les femmes à la béatitude. Dans la même veine, la maîtresse de maison doit être d'humeur égale, empressée de plaire à son prochain, charitable, prudente, douce, compatissante, indulgente, patiente. Elle fait preuve d'une « force chrétienne presque divine » en supportant tous les ennuis et toutes les déceptions « le sourire aux lèvres et la joie surnaturelle au cœur ». En montrant cette « héroïque abnégation », elle n'en est pas moins modeste[64]. Enfin, le travail culinaire est presque sacralisé par des associations à la vierge Marie, parfois dépeinte dans les manuels scolaires dans sa « réalité terrestre ». On la présente aux élèves comme une ménagère pauvre, humble, modeste, industrieuse, heureuse d'être la servante de tout le monde, qui « ne trouve jamais monotone la préparation des repas[65] ». On ne s'étonne guère, non plus, de trouver des citations de la Bible et des évangiles préconisant la frugalité et la simplicité dans certains ouvrages destinés aux écoles ménagères, comme dans la série de cours d'enseignement ménager des Sœurs grises[66].

Toute cette dévotion et cette abnégation ne servent pas qu'à élever l'âme de la cuisinière, elle constitue le fondement et la preuve de son dévouement à son mari et ses enfants. La sœur Sainte-Marie-Vitaline avertit ses élèves : « Il ne faut pas que le mari ou les enfants trouvent mieux ailleurs que chez eux[67]. » Si le mari ne soupe pas bien chez lui, il se rendra à la taverne « noyer son mécontentement dans l'alcool », menacent à leur tour les Sœurs grises[68]. Dans une conférence intitulée « Le foyer domestique affermi par l'éducation ménagère », tenue lors du congrès pédagogique sur l'enseignement ménager de 1926, l'abbé Charles A. Lamarche affirme à son tour que la bonne cuisine retient les hommes à la maison, évite l'alcoolisme chez les ouvriers et protège les couples et les familles contre des lieux jugés malsains comme les restaurants, où la femme va « minauder, fumer quelquefois et faire de l'œil aux dîneurs ». Il suggère même qu'une bonne table chasse les désirs d'exil. Il conclut qu'en cuisinant, les femmes agissent sur le corps et la santé des hommes et des enfants, et que cela leur donne un réel pouvoir sur la société[69].

Les repas sont aussi décrits comme une manière de transmettre des valeurs chrétiennes et morales aux enfants. Les sœurs de la Congrégation de Notre-Dame apprennent aux futures mères qu'elles devront corriger la gourmandise et la sensualité de leurs enfants. Elles suggèrent de le faire en refusant de leur donner des collations et des gâteries en dehors des repas et en leur inspirant la honte d'être gourmands. Le sensualisme, porte ouverte aux vices parce qu'il permet la domination du corps sur l'âme, doit être combattu par une éducation stricte. Éviter de dorloter les enfants, les habituer à endurer certains inconforts sans se plaindre, leur apprendre à dominer leurs emportements et leurs impatiences, se faire obéir à table et punir leurs fautes par la mortification (par exemple, en les privant d'une friandise) sont des pratiques éducatives recommandées[70].

La philosophie justifiant l'enseignement de l'art ménager et, par ricochet, de la cuisine, demeure profondément imprégnée de valeurs religieuses et conservatrices jusqu'aux années 1960 et 1970. Avant ce tournant, le matériel pédagogique destiné à l'enseignement culinaire n'évolue guère dans sa description de la destinée féminine[71]. Cependant, le contenu théorique sur la nutrition incorpore les nouvelles découvertes assez rapidement, modernisant la conception de l'alimentation et du corps.

Le pouvoir des mères sur les estomacs et la santé de leurs enfants, de leur époux et, par extension, de la nation, ne saurait s'exercer sans une bonne dose de raison et d'efficacité, transmise par la nutrition. Au début des années 1920, les notions présentes dans les manuels scolaires de cuisine et d'économie domestique demeurent assez conformes à la nouvelle nutrition. Dans *La cuisine à l'école primaire*, sœur Sainte-Marie-Vitaline mentionne les graisses, les hydrates de carbone et les albuminoïdes à plusieurs reprises, notamment en décrivant les qualités du lait et des pâtes alimentaires. Elle classe les aliments selon leur rôle réparateur ou producteur de chaleur, donc, d'énergie. Toutefois, la notion de calorie et les vitamines n'apparaissent pas dans ce texte. Dans un livre destiné à des élèves du primaire, l'absence de la calorie s'explique probablement par la relative complexité de son application pratique. L'absence des vitamines n'étonne pas non plus puisqu'il s'agit d'une découverte encore récente. Cependant, l'auteure connaît des « principes actifs » avantageux pour les fonctions vitales, qu'elle évoque en justifiant la consommation de légumes[72].

L'intégration des vitamines s'effectue rapidement dans les livres conçus pour les élèves plus avancées. Le *Manuel de diététique à l'usage des écoles ménagères des Sœurs grises de Montréal* en constitue un bon exemple. Comme le faisait Amélie Desroches en 1912, les Sœurs grises préconisent une alimentation rationnelle, puisant dans la physiologie et la chimie pour adapter la diète à chaque membre de la maisonnée. Tous les individus ne sont pas égaux dans cette tâche. Si la ménagère doit voir aux besoins « des enfants qui se développent, du père de famille qui travaille, des vieux parents qu'elle est heureuse d'avoir chez elle et de soigner[73] », les religieuses n'évoquent pas la possibilité que la cuisinière puisse aussi considérer ses propres besoins dans la planification des repas, même lorsqu'elle est enceinte ou allaitante. Les sœurs estiment que la future ménagère doit apprendre la nutrition pour les autres.

Ces notions sont conformes aux connaissances de l'époque. La ration alimentaire quotidienne varie surtout selon l'intensité du travail et le poids du corps de chacun. Cette ration doit comprendre une certaine quantité d'albumine, de graisses et d'hydrates de carbone en plus de compter environ 2800 calories. Elles précisent que les trois substances de base ne sont pas complètement interchangeables, car elles remplissent des fonctions bien distinctes. Elles ne s'attendent pas à ce que chaque ménagère pèse et calcule la teneur en nutriments de chaque ingrédient de chaque recette, mais souhaitent qu'elles puissent estimer la valeur des mets qu'elles servent[74]. Le *Manuel de diététique* contient aussi des explications et un tableau sur la teneur en vitamines de différents aliments. En 1927, les vitamines constituent la fine pointe des savoirs diététiques et leur inclusion donne au *Manuel* un aspect plutôt moderne. Les auteures connaissent alors les vitamines A, B et C. Elles en décrivent certains effets : la A contribue à la croissance, la B protège le système nerveux et la C prévient le scorbut. Elles en mentionnent une quatrième ayant des propriétés antirachitiques, vraisemblablement la vitamine D, sur laquelle elles ont moins de renseignements. Le tableau de teneur des aliments en vitamine rend bien compte de l'état de la science nutritionnelle des années 1920 : elle n'est pas donnée en unités ou en quantités, mais d'une manière qualitative et relative. Ainsi, sous trois colonnes (A, B, C), des « X » expriment l'apport vitaminique d'un certain nombre d'aliments. Un seul signifie qu'il en contient un peu, quatre, qu'il en est très riche[75].

À mesure que les connaissances sur les nutriments s'accumulent et que la nutrition devient une science légitime, calories, vitamines, minéraux, graisses, sucres et protéines font partie du contenu habituel des ouvrages scolaires consultés. On retrouve les vitamines dans certains manuels, comme *La cuisine pratique à l'école et dans la famille* (1936), où elles sont définies comme des « facteurs accessoires, mais indispensables au maintien d'une bonne santé[76] » et devant être consommés quotidiennement. Huit ans plus tard, en 1944, une nouvelle édition du même manuel fournit des notions beaucoup plus abondantes et précises sur ce sujet, l'importance et les sources des vitamines A à E étant résumées. Le menu rationnel idéal est établi avec précision pour la proportion d'aliments riches en sucre, en fécule, en graisse et en protéines, et la notion de calorie apparaît lorsqu'il est question du régime des sportifs[77].

D'autres aspects sont parfois mentionnés parmi les éléments influençant la planification des repas : le budget, l'âge et les activités des membres de la maisonnée, le matériel et les appareils ménagers disponibles, les contraintes posées par les saisons et le temps. Ces différents facteurs ne sont toutefois qu'à peine effleurés et le critère le plus important demeure la nutrition, seul moyen d'obtenir l'alimentation équilibrée nécessaire à la santé. Cette hiérarchie n'est jamais remise en question dans la littérature scolaire. Tous les autres aspects sont subordonnés à la santé même s'ils peuvent constituer des obstacles difficiles à surmonter ou des attraits considérables. Ainsi, en 1929, les Sœurs grises catégorisent les dépenses, l'argent étant bien investi dans des aliments sains, et les pâtisseries, bonbons et boissons gazeuses représentant des gâteries superflues dont les plus pauvres feraient mieux de se passer[78].

Toutefois, le goût et le plaisir ne sont pas évacués. Ils trouvent même une justification scientifique. Par exemple, le *Manuel de diététique* des Sœurs grises de Montréal rationalise la gastronomie en expliquant que devant des plats bien préparés, « la salive nous en vient à la bouche et le suc gastrique nous en vient à l'estomac. Cette sécrétion abondante facilite dans une large mesure la digestion et par suite, l'absorption de l'aliment. » La variété excite aussi l'appétit, et le plaisir ressenti en mangeant ses aliments préférés stimulerait le système nerveux, les battements cardiaques et la circulation, facilitant aussi la digestion[79]. Pour ces religieuses, la recherche du plaisir gastronomique se justifie parce qu'elle sert les fonctions physiologiques. Les qualités gustatives sont aussi mentionnées lorsqu'il est question du bonheur familial ou conjugal, ces derniers dépendant en grande partie du plaisir ressenti autour de la table[80].

La rationalité du matériel pédagogique est également graphique et iconographique. Il contient, bien sûr, des illustrations d'aliments, de mets et de repas, mais il montre souvent la nourriture sous une forme plus propice à son analyse en laboratoire qu'à son usage culinaire. Ainsi, les livres de cuisine et d'enseignement ménager utilisent à quelques reprises la Figure 10 pour décrire la composition du lait.

Les livres scolaires contiennent des illustrations similaires sur la viande et les œufs. L'usage d'éprouvettes et la déconstruction des aliments en chacune de leurs composantes ajoutent une touche de crédibilité scientifique aux manuels.

Au cœur des arguments scientifiques se trouve la comparaison entre l'homme et la machine. Cette métaphore, présente dans la littérature médicale, se rencontre de plus en plus fréquemment dans les sources scolaires consultées. Bien qu'elle ne soit pas la seule image utilisée[81], elle semble dominante, car elle accompagne presque toujours les notions de rationalité et d'équilibre. Cela se manifeste dans le lexique : usure, combustible, charbon, machine, rénovation, entretien, rendement, production, épargne, travail, tous ces mots sont employés pour convaincre de la nécessité de se nourrir selon des principes rationnels. Pour sœur Sainte-Marie-Vitaline, l'être humain se compare à un poêle ou à « une machine à rendement comme la machine à vapeur, qui consume du combustible et produit du travail » ; l'homme moderne doit trouver dans son alimentation ce qu'il

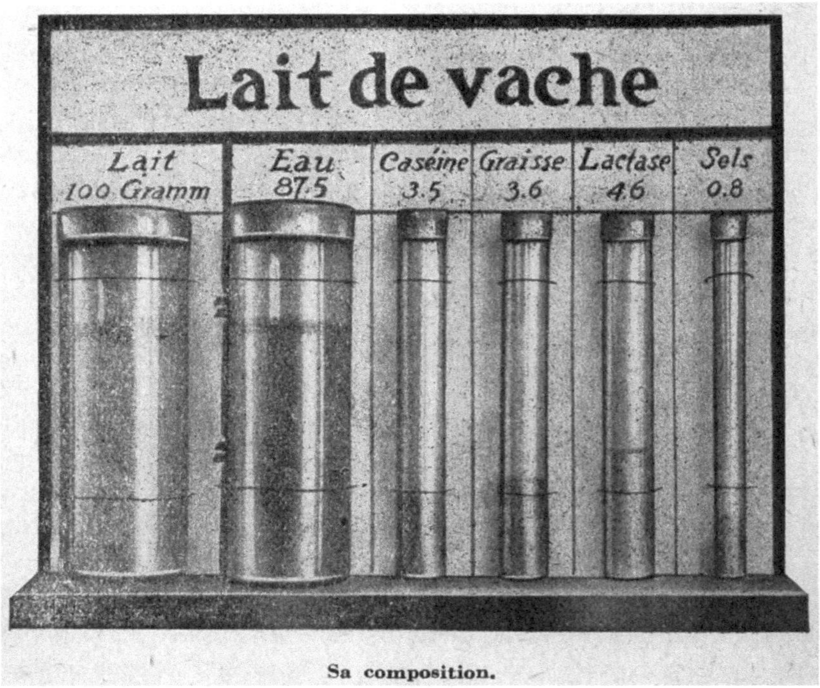

10 Représentation scientifique et rationnelle du lait de vache

faut « pour travailler vite et bien[82] ». Le cours d'enseignement ménager des Sœurs grises de Montréal, tout comme celui des écoles ménagères supérieures, préparé par la Congrégation de Notre-Dame, utilisent la même métaphore en 1929[83]. Mais selon les leçons de sciences naturelles données en 9e et 10e années, la machine humaine demeure unique et supérieure à toute autre parce que dirigée par une âme insufflée par Dieu[84]. Comme chez les médecins du tournant du XIXe et du XXe siècle, les religieuses enseignant l'économie domestique préconisent de se méfier des sens. Si l'appétit peut servir de guide sur les quantités à manger, il est insuffisant pour tout régler, avertissent les Sœurs grises en 1929[85].

Cette manière de concevoir le corps et la diète soutient aussi l'activité économique moderne. En 1927, le docteur Joseph-Albert Baudoin, dans son approbation du *Manuel de diététique* des Sœurs grises, voit dans une bonne diète un facteur prévenant la maladie et, dans cette prévention, une aide à l'augmentation générale de la production[86]. Selon tous les livres de cuisine, d'enseignement ménager et de diététique de l'époque, la ménagère doit prendre soin de la santé de ceux qui l'entourent, mais cela n'est pas uniquement par bonté et grandeur d'âme, c'est aussi pour que la machine humaine – machine masculine de travail – maintienne la cadence nécessaire afin d'assurer la croissance économique et la vitalité nationale.

Le discours des religieuses enseignant l'économie domestique tout comme celui du ministère de l'Agriculture du Québec subordonnent donc la modernisation technique et scientifique au maintien des traditions familiales, religieuses et nationales. Les publicités alimentaires proposent une hiérarchie de valeurs similaires.

Usages publicitaires et commerciaux de la nutrition

Au Québec comme dans le reste de l'Amérique du Nord, dans les années 1920 et 1930, les gens achètent une quantité croissante de conserves, de céréales, de pâtes alimentaires, de biscuits et d'une multitude d'autres produits sortis de manufactures et d'industries locales ou internationales. Ils sont présentés aux consommateurs, et surtout aux consommatrices, par l'entremise de publicités dont les périodiques nous fournissent d'abondants exemples. La publicité des aliments augmente considérablement la visibilité des différents messages concernant l'alimentation et la nutrition, puisqu'on la retrouve dans pratiquement tous les journaux et toutes les revues, sur des affiches placardant la ville et des présentoirs dans les grands et les petits commerces. Constamment répétées, les publicités influencent les perceptions et les mentalités. Dans le cas de la nutrition, elles diffusent certaines connaissances en les simplifiant, les vulgarisant et, souvent, en les exagérant et en les faussant. Cependant, elles cherchent aussi à rendre leurs produits plus familiers, semblables aux recettes maison et conformes aux habitudes quotidiennes et aux valeurs familiales, en évoquant la tradition, la religion, le foyer, la famille et la maternité.

Durant les années 1920 et 1930, tradition et modernité se côtoient fréquemment dans les publicités vendant des aliments, des ustensiles de cuisine et des appareils ménagers, mais les deux manières de voir le monde concernent des domaines différents. Les arguments reliés à la modernité concernent surtout la technologie, la science et le temps. De nombreuses publicités suggèrent que certains produits, comme le Bovril, améliorent « les mets préparés à la hâte[87] », alors que les céréales à déjeuner sont souvent vendues comme le repas rapide par excellence. Les réclames de réfrigérateurs électriques mettent l'accent sur la finition hygiénique et les performances de l'appareil, produisant un froid égal même par temps chaud[88]. D'autres associent les aliments transformés aux loisirs : par exemple, en 1931, la laiterie Joubert fabrique de la crème glacée décorée des quatre symboles des cartes à jouer, et suggère d'en servir lors de parties de bridge[89].

La tradition touche surtout aux aspects familiaux, religieux, nationalistes et affectifs. La mère, le foyer, les fêtes religieuses et la patrie sont des choses qui, selon les publicitaires, devraient demeurer telles qu'on s'imagine qu'elles ont toujours été. Ces images suscitent un réconfort issu du sentiment de familiarité : même avec des conserves industrielles, on mangera comme dans le « bon vieux temps ». Les femmes continueront à cuisiner d'abord et avant tout pour satisfaire les enfants et les hommes, comme le suggère une publicité pour la farine Brodie, où un époux content se dit fier des talents de sa femme en matière de tartes et de pâtisseries[90]. Le discours moderne promet donc que le progrès rendra la vie plus facile sans altérer les structures de base de la société et sans changer les relations entre les individus au sein des familles[91]. La publicité combine régulièrement tradition et modernité, les rédacteurs publicitaires et les compagnies cherchant sans doute à toucher un maximum de cordes sensibles avec la même annonce.

La nutrition ne sert pas qu'à vendre des aliments. Elle intervient aussi dans un autre type de discours commercial, celui des assurances-vie. Les compagnies d'assurance, préoccupées par la gestion du risque, relient la santé, la longévité et la maladie à certaines habitudes de vie dès les années 1910. Elles encouragent leurs clients à se faire examiner régulièrement par un médecin et, parfois, leurs polices incluent des consultations gratuites. Puisqu'elles disposent des données nécessaires, elles sont aussi les premières à entreprendre des études à grande échelle sur le poids et le risque de mortalité précoce. Ces études présentent plusieurs problèmes : la population blanche de classe moyenne est surreprésentée et le poids des gens n'est pas mesuré avec précision. Malgré les lacunes de leurs données, les compagnies d'assurance ont rapidement établi des statistiques sur le poids et le risque de mortalité, et elles ont publié des tables de taille et de poids idéals tolérant très peu de variation. Alors que le poids moyen était auparavant considéré comme correct et sain, entre les deux guerres mondiales, les compagnies d'assurance estiment que cette moyenne est excessive et conseillent à la population d'atteindre un poids dit désirable, de plus en plus bas et limité[92]. Les assurances constituent une protection en cas de maladie ou de mortalité du pourvoyeur, celui-ci étant alors défini comme masculin. Les assureurs valorisent la santé et la minceur de tous en s'appuyant sur des arguments de santé. Ils n'encouragent pas l'adoption d'un idéal esthétique, mais font la promotion du pourvoyeur responsable, du citoyen rationnel et de l'individu en plein contrôle de soi. Si la santé est un bienfait pour tous, les compagnies d'assurance en profitent de manière directe : plus ses assurés sont sains, moins ils réclament, ce qui augmente les marges de profits.

Si la vaste majorité du discours commercial vise à vendre plus de nourriture, il est contredit par la voix de La Métropolitaine qui, à l'aide de médecins, incite les gens à manger moins pour maintenir un poids idéal. Cette compagnie distribue beaucoup de brochures gratuites sur la cuisine et la nutrition. Cette offre ne se limite pas à ses clients, car elle en fait aussi la promotion dans des périodiques comme *La Revue moderne*. La population recherche et demande cette littérature : en 1924, La Métropolitaine a déjà distribué à travers les États-Unis et le Canada 300 millions de copies de documents concernant la santé[93].

La Métropolitaine promeut déjà une alimentation à bon marché en 1918. Elle poursuit la diffusion d'un discours en faveur d'une diète équilibrée et abordable dans les années 1920, 1930 et 1940, dans des brochures gratuites telles que le *Livre de cuisine de la Metropolitan* [sic], *Approvisionnement alimentaire de la famille*, *Obésité et maigreur*, *Trois repas par jour* et *Le lait, un aliment à toute fin*. Au moins depuis les années 1920, la compagnie diffuse également des tableaux montrant le poids moyen idéal selon la taille pour les hommes, les femmes et les enfants. Cette information, destinée à l'ensemble de la population, est formulée dans un langage simple. Nous avons retrouvé une copie de tous ces documents dans les archives d'Antoinette Gérin-Lajoie, qui les a peut-être utilisés dans ses cours à l'École ménagère provinciale de Montréal[94], tandis que le Comité d'hygiène de la Commission des écoles catholiques de Montréal encourage la distribution de ce matériel[95].

Jouant autant sur le respect du savoir-faire populaire que sur le prestige de la science, La Métropolitaine affirme qu'en cuisine, les femmes doivent « posséder l'économie de nos grand-mères et la science du chimiste moderne[96] ». Dans son livre de cuisine, elle conseille de consommer beaucoup de fruits et de légumes verts « parce qu'ils soutiennent le corps, forment le sang et les os, règlent les intestins et donnent de la vigueur». Viande, poisson, lait, fromage, œufs, haricots et pois secs «font les muscles et réparent les tissus», alors que sucres, céréales et pains «produisent de la chaleur et de l'énergie[97]». Le langage nutritionnel devient plus précis en 1928 dans *Approvisionnement alimentaire de la famille*, qui transmet quelques notions de base sur les calories et les vitamines en plus de décrire la répartition adéquate du budget consacré à la nourriture pour assurer la santé de la famille. Comparant le corps à une locomotive, La Métropolitaine utilise à son tour les comparaisons corps-machine et aliments-carburants[98]. Elle diffuse également l'idée admise par les médecins et les enseignantes en arts ménagers voulant que «L'aliment le plus dispendieux [ne soit] pas toujours le plus nourrissant[99]», et donne des conseils pour réaliser des économies.

La Métropolitaine résume ces messages dans les publicités imprimées dans *La Revue moderne* annonçant ses brochures et offrant des bons de commande. Elle effectue une opération similaire avec *Obésité et maigreur* à de nombreuses reprises, de 1934 à 1945. Avec des annonces intitulées «L'Obésité est dangereuse», «Qui veut vivre vieux surveille sa ceinture» (Figure 11), «Est-ce que je grossis?» et «Quel poids un civil doit-il porter?»[100], l'assureur prévient les lecteurs et les lectrices de la revue de ce problème de santé et leur suggère de commander son livre de renseignements. Toutes ces publicités résument les risques encourus par les adultes souffrant d'un surplus de poids: mortalité dépassant la moyenne, hypertension, maladies du cœur, diabète et affections rénales. La Métropolitaine insiste: cette atteinte à la santé provient de la suralimentation et du manque d'exercice. L'assureur mentionne toujours l'importance de consulter un médecin pour entreprendre une perte de poids raisonnable et rationnelle. Il se propose néanmoins comme un expert de confiance en offrant de l'information sur le poids idéal, le régime alimentaire à adopter et les exercices à effectuer. Visant autant les hommes que les femmes, La Métropolitaine a un intérêt évident à aider ses assurés à devenir des individus plus sains et plus rationnels, et des machines humaines plus fiables.

La nutrition ne fait pas que modifier la perception des aliments, elle joue aussi sur celle des corps, dans leur construction comme une machine de travail, et dans leur distinction sexuelle. La machine de travail est généralement définie comme masculine. La femme est surtout une machine à enfanter et la responsable du carburant des autres «machines humaines» de son foyer. Ces conceptions du genre

LA REVOLUTION ESPAGNOLE

FAUCILLE OU FAISCEAU ?

(Suite de la page 11)

armées mercenaires, (celle-ci était composée de contingents indigènes soldés et volontaires et de mercenaires étrangers) cette armée n'obéissait qu'à ses chefs immédiats et ne s'embêtait pas de distinctions.

De l'or judicieusement dépensé, des chefs particulièrement doués et qui avaient pu étudier de près les méthodes de séduction des indigènes employées par les Français en Afrique du Nord, la position excentrique de la colonie, permirent de s'attacher la plus grande partie des guerriers maures.

Franco guettait de ce poste les évènements et se tenait prêt à intervenir au moment propice. Des correspondances sûres avec les principaux chefs réactionnaires le tenaient d'ailleurs admirablement informé de tout.

Derrière la façade de légalité qui subsistait encore, chacun se préparait.

Survinrent les élections du 16 février 1936. Le Front populaire avait réussi à attirer dans ses rangs les syndicats ouvriers. Malgré ce renfort essentiel, la victoire électorale parut devoir lui échapper. Dès le milieu de la journée du 16, jour du vote, le Front populaire comprit qu'il ne remporterait pas plus de 200 sièges sur 472 aux Cortès, s'il ne trouvait pas le moyen de forcer les choses du 16 au 20 février, date de la proclamation des résultats de l'élection.

Tout indiquait que les votes seraient défavorables ou du moins ne nommeraient pas une majorité de gauche. On descendit dans la rue. Les chefs du Front populaire réclamèrent le pouvoir au nom de la terreur.

Les droites, sûres de remporter une grande victoire électorale, n'avaient pas prévu un recours aussi prochain à l'émeute. Pendant ces quatre jours on pilla, on brûla, on assassina. Sous couvert de ces déchaînements, ordonnés et entretenus par leurs soins, les extrémistes du Front populaire ne perdaient pas leur temps. A leur instigation, les foules se saisirent un peu partout des urnes et falsifièrent les bulletins de vote en faveur de la gauche. Une alliance opportune avec les Basques nationalistes acheva de renverser la balance et le Front populaire domina par sa majorité les Cortès. L'occasion était belle de marquer encore davantage la défaite de la droite: on expulsa de l'assemblée plusieurs députés de l'opposition, on infirma l'élection de plusieurs autres.

Mais le Front populaire lui-même était livré par la faiblesse de ses chefs officiels, par la faiblesse de ses ministres élus, à l'impulsion de l'extrême-gauche anarchiste et communiste. Le remplacement d'un gouvernement de centre par un gouvernement de gauche modéré ne pouvait arrêter cette faction en si beau chemin. Elle voulait la dictature du prolétariat. Ayant réussi à mettre le Front populaire au pouvoir par la terreur, elle eut de nouveau recours à la terreur pour forcer le Front Populaire à des concessions de plus en plus fréquentes et de plus en plus humiliantes. La terreur avait renversé le gouvernement régulier, la terreur avait empêché l'accession au pouvoir d'une droite majoritaire, la terreur assura à l'infime minorité révolutionnaire le contrôle du Front populaire et, par lui, du gouvernement.

La surprise avait d'abord paralysé les droites. Leur constitution sociale les rendait, là comme ailleurs, impropres à l'émeute dans la rue. Mussolini et Hitler ont montré qu'il faut, pour soulever les classes moyennes et hautes, l'appui de l'armée ou d'organismes semi-militaires spécialement préparés aux coups de force. L'armée seule pouvait maintenant sauver la droite de l'annihilation complète aux mains d'un gouvernement qui n'était qu'un outil dans la main des terroristes.

Nous l'avons vu, l'armée était prête. Les chefs de droite craignirent une épuration de l'armée qui leur enlèverait même ce dernier espoir. Ils fixèrent leur révolution au milieu d'août. Une rumeur en avertit les meneurs d'extrême-gauche qui firent aussitôt agir le gouvernement. Acculée, la droite n'hésita plus. Elle se rebella ouvertement contre un gouvernement qui n'avait même pas l'excuse d'être légitime. Cette révolte, qui, un mois plus tard, eût tout saisi presque sans coup férir et avec un minimum d'effusion de sang, devint une entreprise où il entrait pour moitié un élément de chance incontrôlable. Cette fois la surprise favorisa la droite. Elle avait pour elle un organisme professionnel infiniment supérieur en qualité à l'armée hâtivement levée par le gouvernement, elle possédait un cadre d'officiers tout fait, elle possédait la surprise. Elle avait contre elle les circonstances suivantes: d'abord, les éléments de droite se trouvaient en grande majorité disséminés parmi les populations rurales, donc difficiles à réunir et à organiser, tandis que les partisans de la gauche, presque tous ouvriers, se trouvaient concentrés dans les villes industrielles qu'ils se mirent à défendre avec acharnement. La droite dut donc prendre l'offensive. La défensive devint donc naturelle aux troupes du gouvernement durant les premiers mois. Leur supériorité numérique compensait la supériorité technique de l'armée de Franco que ses conquêtes même affaiblissaient en même temps qu'elles aguerrissaient les miliciens rouges.

Faite vite, la rébellion rencontrait un succès assuré. Ralentie par sa hâtive entrée en campagne, la rébellion perdait une moitié de ses chances de succès. Des deux côtés les premières troupes faisaient place peu à peu à des recrues (volontaires ou conscrits) de valeur militaire à peu près égale.

Ce que le gouvernement perdait en supériorité numérique, il le regagnait en égalité technique. Ce que Franco perdait en supériorité technique, il le refaisait en égalité numérique: la guerre s'éternisa. Franco s'était ouvert des débouchés sur les mers, et, par là, des communications avec l'Italie et l'Allemagne, favorables à son mouvement par réaction anticommuniste. Mais il n'avait pas réussi à enfermer dans les terres le gouvernement de Madrid, et celui-ci chercha du secours du côté où il s'offrait, c'est-à-dire en Russie et en France.

La propagande pendant ce temps avait fait son oeuvre. Pour justifier leurs interventions, motivées en réalité par des espoirs coloniaux, les nazis et les fascistes criaient à la lutte contre le communisme; comme les Français et les Russes disaient qu'il fallait enrayer la poussée dictatoriale en Europe.

C'est ainsi qu'un conflit purement domestique où il n'entrait à l'origine que bien peu de mystique devenait un conflit symbolique entre le Péril rouge et le Péril fasciste.

Les responsabilités?

Avant tout, celles de Hitler et de Mussolini.

Le Front populaire ne peut se réclamer d'aucune légitimité. Porté au pouvoir par la violence et l'émeute, contre toute justice, il ne peut prétendre aux sympathies qu'on accorde à un gouvernement constitué. Il ne peut non plus se réclamer du droit des gens.

(Suite à la page 22)

11 Le modèle de l'homme-pourvoyeur discipliné selon La Métropolitaine

et du corps se retrouvent aussi dans le discours médical et religieux sur les sports au Québec[101].

Cette perception devient plus importante, mais n'est pas la seule exprimée par les autorités. La nutrition est scientifique et rationnelle, mais elle doit d'abord servir les plans divins, et, en premier lieu, permettre à l'individu de tirer le maximum du corps que Dieu lui a donné. Au début des années 1940, l'abbé Albert Tessier, inspecteur et propagandiste des écoles ménagères, déclare : « Le corps est la demeure de l'âme. [...] Il nous est fourni gratuitement par le Créateur. Nous devons en prendre grand soin, le traiter avec égards, le bien entretenir, le nourrir selon les dictées du bon sens[102] ». L'abbé Tessier, comme les religieuses rédigeant les manuels de cuisine et de diététique, place la science de la nutrition au service de la création et de la nation. Les conseils pour une alimentation équilibrée visent bien sûr une meilleure santé, mais ils ont aussi pour objectif de développer un « capital humain » qui sert à la fois Dieu, à la patrie et à l'économie. Le bon chrétien fait des choix moraux, l'individu éclairé prend les bonnes décisions dans une économie de marché. La gourmandise, d'abord péché capital, devient une infraction aux règles alimentaires, dénotant un manque de contrôle de soi potentiellement néfaste et pour l'âme, et pour la santé. Le contexte économique et politique des années 1929 à 1945 provoquera une remise en question profonde de ce point de vue.

7

Une question sociale et politique, 1929–1945

Durant la crise économique et la Deuxième Guerre mondiale, un nombre croissant d'experts et d'acteurs sociaux se préoccupent de la qualité de la diète de la population. Les gouvernements fédéral, provincial et municipal mandatent des médecins, des infirmières et des nutritionnistes pour effectuer des recherches sur la santé nutritionnelle des populations canadiennes urbaines et parfois rurales. Ceux-ci affirment qu'une large portion de la population est mal nourrie et a besoin d'une meilleure éducation sur la nutrition et la santé ; ils prodiguent donc des conseils de plus en plus précis à l'attention des adultes et des enfants. Durant cette quinzaine d'années, les experts obtiennent une attention croissante en raison de leur plus grande présence au sein d'organismes de l'État, des découvertes scientifiques et du contexte économique et politique. Si l'éducation qu'ils préconisent n'est jamais considérée comme inutile, quelques voix s'élèvent pour dire qu'elle ne suffit pas. Quelques personnes travaillant dans les sciences sociales et la santé réclament des mesures qui incluent un plus grand soutien économique permettant aux gens d'augmenter leur budget alimentaire et, potentiellement, d'améliorer leur diète.

Dans ce dernier chapitre, nous explorerons les débats concernant les aspects sociaux, économiques et politiques de l'alimentation au Québec entre 1929 et 1945. Nous analyserons des discours et des interventions réalisées principalement par des médecins, des infirmières et des nutritionnistes, pour en souligner le caractère individualiste, conservateur, productiviste et nationaliste. Nous considérerons aussi quelques points de vue dissidents provenant notamment de la League for Social Reconstruction, mais aussi d'infirmières et de nutritionnistes travaillant sur le terrain à l'amélioration de la diète de leurs clients.

Après une brève description de l'état de santé de la population, des modifications aux structures de santé provinciales et fédérales et de nouvelles manières de faire de la recherche en nutrition, nous montrerons que les années de crise et de guerre ont été marquées par un accroissement de la recherche par des médecins, des travailleurs sociaux et des nutritionnistes, ainsi que par l'utilisation de leurs découvertes dans la propagande de guerre canadienne et dans l'éducation à la nutrition. Nous traiterons ensuite du travail des médecins et des infirmières dans les écoles primaires publiques en analysant leurs cours d'hygiène, leurs causeries et leurs conférences. Nous parlerons de l'inspection médicale des élèves et de la distribution de lait, deux mesures témoignant de l'usage de la nutrition comme un outil d'assistance à des groupes vulnérables, comme les enfants. Dans leurs interventions, les médecins et les infirmières montrent qu'ils estiment que l'alimentation et la santé représentent des questions individuelles plutôt que collectives, une perception qui limite l'aide apportée.

À partir du début des années 1930, certains intervenants critiquent la réaction de l'État par rapport à la crise et affirment que l'insuffisance des secours directs affecte négativement la diète et la santé. Des différences se dessinent entre certains médecins-hygiénistes plutôt conservateurs, quelques praticiens des sciences humaines et sociales ainsi que certaines infirmières et nutritionnistes. L'économiste britannique Leonard Charles Marsh, associé au développement de l'État-providence au Canada, représente un exemple d'une nouvelle manière d'employer la nutrition pour revoir la structure étatique et prôner une distribution des richesses plus équitable. Son étude *Health and Unemployment* (1938) exprime des valeurs plus collectivistes au sujet de la difficulté qu'éprouve une partie de la population à se nourrir adéquatement.

La dernière section portera sur la Deuxième Guerre mondiale. À cette époque, les gouvernements fédéral et provincial ainsi que les experts de la santé utilisent la nutrition pour mesurer la productivité et le patriotisme. Ils en font également usage pour valoriser le travail domestique féminin. L'individualisme, le productivisme, la rationalité et la modernité de l'alimentation dominent leurs discours et servent toujours au nationalisme de même qu'à un idéal familial et social plutôt conformiste.

La santé nutritionnelle au Québec et ailleurs

Les années 1919 à 1945 sont marquées par l'amélioration de la santé de la population ainsi que le développement de la médecine préventive et de l'hygiène publique. L'hygiénisme et la médecine préventive s'intègrent aux idéologies dominantes de l'époque, soit le libéralisme et le nationalisme traditionaliste. Les médecins-hygiénistes perçoivent la croissance d'une population saine comme essentielle autant à la prospérité économique qu'à la survie et à la compétitivité de la nation canadienne-française[1]. Cette conviction imprègne leurs discours informatifs et éducatifs sur la santé, y compris ceux sur la nutrition.

Pendant la seconde moitié du XIXe siècle, l'industrialisation et l'urbanisation ont dégradé la santé d'une vaste proportion de la population. Cette tendance s'inverse au début du XXe siècle. Selon John Cranfield et Kris Inwood, les Canadiens nés entre 1898 et 1907 mesurent en moyenne 1,68 m; ceux nés entre 1928 et 1932, 1,70 m, et ceux nés entre 1941 et 1956, 1,75 m. Cette forte croissance, plus de cinq centimètres en une cinquantaine d'années, continue jusqu'aux années 1970–1980, alors que la taille moyenne des hommes nés au cours de ces décennies atteint 1,78 m. Les auteurs soulignent que les différences régionales ont diminué, quoique certaines communautés rurales et autochtones présentent toujours des inégalités au niveau de la taille moyenne des hommes adultes, concordant avec des disparités socio-économiques[2].

La baisse de la mortalité infantile prouve aussi l'amélioration de la santé globale. Ces progrès s'expliquent par une multitude de réformes allant du traitement de l'eau potable à la vaccination en passant par la pasteurisation du lait et les campagnes de sensibilisation aux maladies contagieuses et infantiles. La baisse de natalité représente un autre facteur non négligeable, car les familles moins nombreuses consacrent à chaque enfant plus de ressources et entretiennent des aspirations plus élevées quant à leur santé et leur avenir. Enfin, toutes les campagnes d'éducation auxquelles participent médecins-hygiénistes, infirmières et assureurs contribuent à l'évolution des mentalités par rapport à la santé. L'exemple des mères canadiennes-françaises interviewées par Denyse Baillargeon montre qu'entre 1910 et 1970, elles cherchent plus souvent des conseils d'experts. Elles désirent également que leurs enfants soient pesés et examinés régulièrement. Elles acceptent l'idée que la médecine soit aussi préventive que curative et elles souhaitent que leur réussite maternelle soit reconnue par les médecins, les infirmières et les autres mères[3].

Cette recherche de conseils et de soins reflète des conceptions modernes de la santé et de la maladie. Alors qu'au XIXe siècle, la majorité des individus estiment qu'en l'absence de symptômes handicapants, ils n'ont « rien », vers le milieu du XXe siècle, ne pas être malade ne suffit plus pour être déclaré en bonne santé. Comme l'écrivent en 1941 les docteurs Ernest Sylvestre et Honoré Nadeau, « La santé, c'est un terme positif et non pas une simple négation[4] ». Selon eux, l'alimentation devrait permettre à la vaste majorité des gens d'atteindre une condition physique idéale et une santé parfaite. Très présent chez les experts, cet idéal est recherché par une portion croissante de la population. Cette définition de la santé rend la nutrition plus pertinente pour des individus ne souffrant pas de maladie, mais souhaitant néanmoins améliorer leur condition physique ; on peut donc croire que la population devient plus réceptive aux conseils diététiques.

Un autre élément expliquant la croissance de la nutrition dans la médecine préventive provient des victoires remportées sur les maladies épidémiques et contagieuses. Le taux de mortalité baisse, l'espérance de vie augmente et les gens décèdent plus souvent de maladies chroniques et dégénératives[5], comme le montrent les données du Tableau 5.

Le déclin de la tuberculose, quoique plus lent que dans les autres provinces canadiennes[6], est indéniable, mais les maladies du cœur et les cancers remplacent ce fléau : le nombre de victimes de ces deux types de maladie fait plus que doubler en 20 ans.

Ce changement contribue à diversifier les recommandations nutritionnelles prodiguées à la population. La prévention de la tuberculose appelle des conseils centrés sur l'hygiène et la consommation d'aliments dits complets, protecteurs ou fortifiants parce que riches en vitamines, en minéraux ou en protéines. L'important est de manger des aliments purs, nutritifs et variés, en quantités suffisantes pour atteindre et maintenir un poids normal et pour éviter toute contamination bactériologique. Par ailleurs, la perte de poids constitue un signe parmi d'autres qu'une personne est atteinte de tuberculose, tandis que le gain pondéral indique l'amélioration de l'état des malades[7]. Nous verrons que cette préoccupation pour le poids apparaît dans la promotion du lait pasteurisé et dans l'inspection médicale des écoliers, une opération où les médecins, infirmières et

Tableau 5
Décès dus aux maladies cardio-vasculaires, aux cancers et à la tuberculose, 1919 et 1939

Années	*Maladies du cœur*	*Cancers*	*Tuberculose*	*Mortalité totale*	*Population du Québec*
1919	1670	1193	3196	35170	2425813
1939	4469	3206	2680	33388	3220000

institutrices surveillent les enfants maigres. Lorsque les maladies cardio-vasculaires deviennent une cause de mortalité plus fréquente et plus inquiétante pour les autorités sanitaires, le public cible et les conseils changent. Les affections cardio-vasculaires et les cancers résultent d'un ensemble de facteurs complexes incluant des prédispositions génétiques et des habitudes de vie comme le tabagisme, la sédentarité et la diète. Selon les connaissances de l'époque, les individus risquant le plus de mourir du cœur ne sont pas des enfants malingres, mais des hommes adultes souffrant d'embonpoint. Les experts, dont ceux des compagnies d'assurance-vie, leur suggèrent de manger moins pour réduire leur masse corporelle. Ces encouragements à diminuer la consommation alimentaire conviennent aussi aux buts du gouvernement fédéral en temps de guerre. Selon le public visé, les objectifs des experts et des élus ainsi que le contexte, les directives nutritionnelles des années 1930 et 1940 varient entre manger plus et manger moins. Pour savoir quelle prescription s'applique à eux, les individus doivent consulter un médecin, une infirmière ou une nutritionniste.

Les structures encadrant la santé publique changent également au cours des années 1920 à 1945. En 1922, le gouvernement du Québec remplace le Conseil supérieur d'hygiène par le Service provincial d'hygiène (SPH), qui se charge de la prévention au niveau provincial. Ses principales activités demeurent la collecte de données épidémiologiques et démographiques ainsi que la lutte aux maladies contagieuses, mais les officiers de santé effectuent davantage d'activités d'éducation et de prévention. Les inspecteurs de certaines régions affirment, dans leurs rapports, tenir des conférences publiques et scolaires sur l'alimentation[8]. Bien qu'ils ne soient pas explicites à ce sujet, leur mission de lutte aux maladies contagieuses et à la mortalité infantile oriente probablement leurs discours autour de la qualité du lait et de la viande.

Des bureaux de santé municipaux existent depuis la seconde moitié du XIXe siècle. Nous avons mentionné l'exemple montréalais, mais Québec, Saint-Lambert, Longueuil, Joliette et d'autres cités possèdent un bureau de santé municipal. Cependant, le Québec rural demeure le parent pauvre en matière de structures locales de santé jusqu'à la mise en place des premières unités sanitaires de comté (USC) en 1926. Ces USC sont ouvertes en vagues successives jusqu'en 1954. La première année, il y en a 2; en 1929, 13; en 1939, 42; et en 1945, on en dénombre 58[9]. En 1936, le ministère de la Santé et des Services sociaux, créé par le premier ministre québécois Maurice Duplessis, prend la relève du SPH. Ce nouveau ministère comprend une Division de la nutrition chargée de l'hygiène maternelle et infantile. Dirigée par le docteur Ernest Sylvestre et embauchant une nutritionniste diplômée du Collège Macdonald, Jeannine Champoux, la Division de la nutrition du ministère de la Santé constitue la première structure provinciale responsable d'étudier la diète de la population et de voir à son éducation en la matière. À partir de 1936, les USC sont sous la gouverne du ministre de la Santé, et on trouve le résumé de leurs activités dans le rapport annuel de celui-ci.

Les USC effectuent l'inspection médicale des enfants. Les objectifs de ces examens sont multiples: dépister les cas de tuberculose, les anomalies de l'ouïe et de la vue, offrir des soins dentaires de base et détecter d'autres « défauts ». Les médecins et les infirmières portent une attention spéciale au poids des enfants, tout comme dans les écoles américaines à la même époque. Ceux ayant un poids inférieur à 10 % de la normale se retrouvent dans des cours de nutrition. Selon les années, entre 1929 et 1945, on juge que de 5 à 13 % des écoliers du Québec sont trop maigres[10]. À Montréal, l'évaluation de l'état nutritionnel des élèves se pratique en les pesant et en les mesurant. Cette méthode donne aux médecins et infirmières un portrait alarmant de la situation: entre 1929 et 1937, ils estiment qu'environ 14,4 % des enfants sont mal nourris. Toutefois, selon les historiens du Service de santé de la Ville de Montréal, ce n'est qu'en 1942 que le bureau de santé embauche une nutritionniste et entreprend une campagne pour une alimentation rationnelle s'inscrivant dans la propagande menée par le gouvernement fédéral pour diffuser les *Règles alimentaires officielles au Canada*[11].

La restructuration et la professionnalisation des services de santé publique, l'augmentation des recherches sur la santé et l'inspection médicale des écoliers mènent à la création de programmes de prévention. Le gouvernement lutte alors sur trois fronts : la mortalité infantile, la tuberculose et les maladies vénériennes. Les deux premiers combats sont intimement reliés au lait, dont la qualité préoccupe beaucoup les hygiénistes. Incriminé pour la mortalité en bas âge et pour la tuberculose, le lait est étudié, surveillé, contrôlé et, de plus en plus souvent, pasteurisé[12]. Les médecins et infirmières des USC encouragent aussi les gens à fréquenter des cliniques, des dispensaires et des hôpitaux, tandis que les écoliers sont périodiquement examinés.

La création des USC et la présence accrue d'experts et de professionnels de la santé permettent d'intensifier le travail de propagande et d'éducation sanitaire. Deux moyens de communication sont privilégiés : la distribution de matériel écrit et iconographique ainsi que des conférences s'adressant surtout aux enfants d'âge scolaire et aux mères. Les autorités provinciales de santé s'appuient principalement sur les infirmières et les institutrices dans ce travail, mais les officiers municipaux et régionaux y participent également. Les journaux locaux publient des articles émanant du ministère de la Santé et de ses organismes, et certaines causeries sont diffusées à la radio. Les conférences rejoignent un public nombreux : les rapports annuels du SPH et du ministère de la Santé et des Services sociaux affirment que l'assistance aux causeries et aux conférences varie de 185 438 personnes en 1929–1930 à 401 152 en 1945. Toutefois, ce public est très majoritairement composé d'écoliers et d'écolières. En 1934–1935, 57,4 % des spectateurs sont des enfants ; en 1945, ce taux est de 62,7 %[13]. Le nombre de personnes qui se rendent à ces exposés de leur plein gré, après en avoir vu ou entendu l'annonce, demeure donc limité.

Parmi les sujets abordés durant ces événements, les maladies contagieuses continuent à dominer, mais, à partir des années 1934–1935, des centaines de conférences sur la nutrition sont données dans les unités sanitaires. En 1936–1937, 10 557 enfants assistent à 396 cours de nutrition. Évidemment, tous ces exposés ne sont pas prodigués par la seule nutritionniste travaillant à la Division de la nutrition : 24 médecins et 78 infirmières donnent 213 heures de cours. En plus, 117 autres causeries, accompagnées de films, sont présentées partout dans la province, rejoignant 12 222 personnes[14]. En 1939, les médecins, les infirmières et la nutritionniste prononcent 188 conférences devant des enfants, des enseignants, du personnel des écoles ménagères, dans des orphelinats et des hôpitaux ainsi que devant le grand public (surtout des dames et des demoiselles, précise le rapport). De plus, 3 causeries sont radiodiffusées et 571 cours de nutrition sont donnés[15]. Durant les années suivantes, ces activités diminuent quelque peu (seulement une cinquantaine de conférences en 1942)[16], peut-être parce que des groupes bénévoles en offrent dans le cadre du programme instauré par le gouvernement fédéral pendant la guerre.

Au début des années 1940, le ministère de la Santé entreprend des études sur la nutrition des enfants. En 1943, 2300 élèves du Québec sont questionnés sur leurs habitudes alimentaires par le personnel des USC, qui leur demande quels aliments ils ont mangés au cours des 24 heures précédentes. Pour le docteur Sylvestre, les résultats sont catastrophiques : 90,7 % des enfants auraient une alimentation médiocre nécessitant une intervention immédiate. Seule la moitié boiraient assez de lait, 36 % ont dit prendre au moins une portion d'agrumes, tandis que 43,3 % n'ont pas mangé de fruits et 45,2 % n'ont avalé aucun légume. Enfin, un quart seulement consommeraient des céréales entières[17].

Le résumé transmis par le ministère de la Santé donne peu de détails sur la méthodologie de cette enquête. Nous savons qu'elle a été menée en mai, en juin, en octobre et en novembre, et que les enfants étaient questionnés sur leur consommation alimentaire au cours des 24 heures précédentes. Cependant, nous ignorons comment l'information a été recueillie : si les écoliers étaient interrogés de manière ouverte, ils pouvaient oublier de mentionner certains aliments ; s'ils devaient cocher des items sur une liste préétablie, les catégories ne couvraient peut-être pas toutes les possibilités. Ne négligeons pas non plus que les mois choisis ne présentent pas tous les mêmes possibilités : avant la fin de juin, peu de légumes et de fruits frais sont mûrs ; en novembre, l'automne est bien installé. En fait, c'est durant les vacances estivales que ces enfants devaient manger le mieux, ce dont une telle enquête ne peut pas témoigner.

Les années 1930 voient également apparaître les premières initiatives fédérales en matière d'éducation à la nutrition. En 1933, à la demande de la Ligue des Nations, le gouvernement canadien crée un comité préparatoire pour la British Commonwealth Scientific Conference. Ce sous-comité est démantelé en 1938, mais seulement en raison de la création d'une autre instance fédérale, le Conseil canadien de la nutrition (CCN). Cet organisme réunit des médecins et des travailleurs sociaux qui proviennent du milieu universitaire ainsi que des organismes de santé, d'assistance sociale et du secteur public. Comme nous le verrons dans la dernière section de ce chapitre, les membres du

CCN définissent des standards et des recommandations en se basant essentiellement sur les objectifs économiques et militaires du Canada. Leurs idées sont reprises par un autre organisme fédéral créé en 1941, le service de nutrition du ministère des Pensions et de la Santé nationale, responsable de la première étude pancanadienne sur l'état nutritionnel de la population ainsi que de la conception et de la promotion des *Règles alimentaires officielles au Canada*, publiées en 1942[18]. Plus que jamais, la population du Canada et du Québec est mesurée, pesée et conseillée sur sa diète.

Ces activités s'inscrivent dans un courant de recherche international. Aux États-Unis et en Europe, la crise économique des années 1930 et la Deuxième Guerre mondiale provoquent la multiplication des recherches en nutrition appliquée afin de connaître l'impact de la pauvreté sur la santé des chômeurs et de leur famille, d'améliorer la santé des soldats et de discipliner la population face au rationnement. Mais avant la fin des années 1930, les chimistes et les biologistes n'arrivent pas encore à mesurer précisément les quantités de vitamines contenues dans les aliments ni à établir combien il faut en consommer pour combler ses besoins[19]. Bien des affirmations émises reposent alors sur des connaissances partielles, constamment mises en doute, révisées, précisées et augmentées. Cela n'empêche pas le modèle biochimique, fondé sur les vitamines, de dominer le paradigme thermodynamique, basé sur les calories. La faim est redéfinie autour du concept de malnutrition, une maladie diagnostiquée par les nutritionnistes à partir de critères de qualité de la diète au lieu d'être un état de sous-alimentation causé par un apport calorique insuffisant[20]. La calorie est de plus en plus relativisée en fonction de la teneur en vitamines des denrées, mais elle demeure une unité de mesure importante pour les États, qui s'en servent pour juger et comparer les régimes alimentaires nationaux et pour décider de la pertinence d'établir des programmes internationaux d'aide aux populations démunies[21].

Ce changement de paradigme et cette attention accrue à la qualité de la diète surviennent dans un contexte stimulant l'usage et la diffusion des nouvelles connaissances, tout en soulevant des différends entre les experts dont les travaux s'inscrivent dans des débats sociaux et politiques sur la pauvreté et sur la redistribution des richesses par l'État. Les médecins, chimistes, nutritionnistes, bénévoles et travailleurs des organismes d'assistance se préoccupent de la malnutrition, mais ils ne s'entendent ni sur les méthodes de recherche ni sur les critères définissant les catégories de mal-nourris[22].

Plusieurs problèmes méthodologiques mènent ces débats à une impasse. Par exemple, les données anthropométriques employées dans certaines études permettent de diagnostiquer des cas de malnutrition très sévères et de décrire l'évolution de la santé d'une large population dans la longue durée. Toutefois, du point de vue individuel, il est difficile de distinguer qui est maigre ou petit à cause de sa génétique ou de sa diète sans un examen médical approfondi. De plus, les mesures anthropométriques sont toujours confrontées à d'autres indicateurs de santé, comme les taux de mortalité générale et infantile ainsi que le nombre de victimes de maladies de carence, comme la pellagre ou le rachitisme. Puisque ces statistiques continuent de baisser même durant la crise, il demeure possible de prétendre, à l'instar du président américain républicain Herbert C. Hoover, que personne ne meurt de faim à cause de la Dépression. D'autres, comme la secrétaire américaine du travail Frances Perkins, qui a œuvré pour le gouvernement démocrate de Franklin D. Roosevelt, affirment qu'au contraire, des millions d'enfants américains souffrent de malnutrition. Les agences de services sociaux cherchent des mal-nourris pour prouver l'impact négatif de la crise et exiger plus de ressources pour les aider, mais bien des élus préfèrent les ignorer pour continuer à prôner le laisser-faire ou encore insister sur d'autres facteurs, comme l'éducation. Puisque les deux camps disposent d'études confortant leurs positions, le débat est difficile à trancher[23].

Aux États-Unis et en Grande-Bretagne tout comme au Canada, la nutrition devient un sujet politique. La difficulté de prouver que la santé des gens se dégrade à cause de la pauvreté limite l'aide offerte aux plus démunis. Toutefois, les longues files d'attente aux soupes populaires et les reportages journalistiques montrant des personnes mourant de faim suscitent de fortes réactions[24], d'où la recherche d'autres manières de mesurer la malnutrition et d'en comprendre les causes et les impacts sur la santé. Des experts des sciences sociales et de la nutrition réalisent des études de cas pour décrire et expliquer le phénomène, et pour demander une aide accrue pour les chômeurs et leurs personnes à charge.

La plupart des experts utilisent le standard établi par la nutritionniste américaine Hazel Stiebeling en 1933 et adopté par la Ligue des Nations. Divisant la population en sous-groupes selon l'âge, le sexe et le niveau d'activité, Stiebeling compile les connaissances existantes et détermine combien de calories, de protéines, de calcium, de phosphore, de fer ainsi que de vitamines A et C nécessite chacun de ces groupes. Toutefois, elle ne donne pas de directives sur les quantités de lipides, de glucide et de vitamines B et D nécessaires à la santé. Les experts estiment probablement que la population américaine risque peu d'en manquer. Comme le souligne Ian Mosby, le standard de Stiebeling ne repose pas sur les quantités minimales de vitamines nécessaires à la santé, mais sur un apport optimal ajoutant des vitamines et des minéraux au minimum quotidien évalué. Il vise à procurer à toute la population une marge de sécurité contre d'éventuelles carences. Ainsi, pour les vitamines, Stiebeling recommande de consommer le double du nécessaire pour prévenir les maladies, tandis que, pour les minéraux, elle conseille de couvrir 150 % des besoins de base[25]. Étant donné l'incertitude des connaissances de l'époque, cette marge de sécurité est peut-être simplement prudente, mais des raisons économiques motivent aussi ces hauts standards. Par exemple, les fermiers nord-américains espèrent que ces conseils stimulent la consommation et permettent de vendre une partie des énormes surplus qui s'accumulent depuis le début de la crise[26]. Les recherches fondées sur le standard de Stiebeling sont alarmantes: puisque les quantités recommandées sont élevées, une très vaste proportion de la population compte parmi les mal-nourris. En Grande-Bretagne, les trois principales études sur la santé publiées dans les années 1930 concluent que la moitié de ses habitants mangent mal. Dans certaines recherches américaines, le tiers de la population urbaine est qualifiée de mal-nourrie, et les carences alimentaires constituent le principal problème de santé du pays. Puisqu'elles ne sont pas complétées par des examens de santé approfondis et effectués sur une longue période, ces études souffrent toutefois d'une faiblesse majeure: elles ne prouvent pas que les individus n'achetant pas assez d'aliments nutritifs sont plus souvent et plus gravement malades que les autres[27].

Les médecins diagnostiquent néanmoins de nombreux cas de malnutrition grâce à l'examen médical des écoliers. Américains, Britanniques et Canadiens emploient alors l'échelle Dunfermline. Ce standard, qui évalue la taille, le poids, la dentition, les amygdales, la vue, les capacités respiratoires, le développement musculaire, le teint et la vivacité d'esprit leur sert à identifier les enfants mal-nourris. Plusieurs de ces caractéristiques sont subjectives et varient selon l'hérédité et la région d'origine des sujets. Les immigrants italiens et est-européens n'ont pas le teint aussi rose que les Américains, et les enfants nés de parents myopes risquent fort de le devenir, peu importe ce qu'ils mangent. Ceux disposant de moins d'espace et de temps de jeu à l'extérieur présentent plus souvent une musculature jugée faible et un teint plus pâle que l'idéal défini dans l'échelle d'évaluation. L'usage de l'échelle Dunfermline mène à la conclusion que la majorité des enfants des grandes villes américaines risquent de souffrir de malnutrition[28].

Les diagnostics de malnutrition prennent donc des proportions allant de problèmes superficiels et bénins à l'anticipation de catastrophes nationales. La réalité se situe sans doute quelque part entre les deux extrêmes, et les gens pauvres éprouvent de la difficulté à se procurer une alimentation suffisante et variée, peu importe les critères d'évaluation utilisés. En étudiant la manière dont les autorités scolaires et sanitaires de Montréal traitaient cette situation, nous verrons que ces différences de perception mènent aussi à des actions d'une efficacité limitée.

L'enseignement de l'hygiène et l'inspection médicale des élèves dans les écoles primaires publiques

Dans les années 1920 et 1930, les efforts des médecins-hygiénistes, des infirmières et des premières nutritionnistes professionnelles se concentrent sur l'éducation des écoliers. Ces experts accordent une place croissante à la nutrition dans les cours d'hygiène dispensés dans les écoles primaires du Québec. Aux centaines de cours et de conférences données annuellement par la Division de la nutrition du ministère de la Santé s'ajoutent quelques ouvrages distribués au personnel enseignant et des campagnes d'hygiène scolaire locales. Destinées à un public jeune, composé de garçons autant que de filles, les connaissances sur la nutrition transmises dans le cadre des activités éducatives sur l'hygiène sont beaucoup moins élaborées que celles enseignées dans les écoles ménagères, mais elles véhiculent des savoirs et des valeurs semblables.

Le Service provincial d'hygiène s'adresse d'abord aux institutrices et aux instituteurs, espérant s'en faire des auxiliaires dans l'enseignement de l'hygiène et dans l'inspection médicale des écoliers. Dans les années 1920 et 1930, le SPH distribue une brochure, *Aux institutrices de la province de Québec*, demandant aux maîtresses d'école de participer à la conservation et à l'amélioration de la santé de leurs élèves. Le SPH s'attend à ce qu'elles convainquent les enfants d'améliorer leur alimentation, car plusieurs d'entre eux pèsent moins que leur poids normal, souffrent de dénutrition et risquent de développer la tuberculose. Selon cette brochure, les enseignantes devraient transmettre aux élèves quelques conseils sur les aliments à privilégier, connaître les enfants pesant moins que leur poids normal et rapporter ces cas à leur officier médical. Mais mis à part la suggestion faite à la maîtresse d'école d'« user de son influence et [d']insister auprès des enfants en ce qui concerne leur alimentation journalière », les consignes du SPH n'expliquent pas comment aider ces enfants sous-alimentés[29]. Complétant ces directives aux institutrices, le recueil de causeries publié en 1922 par les inspecteurs régionaux du SPH, intitulé *Pour qu'on aime l'hygiène*, inclue quelques notions d'hygiène alimentaire et de nutrition parmi des conseils sur l'hygiène corporelle, les maladies contagieuses, la vaccination, et d'autres sujets. Une seule causerie porte sur l'alimentation, signée par le docteur Jules Constantin. La plupart des aspects qu'il aborde concernent l'hygiène : les denrées doivent être saines, propres et conservées à l'abri des saletés, de la chaleur, des mouches et de la poussière. Ses conseils nutritionnels sont très brefs : l'alimentation doit être variée, pas trop riche en viande et en poisson, et surtout composée de légumes, de fruits, de produits laitiers et céréaliers[30].

Le docteur Hector Palardy, un autre médecin-hygiéniste, se montre plus précis lorsqu'il s'adresse aux élèves du secondaire, comme dans ses *Causeries sur l'hygiène* (1922). Deux causeries dévoilent la conception du corps humain et les connaissances nutritionnelles que le docteur Palardy souhaite transmettre aux garçons et aux filles du Québec. Dans *L'organisme sain – La merveille du corps humain*, il décrit le corps comme une machine vivante, supérieure aux animaux et aux mécaniques construites par l'homme. L'union de l'âme et du corps ennoblit la chair : Dieu a donné à l'homme un corps parfait, associé à l'âme qui l'habite, l'anime et le contrôle. Il estime impossible de changer les décrets de la Providence concernant la durée de la vie, mais croit néanmoins que tout bon chrétien doit entretenir son enveloppe charnelle[31]. Pour le docteur Palardy, le corps sain fonctionne harmonieusement, les organes travaillant les uns pour les autres d'une manière ordonnée, parfaite. À l'aide d'une fable romaine, il compare d'ailleurs cet équilibre physique avec l'harmonie sociale, selon une théorie organiciste répandue[32]. Dans la société comme dans la machine humaine, « chaque membre a son action distincte, chaque organe sa fonction déterminée[33] ». L'harmonie et la discipline de la machine humaine correspondent à l'idéal des hygiénistes de cette époque, qui ne contestent pas l'ordre établi, mais tendent plutôt à le renforcer. La seizième causerie du docteur Palardy traite de l'alimentation. Il poursuit l'analogie entre l'homme et la machine, la prolongeant aux aliments, comparés au carburant. La plupart de ses conseils et de ses explications concernent les calories nécessaires à chaque individu et l'équilibre entre les trois macronutriments. L'alimentation rationnelle comble les besoins de chacun en fonction de son sexe, de son âge, de l'intensité du travail musculaire quotidien, du climat et de la saison. Le goût joue un rôle dans ce processus, mais il faut s'en méfier, car il provoque des abus[34].

Outre des causeries et des conférences, d'autres méthodes pédagogiques sont employées dans les écoles québécoises des années 1930. Par exemple, le docteur Adrien Plouffe, du Service de santé de la Ville de Montréal, a écrit douze saynètes de propagande d'hygiène, destinées à être jouées par les élèves et présentées durant des cours d'hygiène infantile et d'autres activités éducatives[35]. Cinq d'entre elles évoquent la nutrition et promeuvent le lait. Elles révèlent les espérances et les idées du docteur Plouffe au sujet de la promotion du lait chez les enfants, de l'inspection médicale dans les écoles, de l'attitude des parents, du rôle maternel et de celui des experts. Elles dévoilent aussi des résistances et des pratiques persistantes jugées inadéquates par le docteur Plouffe. Dans chacun des récits, des garçons, des filles et une mère discutent de conseils reçus sur le lait et la santé. Certains s'opposent au discours médical, d'autres répètent les arguments des experts. Toutes les histoires se terminent par la conversion des récalcitrants.

Dans *Deux blanches majestées contre la tuberculose*, Adrien Plouffe met en scène une conversation entre trois garçons de 12 à 16 ans sur la dénutrition, le poids et la tuberculose. Les adolescents chantent les mérites du lait et citent les plus hautes autorités religieuses, morales et médicales, dont le pape. Les personnages répètent que le lait renforce l'organisme, permet d'atteindre le poids normal et de mieux résister à la tuberculose[36]. Dans *La vie en bouteille*, trois autres garçons de 9 à 14 ans se taquinent au sujet de leur consommation de lait durant la récréation, celui qui en boit étant ridiculisé parce qu'il aime ce « breuvage de bébé ». Rétorquant que cela lui permet de peser son poids normal, le buveur de lait convainc les autres de l'imiter. La saynète se conclut sur une chanson où le lait est décrit comme un repas complet, qui procure de l'allant et de la vigueur, où les conseils des « gens compétents » sont résumés et où l'objectif de faire une race plus forte est énoncé[37]. Les fillettes sont aussi invitées à écouter les médecins. Dans *Ces demoiselles babillent*, elles jouent aux mères, amènent leurs poupées malades à la Goutte de lait, les font vacciner et leur donnent du lait pasteurisé[38].

Ces saynètes transmettent peu d'informations nutritionnelles ; en fait, le docteur Adrien Plouffe insiste surtout sur l'importance des conseils d'experts tels que lui. D'ailleurs, plusieurs répliques répondent à des résistances et à des objections probablement émises au sujet de l'inspection médicale des enfants et des recommandations à appliquer selon les rapports transmis aux parents. Un des personnages de *La vie en bouteille* dit à son ami : « le docteur connaît mieux la machine humaine que ton père. [...] Crois-moi, les gens qui s'occupent de notre santé, on doit les écouter[39] ». Le troisième garçon affirme fièrement que, quatre ans auparavant, il était sous son poids normal, mais que, grâce à la pesée, à une consommation accrue de lait et à l'avertissement que le médecin-inspecteur a donné à ses parents, il dépasse maintenant son poids normal de cinq livres. Dans *La maman en retard et les enfants à la page*, le docteur Plouffe se montre explicite sur l'attitude que les mères devraient adopter par rapport aux conseils des médecins-inspecteurs. Cette histoire, campée dans une famille bourgeoise, présente une mère outrée de recevoir un avis médical pour chacune de ses filles. Amygdales enflées, dents cariées, myopie et maigreur affectent ses trois enfants, mais la mère « trouve que ce sont des imbécillités ». Les trois filles convainquent néanmoins leur mère de suivre les recommandations, en citant leur médecin-inspecteur[40]. Dans ce cas, l'état des trois filles est attribué à l'ignorance et à l'aveuglement de leur mère, ce à quoi le docteur souhaite remédier. Dans toutes les saynètes, le message est clair : la santé des enfants dépend de l'application des conseils des experts.

Jusqu'à la fin des années 1930, les conseils des médecins-hygiénistes adressés aux enfants du primaire ne semblent guère aller plus loin que quelques propos sur la propreté, la variété des aliments consommés et l'évitement de certains abus. Seul le lait fait l'objet d'une promotion soutenue, basée sur la science et la médecine préventive. Lorsqu'ils écrivent pour des élèves plus vieux, les médecins-hygiénistes exposent un savoir un peu plus complexe transmettant une conception du corps et de la famille à la fois productiviste, catholique et conservatrice, semblable à celle diffusée dans les cours d'économie domestique et dans les publications officielles du gouvernement. Toutefois, ces intervenants ne se limitent pas qu'à conseiller les enfants : dans les années 1930, ils surveillent également leurs corps.

Cette surveillance débute dans les premières années du XXe siècle, alors que médecins et infirmières examinent plus souvent certains groupes d'individus estimés vulnérables. Ce sont d'abord les nourrissons et leurs mères qui sont visés par les cliniques de puéricultures gratuites fondées à Montréal en 1910. Une proportion croissante des bébés y sont pesés, mesurés et vaccinés tandis que du lait y est distribué et que les mères reçoivent des conseils sur la santé infantile. À l'époque, les écoliers montréalais sont aussi soumis à une inspection médicale visant à vérifier s'ils sont vaccinés, à attester la salubrité des bâtiments et à contrôler les maladies contagieuses. Jusqu'en 1918, cette inspection relève de la Division des maladies contagieuses du Service de santé municipal, pour être ensuite transférée à la nouvelle Division de l'hygiène de l'enfance[41]. L'inspection médicale est effectuée dès 1907, sous la direction du docteur Laberge, chef du Service de santé de la ville. Cette année-là, 49 353 élèves sont examinés par 45 médecins, dans 155 écoles, et le bilan recense 13 385 enfants aux dents cariées (27 % des enfants examinés) et 1565 mal-nourris (3,2 %)[42].

Le rapport annuel du Service de santé de Montréal de 1907 mentionne donc l'état nutritionnel, mais, avant les années 1930, la condition physique des écoliers n'est évaluée que de façon superficielle et sporadique. En 1928, l'*Enquête sur les activités en hygiène publique*, réalisée à Montréal par l'American Public Health Association, rapporte plusieurs problèmes au sujet de ces inspections médicales, incluant le manque d'espace et de matériel pour procéder adéquatement ainsi que l'absence de suivi à long terme. Seulement 30 écoles sur 255 possèdent des balances. La plupart du temps, les médecins et les infirmières ne pèsent pas les élèves lors de l'examen, ce qui les prive d'une mesure importante pour identifier les enfants insuffisamment nourris. De plus, les dossiers médicaux ne sont pas transmis d'une école à l'autre si les enfants déménagent. Enfin, peu de personnel travaille à cette mission : les 38 infirmières scolaires ont chacune, en moyenne, 7 écoles et 3300 élèves à leur charge[43]. Bien sûr, la maigreur, les déformations du squelette et le manque de tonus musculaire se constatent aussi *de visu*. Ce que la rareté des balances suggère, ce n'est pas l'ignorance de la dénutrition par les autorités sanitaires municipales, mais plutôt le manque de ressources consacrées à cette question et le peu d'inquiétudes que ce problème soulève avant les années 1930. Jusqu'à la création du Département de nutrition au ministère de la Santé en 1936, le poids, la taille et la diète des enfants semblent peu préoccuper les officiers de santé de la province, puisqu'ils ne mentionnent pas cet aspect dans leurs rapports annuels. On peut présumer que les médecins affectés à l'inspection des enfants ruraux ne disposent pas de meilleures ressources que leurs collègues urbains et que la pesée ne s'effectue pas plus souvent en campagne qu'en ville.

La Ville de Montréal semble donc faire figure de pionnière dans l'inspection médicale des enfants. Les années 1930 sont marquées par plusieurs progrès en matière de prévention et de soins de santé en milieu scolaire. En plus de dépister les maladies contagieuses et la dénutrition, les cas de déficiences auditives, visuelles et intellectuelles sont identifiés, et la ville ouvre des cliniques dentaires municipales pour les écoliers les plus pauvres. À partir de 1929, le Bureau de santé généralise l'examen médical et collabore davantage avec la commission scolaire. Une entente est conclue en mai 1929 afin de bien définir les responsabilités des pouvoirs municipaux et scolaires. Cet accord stipule que les écoles doivent fournir un local approprié et s'assurer du suivi des fiches de santé; les enseignants doivent quant à eux signaler les enfants malades ou faibles aux inspecteurs. Pour sa part, la municipalité embauche le personnel médical et planifie les inspections. Les intervenants estiment nécessaire de procurer aux écoles plus de balances-toises: la Commission des écoles catholiques de Montréal (CECM) en achète 100, et la ville, 125[44]. Ce sont les institutrices et les instituteurs qui pèsent et mesurent tous leurs élèves, tous les trois mois, et qui inscrivent les données sur un formulaire. Selon une chronologie dressée en 1937, cette pesée générale est pratiquée régulièrement à compter de 1933[45]. La même entente prévoit que chaque enfant subisse un examen physique complet au moins trois fois durant son cursus scolaire primaire: en 1re année, en 3e année, et avant de quitter l'école[46]. En 1937, un quatrième examen est ajouté pendant les classes intermédiaires, de sorte que chaque enfant est examiné tous les deux ou trois ans[47]. Pour mener à bien cette opération, le personnel de l'inspection médicale s'accroît. En 1936, 29 médecins, 94 infirmières et 5 dentistes veillent sur la santé des écoliers catholiques de Montréal. Le nombre moyen de patients scolaires est de 8010 par médecin et de 2057 par infirmière[48].

À partir du milieu de la décennie 1930, des médecins et des infirmières évaluent régulièrement l'état nutritionnel des enfants et transmettent leurs recommandations aux parents dans un bulletin de santé. De plus, les infirmières scolaires effectuent des visites à domicile pour contrôler les motifs des absences pour cause de maladie, et pour convaincre les parents de la nécessité de se plier aux conseils des examens médicaux effectués[49]. Les méthodes d'évaluation de la santé nutritionnelle révèlent comment les experts examinent les corps; elles influencent aussi les décisions prises concernant la distribution de lait en classe.

Les médecins demandent d'afficher près des balances, dans tous les locaux d'inspection médicale, la *Table des poids et tailles pour garçons et filles* conçue par le médecin américain Thomas D. Woods. Ils affirment qu'elle informe les élèves, mais qu'elle aide aussi les enseignants à identifier les enfants au poids inadéquat, selon des standards précis[50]. En haut de la table des poids et tailles, l'affiche déclare que « La pesée est le meilleur indice du développement de l'enfant. Le poids d'un enfant normal doit augmenter de façon constante[51] ». Ces normes pondérales laissent peu de place aux différences, la table de Woods définissant des gabarits stricts. Un garçon de 9 ans mesurant 1,14 m devrait peser précisément 22 kilos. Un pouce de taille de plus, et son poids doit atteindre 23 kilos. Les garçons de 5 à 8 ans devraient prendre 170 grammes par mois, et les experts s'attendent à ce que les adolescents de 12 à 16 ans engraissent mensuellement de 340 grammes. Le moindre écart de la moyenne est perçu comme anormal et attribué à un régime alimentaire défectueux. Dans les années 1930, tout enfant ayant un poids inférieur de 10 % à la norme est déclaré dans un état médiocre, nécessitant un traitement.

D'autres volets de l'inspection médicale servent au diagnostic. Les médecins-inspecteurs recherchent des signes qualitatifs divers, semblables à ceux utilisés par leurs confrères américains. Pâleur, yeux cernés, dos ronds, tenue relâchée, timidité, inattention, contrariété, instabilité, manque d'attention, tous ces aspects leur permettent d'évaluer l'état général de nutrition des enfants.

Les enfants sont classés en quatre catégories selon l'échelle Dunfermline, développée dans les années 1910 par Alister Mackenzie, un docteur de la ville de Dunfermline, en Écosse[52]. Les enfants en parfaite santé sont dits en excellent état; suit un statut qualifié de bon, jugé acceptable sans être parfait. Les enfants à la santé médiocre doivent être surveillés et ceux à la santé mauvaise, traités. Dans les rapports remis aux parents, cette échelle est réduite en trois catégories, puisque les enfants trouvés en parfaite santé ne font pas l'objet d'un avis médical. La catégorie supérieure avise les parents que le poids de leur enfant varie légèrement de la norme, mais qu'il n'y a pas d'autres symptômes et qu'aucun traitement n'est requis. En somme, ils sont avertis que leur enfant est surveillé. La catégorie médiane affirme que le poids de l'enfant est sous la barre des 10 %, qu'il présente d'autres symptômes et qu'il a besoin de soins ; une troisième catégorie évalue la nutrition comme étant mauvaise, car les symptômes sont plus nombreux et plus graves : ces enfants requièrent un traitement immédiat[53].

Les instructions du Service de santé affirment qu'il n'y a pas de standard absolu pour guider les médecins. Ils doivent se fier en même temps à des signes subjectifs et objectifs. Même le poids constitue une mesure imparfaite, et les docteurs le savent, puisque la découverte des vitamines a prouvé qu'il est possible de consommer assez de calories et de manquer de certains éléments nutritifs. La méthode de la balance est d'ailleurs critiquée par certains intervenants du milieu scolaire, dont des directrices d'écoles remarquant que des enfants défaillaient de faim même si leur poids n'était pas de 10 % inférieur à l'échelle de Woods[54]. Malgré cela, le poids détermine à quels enfants les cantines scolaires donnent du lait, et lesquels doivent se procurer, auprès de leurs parents, les deux ou trois sous nécessaires pour acheter leur demiard quotidien.

Le poids des écoliers ne préoccupe pas que les médecins et les infirmières montréalais. À la fin des années 1930, la Division de la nutrition du ministère de la Santé cherche aussi à faire augmenter de poids les enfants estimés trop maigres. À mesure que les unités sanitaires de comtés s'organisent, plus d'enfants de la province sont examinés, et le nombre de conférences sur la nutrition s'accroît. En 1942, on ne parle toutefois plus de poids normal, mais de nutrition parfaite, un objectif estimé atteint pour seulement 557 enfants parmi les 7526 ayant assisté aux leçons de nutrition[55].

Les médecins montréalais s'inquiètent davantage de la malnutrition dans les années 1930, constatée chez plusieurs enfants et identifiée comme la cause de nombreuses « défectuosités » physiques et de plusieurs échecs scolaires[56]. Ils tentent également de convaincre les parents de la nécessité de traiter les maux diagnostiqués chez leurs enfants, car, au sein de la classe ouvrière, les parents accordent peu d'importance à des affections qu'ils considèrent comme bénignes, eux-mêmes y ayant survécu[57]. En novembre 1930, le Comité d'enseignement de l'hygiène demande toutefois que la CECM alerte les curés de toutes les paroisses, car « nombre d'enfants se rendent fréquemment à leur classe le matin sans avoir pris une nourriture suffisante [...]; les parents de ces enfants devraient être avertis que cet état de chose [*sic*] est gravement préjudiciable à la santé des enfants, ainsi qu'à leurs progrès scolaires[58] ».

En raison de cette inquiétude et des résistances parentales aux recommandations médicales, les membres du Comité d'enseignement de l'hygiène étudient la possibilité d'organiser une distribution de lait dans les écoles[59]. L'expérience avait déjà été tentée en 1921, sur l'initiative de l'Association pour le bien-être de l'enfance, mais a été abandonnée, faute de fonds pour distribuer le lait gratuitement[60]. En 1931, Alice LeBel, une infirmière-hygiéniste diplômée de l'École d'hygiène sociale appliquée de l'Université de Montréal, représente la laiterie J.J. Joubert et est chargée d'expérimenter de nouveau un tel service[61]. Des écoles sont désignées pour tester ces cantines scolaires, et la laiterie Joubert s'engage à y livrer chaque matin des bouteilles d'un demiard[62], vendues trois sous. L'affaire semble alléchante pour les laiteries, puisqu'en octobre 1931, deux autres entreprises, les laiteries Dominion et Elmhurst, demandent l'autorisation de distribuer du lait dans certaines écoles. Le Comité d'enseignement de l'hygiène refuse, préférant d'abord limiter l'expérience aux 56 établissements desservis par Joubert[63]. À la fin de 1932, Joubert vend du lait dans 150 écoles. Le Comité accepte que la Coopérative de Lait et Crème de Montréal ainsi que les laiteries Perfection, Poupart, Meloche et Elmhurst acheminent des demiards de lait à quelques dizaines d'écoles de plus[64]. En 1932, 30 525 portions de lait sont fournies gratuitement par la Société de Saint-Vincent de Paul; les autres sont achetées par les enfants. En tout, les laiteries distribuent environ 6000 demiards par jour aux écoles de la CECM. En supposant que les enfants se rendent en classe environ 200 jours par année, les laiteries livrent un total de 1 200 000 demiards de lait dans toute l'année. Les bouteilles données par la SSVP ne représentent donc que 2,5 % de tout le lait livré dans les écoles.

Le succès de cette entreprise n'est donc pas aussi grand que le nombre d'établissements desservis et de bons de lait donnés le suggère. Dans chaque école, seule une minorité d'élèves reçoivent un demiard de lait, qu'ils le paient ou qu'il leur soit donné. En 1933, le relevé des activités des cantines expose des statistiques décevantes. À l'école Saint-Nom-de-Jésus, 128 demiards sont livrés pour les 1561 enfants qui la fréquentent (8 % des élèves). À Sainte-Augustine, le taux est parmi les meilleurs (18 %, soit 100 enfants sur 546). Les écoles exigeant plus de 100 bouteilles constituent des exceptions, les laitiers se déplaçant fréquemment pour ne livrer que quelques dizaines de bouteilles et parfois encore moins. À l'école Jeanne-LeBer, seulement 3 bouteilles par jour sont livrées pour 363 enfants (0,8 %).

Même si le rapport de 1932 d'Alice LeBel se montre encourageant, puisqu'il affirme que plus de 90 % des enfants consommant du lait à l'école augmentent de poids[65], l'impact des premières cantines scolaires sur la santé semble minime. Les chiffres d'Alice LeBel ne comparent pas les enfants buvant du lait en classe à un groupe-témoin n'en consommant pas. Sans un tel repère comparatif, difficile de savoir si ces gains pondéraux résultent vraiment du programme de cantines scolaires, et combien de ces enfants auraient quand même pris du poids.

En outre, le prix de vente de trois sous le demiard ne constitue pas un rabais, puisqu'à Montréal, la pinte de lait se vend alors douze sous[66]. Un demiard représentant le quart d'une pinte, le lait vendu dans les écoles suit le prix courant. Il est plausible que pour plusieurs enfants, la bouteille de lait bue à l'école ne fait que remplacer un verre auparavant consommé à la maison, puisque les parents paient ce breuvage de toute manière. Le système de cantines scolaires amène bel et bien du lait dans les classes, mais cela ne se traduit pas nécessairement en une augmentation de la consommation par les enfants. Peu surprenant que le Comité d'enseignement de l'hygiène recommande leur suppression en 1933[67]. Comme son nom l'indique, ce comité n'est pas responsable de faire la charité. Le programme de cantines scolaires vise plus à convaincre les enfants de boire du lait qu'à en fournir gratuitement aux élèves trop maigres.

L'œuvre des cantines scolaires renaît en 1934 lorsque la CECM confie à Alice LeBel l'administration du Service social scolaire catholique. Ce nouvel organisme, affilié à la Fédération des œuvres de charité canadienne-française, en obtient des fonds réservés exclusivement à l'aide aux enfants pauvres. La première année, 6050 enfants reçoivent gratuitement du lait; en 1940–1941, le programme en rejoint 10 973. Comparativement aux premières cantines scolaires, il s'agit d'une amélioration notable, mais les fonds alloués demeurent très limités, et la sélection des bénéficiaires dépend de leur maigreur et non de leur statut économique[68].

À la lumière des cours, des conférences, des saynètes destinées aux enfants, des critères employés pour diagnostiquer la malnutrition et de la portée restreinte des distributions de lait à l'école, on peut conclure que, jusqu'à la fin des années 1930, les interventions des médecins et des infirmières hygiénistes en milieu scolaire demeurent conservatrices, individualistes et limitées à des campagnes d'éducation. La crise économique déclenchée en octobre 1929 provoque une remise en cause de ce modèle d'action.

Crise, santé et nutrition

Au Canada comme aux États-Unis et en Grande-Bretagne, la crise économique des années 1930 transforme l'impact politique de la nutrition appliquée. Auparavant, elle représentait surtout un instrument d'hygiène publique et de réforme sociale et servait à soulager les pauvres de leur ignorance. À partir de la crise, des intellectuels de gauche et certaines nutritionnistes œuvrant dans l'assistance utilisent la nutrition pour évaluer l'impact de la crise, pour prouver qu'à long terme, la pauvreté dégrade la santé et pour argumenter en faveur de différentes formes d'intervention de l'État, tout en critiquant l'aide apportée sous forme de secours directs.

Le montant hebdomadaire accordé pour l'alimentation en 1933 à Montréal est limité: 2 $ par semaine pour 2 personnes, avec 4 miches de pain; pour 6 personnes, les secours sont de 4 $ par semaine, avec 14 pains; enfin, pour 13 personnes, ils atteignent 7,50 $, avec 21 pains. On accorde aussi 1 pinte de lait par jour par enfant de moins de 14 ans, avec une limite de 6 pintes par famille[69]. Le montant donné par personne est inversement proportionnel à la taille du ménage, variant de 1 $ par semaine à 57 ¢ par individu, peu importe son âge et ses activités. Selon la *Gazette du travail*, au Québec, le coût hebdomadaire moyen des aliments principaux pour une famille est de 6,83 $ en avril 1933. Cela représente le plus bas prix enregistré pour l'épicerie depuis 1910, alors qu'il était de 6,95 $[70]. En tenant compte du coût relativement bas des aliments en 1933 et du fait qu'au montant d'argent, on ajoute du pain et du lait, on peut croire que les secours directs couvrent adéquatement les besoins alimentaires de base. Toutefois, il faut considérer le fait que l'aide accordée aux chômeurs ne prévoit rien pour faire face à des dépenses additionnelles, comme des articles de maison, des vêtements, des chaussures ou des médicaments. Le moindre imprévu diminue le montant disponible pour l'épicerie. Même en appliquant à la lettre les conseils diffusés en faveur d'une alimentation saine et économique, bien des gens doivent se satisfaire de peu, surtout dans les familles nombreuses.

Conscients que les secours et les dons ne suffisent pas, certains organismes de charité montréalais offrent de l'information sur la nutrition, sur le budget et sur la planification des achats, tout en demandant de meilleures ressources pour les services d'assistance et pour les familles. Les efforts des nutritionnistes apparaissent surtout au Dispensaire diététique de Montréal (DDM) et au Victorian Order of Nurses (VON).

La directrice et diététiste du DDM, Nan Garvock, en poste depuis 1924, cherche à persuader ses patientes de suivre les principes de la nutrition et de le faire à bon marché. Pour atteindre ces objectifs, elle multiplie les démonstrations culinaires (elle en offre 53 en 1932) et diffuse un livre de cuisine connu sous les titres *Blue Cook Book* et *Food and the Family Income* (première édition: 1930). À partir de 1932, le DDM publie également une liste mensuelle de prix des aliments. Orientant son action vers les conseils, le DDM collabore avec d'autres organismes œuvrant pour améliorer la santé des démunis, comme le VON et avec les instances municipales, provinciales et fédérales. Le DDM réclame également un meilleur accès à des aliments économiques, exerçant des pressions auprès du gouvernement pour que le lait en poudre et la margarine soient disponibles dans les magasins québécois, et demandant que la farine et le pain soient enrichis de vitamine B. Le Dispensaire recommande aussi l'augmentation des allocations versées aux familles à faibles revenus[71]. Considérant toutefois que l'éducation des femmes et des filles constitue le meilleur moyen d'aider les patients à contrer la maladie et la pauvreté[72], le budget alimentaire est l'élément central des conseils prodigués au DDM, comme de ceux donnés par les infirmières du VON.

Marion Harlow, nutritionniste au VON, ne s'illusionne pas sur l'impact des leçons de budget offertes par son organisation depuis 1929. Dans un article publié en 1941, où elle décrit comment le VON peut intervenir pour améliorer la diète de sa clientèle, elle affirme qu'en deçà d'un certain revenu, même la planification la plus experte ne peut fournir une alimentation protégeant la santé. Son objectif n'est donc pas de permettre à tous ses bénéficiaires d'atteindre une santé parfaite, mais de réduire les risques de malnutrition auxquels sont exposés les gens dans le besoin en leur montrant comment se rapprocher le plus possible de la norme préconisée par la science. Les infirmières du VON offrent cette aide à leurs patients sur une base individuelle. Dans l'exemple donné par Harlow, la mère de famille souffre d'anémie, et son fils de six ans, d'une allergie aux produits du blé. Le contact entre l'experte et cette femme dure cinq mois, mais ce type d'intervention se déroule parfois durant des années, puisqu'Harlow mentionne un autre cas où l'aide a duré quatre ans. La pression imposée par la santé de deux membres de la famille et le long suivi de la nutritionniste ont probablement amené des changements beaucoup plus profonds et plus durables que lorsque l'éducation s'effectue sous forme de cours et de conférences. L'intervention relatée par Harlow montre cependant que, pour transformer substantiellement sa diète, la ménagère doit s'astreindre à beaucoup de travail supplémentaire. Harlow souligne que, malgré l'amélioration des revenus apportée par l'économie de guerre, les conseils budgétaires demeurent pertinents. D'abord parce que les gens souhaitent se procurer des biens qui leur ont manqué durant la crise, et ensuite parce que la solde des soldats mariés ne couvre pas plus que les besoins de deux enfants[73].

Dans cette étude de cas, la famille compte 8 personnes, et les 6 enfants sont âgés entre 2 et 13 ans. Trente-cinq pour cent du budget passent déjà dans la nourriture, soit environ 11 $ par semaine, ce qui est en dessous des 15 $ hebdomadaires calculés par l'Association médicale canadienne pour nourrir un ménage similaire à celui rencontré. La nutritionniste suggère donc des changements qui n'augmenteront pas le coût de l'épicerie. Harlow compare la liste des achats habituels de la patiente avec celle proposée par l'infirmière-visiteuse. La différence de prix total n'est que de huit sous, mais la répartition des dépenses entre les groupes d'aliments varie, ainsi que le type de produits achetés. Le coût des produits laitiers est celui qui augmente le plus, passant de 1,84 $ à 3,05 $. L'infirmière recommande d'acheter 17 quarts de lait (au lieu de 12), 9 boîtes de lait évaporé (au lieu de 3) et de doubler la consommation de fromage (d'une demi-livre à une livre). Cette augmentation s'effectue aux dépens des céréales, de la viande, des graisses et des sucres. D'autres changements apportés à la liste montrent que la ménagère devra cuisiner davantage. Dans les céréales, les items transformés et préemballés, comme les *corn flakes*, les Ry-Krisp et le paquet d'avoine roulée, sont remplacés par plus de farine. Les fruits et légumes sont plus abondants : dix livres de patates de plus, une livre de chou supplémentaire, trois fois plus de carottes ainsi que des pois et des fèves séchées au lieu des fèves au lard en conserve. Deux douzaines d'œufs sont conseillées au lieu d'une seule, et les viandes et poissons transformés, comme le saumon en conserve et le bœuf haché, font place à des sardines, du foie et du rôti (sans doute pour améliorer l'apport en fer et soigner l'anémie de la patiente).

Enfin, des fruits hors saison (des pommes en mars) sont remplacés par des tomates en conserve. L'intervenante donne plus qu'une nouvelle liste d'épicerie : elle fournit également à sa patiente des recettes de pain et de biscuits pour remplacer les biscuits auparavant achetés pour le garçon allergique au blé[74].

Harlow rapporte des progrès très satisfaisants. Selon elle, cette patiente a effectué des changements graduels et positifs en plus de chercher elle-même de nouvelles recettes. Ce type d'intervention individuelle, effectuée pendant des semaines, avec des propositions faites sur mesure pour des personnes allergiques et malades, est sans doute bien plus efficace que les cours de nutrition du SPH ou que les saynètes du docteur Plouffe. Ce succès dépend toutefois de la motivation individuelle, ici stimulée par l'état de santé de deux personnes dans le ménage. Le résultat obtenu repose sur l'effort et le travail de la ménagère, qui doit cuisiner plus. La propagande de guerre, les cours et les livres de cuisine, les *Règles alimentaires officielles au Canada* et les autres discours des médecins, des infirmières et des nutritionnistes présument que toutes les ménagères peuvent et veulent cuisiner davantage. La publicité et la consommation de soupes en conserve, de céréales à déjeuner, de gâteaux, de biscuits du commerce ou de crème glacée montrent cependant que cette possibilité et cette motivation ne sont ni universels ni constants.

Nan Garvock et Marion Harlow sont des voix dissidentes dans l'ensemble des discours sur l'alimentation et la nutrition : informées par la pratique et le contact avec les pauvres et les malades, leur approche est terre-à-terre. Elles constatent avec lucidité que les revenus disponibles constituent souvent un obstacle majeur au maintien de la santé ou à la guérison. Elles ne sont pas les seules : dans les années 1930, l'économiste Leonard Charles Marsh veut démontrer que l'aide accordée aux chômeurs ne suffit pas à combler les besoins de base, et prouver que la crise dégrade la santé des personnes comptant sur les secours directs et la charité durant de longues périodes. Dirigeant le programme de recherches sociales de McGill depuis 1930 et membre de la League for Social Reconstruction (LSR), un regroupement d'intellectuels de gauche fondé au début de 1932 à Toronto et à Montréal en réaction à la crise économique[75], Marsh réalise et publie l'étude *Health and Unemployment* (1938) avec la collaboration du docteur Grant Fleming et de Chesley Frederick Blockler[76]. Son appartenance à la LSR et les orientations socialistes de son groupe de recherche dérangent les directeurs de l'Université

McGill, qui mettent fin au programme de recherches sociales et écartent Marsh de l'institution[77]. Avant de se joindre à la School of Social Work de l'Université de Colombie-Britannique en 1947, il fait partie du comité fédéral de reconstruction de l'après-guerre et rédige le *Rapport sur la sécurité sociale au Canada* (1943)[78].

En utilisant des enquêtes sur la santé conduites sur plusieurs échantillons[79], Leonard Charles Marsh conteste l'idée voulant que, puisque le taux de mortalité diminue, la santé de l'ensemble de la population s'améliore, même en période de crise. Selon lui, les statistiques vitales reflètent les progrès de la médecine, mais masquent des inégalités sociales en matière de santé, inégalités qu'il entend dévoiler[80]. La nutrition le préoccupe beaucoup, car, même avec des services médicaux adéquats, une piètre alimentation peut limiter les effets positifs de la médecine[81]. Il estime également que les statistiques vitales ne suffisent pas pour conclure à l'amélioration de la santé de la population, car elles n'incluent que les causes de mortalité. Des individus peuvent avoir souffert toute leur vie d'affections non létales, mais désavantageuses. De plus, l'impact de la malnutrition peut mettre des années à apparaître dans les statistiques. Pour Marsh, il semble clair que même si la moyenne de la population vit plus longtemps, les plus pauvres ne vivent pas beaucoup mieux qu'avant.

Dans sa démonstration, Marsh cite plusieurs études américaines et anglaises, de même que des rapports de la Société des Nations montrant que les individus souffrant le plus de l'insuffisance des ressources sont les enfants. Les besoins nutritionnels des enfants sont d'abord liés à la croissance. Si la variété des activités effectuées par les adultes peut modifier leurs besoins alimentaires, ceux des enfants sont estimés plus égaux et plus importants, car ils devraient tous bénéficier des mêmes conditions pour grandir. Les recherches mentionnées par Marsh prouvent également que la nécessité d'épargner sur les aliments mène à l'adoption d'une diète riche en féculents et en sucre, mais pauvre en fruits et en légumes, pourtant indispensables à l'équilibre alimentaire. Il conclut de ses lectures que la diète des moins nantis peut sembler abondante, mais qu'elle est monotone, lourde et trop riche en hydrates de carbone, en plus de rendre les gens amorphes sans qu'ils montrent nécessairement des symptômes de malnutrition[82].

Ses recherches sur la population montréalaise mènent au même constat: tous les individus ne souffrent pas de la crise de la même manière. Chez les 1003 hommes adultes d'un de ses échantillons,

Marsh remarque que les chômeurs sont plus maigres que le groupe témoin occupant un emploi [83]: 35,7 % des premiers et 25,2 % des seconds pèsent plus de 10 livres de moins que leur poids standard, selon leur taille. L'examen médical évalue aussi le squelette, la posture, le tonus musculaire, la couleur et l'état de la peau, ainsi que le taux de gras sous-cutané. Cet examen permet à Marsh d'affirmer que 55 % des sans-emploi sont bien nourris, que 15 % ont une alimentation pauvre, et 30 %, une diète moyennement adéquate. Pour leur part, 65 % des hommes occupant un emploi sont classés parmi ceux ayant une bonne alimentation, 25 %, dans la catégorie moyenne, et 10 % ont quand même une diète dite pauvre. Les maladies de carence n'apparaissent pas de façon marquée parmi les hommes adultes examinés, quoique plusieurs présentent des signes précurseurs du béribéri et du scorbut, en plus de parfois souffrir de tuberculose[84].

Chez les adolescents de 14 à 18 ans[85], les différences sont plus marquées selon l'occupation de leur père. Ceux dont le père travaille à temps plein se classent plus souvent parmi les biens nourris (56,2 %) que dans les mal-nourris (30,1 %), tandis que les enfants de chômeurs ne sont que 37,6 % à présenter les signes d'une bonne nutrition. La grande différence se trouve cependant dans le groupe moyen : 13,7 % des adolescents dont le père travaille à temps plein s'y trouvent, contre 31,7 % des fils de chômeurs[86].

Marsh remarque que les enfants d'âge scolaire possèdent des statures différentes selon le revenu familial. Utilisant les rapports d'inspection médicale des écoles protestantes, il constate que les garçons de familles aux revenus élevés sont, en moyenne, plus grands que ceux dont le père occupe un poste de col blanc, qui, eux, sont encore un peu plus grands que les enfants de milieux à faibles revenus. À 7 ans, les garçons pauvres ont une taille moyenne de 1,19 m (et un poids moyen de 23 kilos), comparativement à 1,24 m (et 25 kilos) pour ceux grandissant dans des familles riches. La différence persiste et s'accroît avec le temps, puisqu'à 15 ans, les premiers mesurent en moyenne 1,57 m (et pèsent 48 kilos) et les seconds, 1,70m (pour 52 kilos)[87].

Marsh accumule des données semblables tout au long de son ouvrage et montre que plus les individus sont jeunes, plus leur santé souffre de la pauvreté. Même s'il observe que certaines ménagères savent comment nourrir adéquatement leur mari et leurs enfants malgré des situations de grande pauvreté, Marsh estime que cela ne doit pas masquer la primauté du facteur économique comme déterminant de la qualité de la diète. Affirmant que le manque de connaissances sur les meilleurs produits à acheter et les bonnes façons de les préparer n'est pas le monopole d'une classe sociale en particulier, il conclut que « poverty and unemployment, rather than ignorance of the principles of nutrition or poor household economy, are the primary sources of malnutrition[88] ».

Ce rapport dévoile plusieurs limites méthodologiques des recherches sur la santé nutritionnelle effectuées dans les années 1930. Par exemple, Marsh mentionne que les adultes observés ne connaissaient pas leur poids avant de participer à cette étude, ce qui empêche d'établir une relation causale directe entre la perte de poids et le chômage. De plus, Marsh sait que le poids ne représente pas une preuve indéniable de malnutrition : il rapporte que des individus examinés pèsent plus que leur poids normal et présentent quand même des signes visibles de malnutrition, tandis que des personnes considérées maigres semblent en parfaite santé, selon les autres critères employés[89].

Une autre faiblesse réside dans la classification des individus selon la qualité de leur diète. Marsh ne définit pas les trois catégories utilisées dans son étude, le groupe du centre étant particulièrement problématique, puisque c'est souvent là qu'il observe les plus grandes disparités. Ce qui distingue ces trois niveaux n'est pas la maladie : même parmi les écoliers et les enfants de familles dans le besoin, Marsh ne trouve pas de sujets montrant des signes cliniques de carences alimentaires. Il considère ces maladies comme des problèmes extrêmes et affirme : « malnutrition need not be extreme to be a drawback from the point of view of general vitality, receptiveness of children in school, ability to get a job, and similar factors[90] ». Cette perception de la malnutrition est alors répandue auprès des médecins, mais comme elle est fondée sur des critères subjectifs, elle semble moins convaincante que les statistiques vitales pour évaluer l'état de santé d'une vaste population.

Ces limites sont communes aux recherches menées par les médecins canadiens dans les années 1930 et au début des années 1940. Ce n'est donc pas grâce à des méthodes de diagnostic nouvelles ou plus efficaces que Marsh en arrive à des suggestions plus progressives. Ce sont surtout ses opinions qui l'incitent à plaider pour une meilleure aide de l'État aux chômeurs. Pour les mêmes raisons, son intervention et son point de vue ne trouvent pas beaucoup d'échos auprès des autorités politiques et sanitaires du Québec, la gauche ayant peu d'espace public dans la province. Son congédiement de McGill montre bien cette fermeture. La forte opposition rencontrée par la gauche au Québec a certainement nui à la diffusion et à la croissance de telles idées sur la pauvreté, la diète et la santé[91]. Que les principales voix dissidentes sur les aspects sociaux et économiques de l'alimentation proviennent d'un économiste britannique œuvrant à McGill et de nutritionnistes anglophones prouve qu'à l'époque, le conservatisme social et le libéralisme économique dominent largement chez les Canadiens français et que les clivages linguistiques et politiques se transposent jusque dans la mise en pratique de la nutrition.

Marsh trouve des auditeurs plus attentifs au gouvernement fédéral, *Health and Unemployment* éveillant l'intérêt de la Commission royale d'enquête sur les relations fédérales-provinciales de 1938. Dans son rapport sur la santé publique préparé pour cette commission, le docteur Grauer souligne que les montants alloués pour la nourriture sont trop bas et conduisent les gens à adopter une diète minant à la fois leur santé physique et leur moral. Il s'inquiète des conséquences sociales de ce fait : pour lui, la perpétuation de la pauvreté signifie aussi maladie, crime et immoralité, des problèmes qui heurteraient les contribuables[92]. En 1943, Marsh revient à la charge dans son *Rapport sur la sécurité sociale au Canada*. Il fait de la nutrition un aspect déterminant dans la mesure de la qualité de vie des Canadiens. Les allocations familiales, instaurées en 1945 par le gouvernement libéral de Mackenzie King, constitueront sans doute la mesure la plus utile pour aider les gens à mieux se nourrir dans le Canada de l'après-guerre.

Évidemment, Marsh est loin d'être le premier ni le seul à avoir fait la promotion des allocations familiales. Dès les années 1920, des individus, comme le père Léon Lebel, des syndicats et des associations féminines les demandent soit au gouvernement provincial ou au fédéral. Les raisons évoquées incluent souvent la nécessité de subvenir aux besoins des familles nombreuses, l'alimentation venant toujours au premier rang des postes de dépenses. Pour certains, comme le père Lebel, il s'agit de soutenir la famille canadienne-française comptant un nombre moyen d'enfants supérieur aux autres groupes sociaux, et de réduire l'exode rural. Pour les syndicats, ces allocations s'ajoutent au salaire masculin et permettent au père de pourvoir adéquatement aux besoins des siens. Selon certaines femmes demandant que les chèques leur soient versés, cet argent représente la reconnaissance de la valeur de leur travail domestique et de leur rôle de consommatrice. Et pour les élus libéraux votant en faveur de cette mesure, il s'agit d'une intervention économique de type keynésien soutenant l'économie nationale, ainsi qu'un incitatif, pour les femmes mariées occupant un emploi de guerre, à reprendre leur rôle de ménagère à temps plein. La Seconde Guerre mondiale donne au gouvernement fédéral le pouvoir de mettre en place cette mesure. Cet argent sert souvent à acheter de la nourriture, en des proportions variant selon la taille des familles et leurs revenus[93]. Toutefois, durant la Seconde Guerre mondiale, les aspects individualistes, productivistes et patriotiques de la nutrition continuent à dominer dans les discours émis au Canada et au Québec.

La nutrition dans la propagande de guerre, 1939–1945

Les préoccupations du gouvernement canadien pour la santé de la population s'accentuent pendant la Deuxième Guerre mondiale parce que l'effort militaire et civil exige une productivité accrue, et que le rationnement impose des limites à la consommation alimentaire. Les discours sont toutefois différents de ceux tenus durant la Première Guerre mondiale, notamment parce que les connaissances en nutrition sont plus vastes. Il n'est plus question de se priver uniquement par patriotisme ou solidarité avec les Alliés. Les repas de guerre sont décrits comme une promesse de victoire, une manière de rendre chaque individu plus productif au front, à l'usine, à l'école et au foyer.

Les objectifs militaires et industriels canadiens requièrent une participation massive de la part des hommes, mais aussi des femmes, principales actrices du front domestique. La propagande s'effectue sous forme de films, d'affiches, de brochures, de conférences, d'articles, de publicités dans les quotidiens et les périodiques, de livres de recettes, de matériel éducatif destiné aux enfants, et de bien d'autres médias. Elle vise à rassurer la population quant à la disponibilité des aliments rationnés, et à la convaincre que non seulement elle ne manquera pas de vivres, mais que le régime de guerre sera bénéfique à la santé. La propagande l'encourage aussi à la productivité individuelle et nationale, notamment par les représentations du corps choisies. La métaphore du corps-machine et des aliments-carburants, fréquemment évoquée auparavant, apparaît dans le texte et dans l'iconographie. Enfin, les discours continuent d'argumenter en faveur de l'éducation des filles et des femmes à la cuisine rationnelle et à l'alimentation équilibrée. Ces solutions à la malnutrition, privilégiées par les autorités, contribuent également à rappeler aux femmes leur rôle maternel et nourricier malgré leur présence accrue et plus visible sur le marché de l'emploi et leur incorporation dans l'armée canadienne[94].

Les experts occupent une place proéminente dans l'élaboration des politiques et des messages du gouvernement canadien. En 1939, des médecins et des nutritionnistes entreprennent, pour le Conseil canadien de la nutrition, une vaste étude dans quatre villes canadiennes (Halifax, Québec, Toronto et Edmonton) afin d'évaluer l'état de santé nutritionnelle de la population. Leurs conclusions, publiées dans le *Canadian Public Health Journal* en 1940, sont que les familles pauvres éprouvent des difficultés à manger sainement. Partout, ils constatent des inégalités au sein des membres d'une même maisonnée: l'homme est, en général, le mieux nourri. Les enfants le suivent avec une qualité diététique variable, tandis que les femmes se retrouvent toujours plus nombreuses dans les groupes à risque de malnutrition. Cette malnutrition n'est pas diagnostiquée par des examens physiques, mais en comparant la consommation des individus avec celle préconisée par les experts pour l'atteinte d'une santé optimale. Utilisant le taux de recrues rejetées pour des causes médicales (43 %) et la question de la productivité sur le front domestique pour faire de la malnutrition une menace à la force et à la virilité nationales, les médecins canadiens membres du CCN concluent à une crise nutritionnelle[95]. Basant leurs recommandations sur une nutrition optimale, les experts canadiens sont ambitieux: ils espèrent réformer le régime de toute la nation et créer « a race of super-Canadians[96] ». Les objectifs économiques des *Règles alimentaires officielles au Canada* sont également évidents, notamment dans le financement de la recherche et des campagnes d'éducation, assurées en partie par la compagnie de transformation de viande Swift[97]. En 1942, cette compagnie accorde à Frances McKay, une nutritionniste de Winnipeg ayant étudié au Département d'économie domestique de l'université américaine Cornell, une bourse en nutrition appliquée. Grâce à ce financement, Frances McKay quitte temporairement son poste de conférencière en économie domestique au Manitoba pour répandre son expertise à travers le pays.

Dans une allocution radiophonique présentant les *Règles alimentaires*, le ministre fédéral de la Santé, Ian Mackenzie, souligne que la nutrition constitue une question individuelle et familiale[98]. Les affiches et les films produits par le gouvernement fédéral reflètent cet individualisme et mettent en relief l'importance accrue de la productivité de chaque corps, de chaque personne. Les affiches montrent le corps vigoureux du travailleur d'usine de guerre ou celui du soldat en action. Des bras musclés, des usines aux cheminées fumantes, une ménagère mécanique, presque robotique, composée d'objets domestiques qu'elle doit recycler servent ainsi à la propagande. Ce ne sont plus les corps minces des patriotes versus les corps gras des « amis du Kaiser », mais les corps productifs qu'on représente[99]. Quelques courts métrages produits et diffusés par l'Office national du film (ONF) montrent que le corps productif supporte l'effort de guerre, mais que l'atteinte de cette productivité nécessite le respect et la mise en pratique des conseils des experts[100].

Les médecins canadiens affirment que la nation est en état de crise nutritionnelle, mais la stratégie qu'ils proposent pour y faire face demeure l'éducation, et non l'amélioration de la situation économique des gens. Le programme de nutrition canadien ne se préoccupe guère de redistribuer les richesses (ou les aliments) par des mesures comparables à celles mises en place en Grande-Bretagne et aux États-Unis (repas complets à l'école, distribution massive et gratuite de lait, timbres alimentaires, cantines). Les experts canadiens demeurent conservateurs et individualistes dans leur définition des causes et des remèdes à la malnutrition. Pour eux, si la pauvreté peut influencer la diète, il s'agit d'une responsabilité individuelle, et non collective. Ils estiment qu'il faut surtout aider la ménagère à faire mieux avec le budget dont elle dispose, et que la solution repose sur les compétences maternelles et leur mise en pratique dans le cadre familial patriarcal. Plusieurs artisans des *Règles alimentaires*, dont le professeur de nutrition de Toronto E.W. McHenry, réagissent d'ailleurs vivement lorsque d'autres experts se servent de celles-ci pour affirmer que l'aide sociale est insuffisante parce qu'elle ne permet pas de se procurer les aliments soi-disant nécessaires. En révisant les *Règles*, le CCN réduit les standards et reconnaît que les versions précédentes répondaient aux impératifs de la guerre. Puisque cette dernière est terminée, il est temps de les revoir à la baisse. Il affirme également que la suralimentation peut être néfaste, une première dans l'histoire des *Règles* et du *Guide alimentaire canadien*. Ainsi, après la Deuxième Guerre mondiale, le CCN créé deux standards : une ration optimale et une ration minimale, ce qui lui permet de continuer à axer ses actions sur l'éducation plutôt que sur des revendications pour une plus grande justice sociale[101]. James Struthers l'a démontré : les rapports de McHenry ont freiné la mise en place de mesures d'aide sociale suffisantes en Ontario, puisqu'il était toujours possible de s'appuyer sur la nutrition pour affirmer que les pauvres ne souffraient pas physiquement de leur situation[102].

Les intervenants québécois francophones ne se distinguent pas de leurs collègues anglophones dans la construction de cette crise alimentaire nationale, dans sa conception en tant que problème d'éducation et dans la diffusion des connaissances. Anglophones et francophones, médecins, nutritionnistes, enseignantes, promoteurs de l'enseignement ménager et femmes bénévoles collaborent étroitement avec le gouvernement fédéral dans l'éducation à la nutrition.

Les médecins canadiens-français Ernest Sylvestre (directeur de la Division de la nutrition du ministère de la Santé et du Bien-être social du Québec) et Honoré Nadeau (professeur et chargé du cours de diététique à l'Université Laval) contribuent aux recherches qui établissent l'omniprésence de la malnutrition au Canada en conduisant l'étude de Québec dans le cadre du projet coordonné par le CCN mentionné précédemment. Secondés par 2 infirmières diététiciennes, les demoiselles Létourneau et Lortie, ils analysent la consommation alimentaire de 76 familles dont le revenu annuel total ne dépasse pas 1500 $[103]. Leur travail comporte les mêmes caractéristiques que les enquêtes menées à Toronto, Halifax et Edmonton. Comparant les quantités consommées aux standards du CCN, qui sont très élevés et incluent une large marge de sécurité, les docteurs concluent que la diète de la majorité des gens de leur échantillon est pauvre. Qu'il s'agisse des calories, des protéines, du calcium, du fer ou des vitamines, les familles modestes de Québec mangent rarement de manière satisfaisante aux yeux des experts. Sylvestre et Nadeau en arrivent à cette conclusion : « l'alimentation des individus compris dans cette enquête pèche gravement [...]. Même, en certains éléments, le déficit est tellement grand que, s'il persiste, la santé sera compromise si elle ne l'est pas déjà[104] . »

Les deux docteurs soulignent qu'en général, la pauvreté explique cette situation. Les familles visitées dépensent déjà, en moyenne, 40,3 % de leurs revenus pour la nourriture (1,80 $ par semaine par personne, mais parfois aussi peu que 0,85 $). Admettant que cette proportion est déjà grande, les auteurs savent qu'il est difficile pour ces familles d'acheter plus. Comme la plupart de leurs collègues, Sylvestre et Nadeau ne s'aventurent pas à revendiquer, pour les petits salariés, de meilleurs revenus ou une aide de l'État : ils préconisent plutôt l'éducation des femmes à la nutrition. Prenant en exemple la lutte à la mortalité infantile, ils réaffirment la nécessité de combattre l'ignorance, affirmant qu'avec la même somme, il est possible de manger plus adéquatement. Toutefois, ils n'expliquent pas comment effectuer ces changements. D'autre part, les participants à cette étude n'ont pas subi d'examen médical. La relation entre l'écart du standard du CCN et les inconvénients pour la santé n'étant pas établie, les craintes des médecins peuvent paraître grandes, mais elles peuvent aussi être minimisées et ignorées. D'ailleurs, cette absence de corrélation scientifique entre malnutrition et maladie permet au CCN de revoir ses standards nutritionnels à la baisse, fournissant des arguments en faveur du laissez-faire et de l'individualisme.

Répondant aux conclusions de l'enquête du CCN, les médecins canadiens-français prônent l'éducation de leurs collègues et de la population à une alimentation rationnelle. Lors de la conférence de 1942 de l'Association des médecins de langue française de l'Amérique du Nord, le docteur Gaston Gosselin, professeur à l'Université de Montréal et praticien à l'Hôtel-Dieu, réaffirme cette nécessité. Lorsqu'il traite de la santé des recrues, il manifeste quelques inquiétudes, mais il estime que ces jeunes hommes bénéficient du régime alimentaire de l'armée, abondant et varié, et des méthodes de préparation instaurées dans les cantines militaires, qui respectent les principes connus de la nutrition. Il croit que les militaires sont protégés de tout risque de carence en temps de guerre. Cependant, il est moins confiant pour la santé de la population civile, estimant que sa diète ne s'est pas améliorée. Il s'en fait particulièrement pour les jeunes filles travaillant en usine et pour les enfants et adolescents dont la mère occupe un emploi. Ces derniers recevraient moins d'attention à table, ce qui risquerait de nuire à la santé nationale. Il en impute la faute à l'ignorance de la population ouvrière, et estime que la solution viendra de la propagande, de l'information livrée par les médecins et de la formation de diététiciennes canadiennes-françaises compétentes au nouvel Institut de diététique et de nutrition de l'Université de Montréal, ouvert en 1942[105].

Le docteur Gosselin encourage ses collègues à « renseigner la population pour l'inciter à choisir *le meilleur* et non *le plus agréable*, *la qualité* et non *la quantité*, pour l'enjoindre à acheter ses vitamines chez l'épicier, le boucher ou le laitier[106] ». Citant un nutritionniste américain éminent, James McLester, il leur explique les principes de base de la nutrition moderne : obtention d'une quantité d'énergie équilibrée selon les besoins de chacun (« la balance lui servira de guide[107] »), apport suffisant en glucides, protéines et matières grasses, consommation de denrées variées pour obtenir les vitamines et les minéraux nécessaires. L'amélioration de la santé individuelle ainsi obtenue permettrait de réduire les coûts des services hospitaliers et de développer les aptitudes physiques de chacun, apportant « un progrès dans le bien-être et le bonheur matériel[108] ».

Cette conférence du docteur Gosselin résume les discours et les idéaux véhiculés sur la nourriture, le corps, le genre et la famille durant la guerre. Par son évocation des mères à l'usine, il montre sa crainte que le travail salarié n'empêche les femmes d'accomplir leur tâche naturelle : nourrir leurs enfants. Pour lui, la solution au problème de l'alimentation des civils est l'application des connaissances des experts dans les cuisines domestiques et familiales, par la mère. Pourtant, lorsqu'il est question des soldats, il reconnaît que les cantines, grâce à leurs repas généreux préparés par une équipe de cuisiniers spécialisés et planifiés par des experts, apportent des résultats positifs. Il ne s'inquiète pas du manque d'attention à table que pourraient subir les jeunes soldats ainsi nourris. Il n'envisage pas que les mères canadiennes et leurs enfants puissent bénéficier de structures comparables, comme des cantines au travail et à l'école embauchant des expertes de la nutrition. Au contraire, les femmes doivent cuisiner davantage pour les combattants du front domestique.

Bien que le CCN, un organisme relevant du gouvernement fédéral, ait instauré des standards et émis des conseils adoptés dans les *Règles alimentaires officielles au Canada*, les provinces l'ont secondé dans sa campagne nationale d'éducation à l'alimentation rationnelle. Au Québec, le plan provincial prévoit la formation de comités locaux sous la direction des services de santé municipaux et des unités sanitaires de comtés, selon le cas[109]. En outre, certaines publicités de la Commission des prix et du commerce en temps de guerre montrent que le gouvernement fédéral estime nécessaire d'adapter son message au Québec francophone. Par exemple, en 1945, il fait paraître une série de messages mettant en scène les personnages de la populaire œuvre de Claude-Henri Grignon, *Un homme et son péché*, qui est alors diffusé sous forme de feuilleton radiophonique. Les répliques attribuées à Séraphin, Donalda et les autres visent à convaincre les gens que le rationnement est raisonnable, moral, et n'a jamais causé de tort à personne. Ces messages évoquent la crainte de l'inflation et de la famine dans les pays alliés, et affirment qu'il constitue la solution la plus juste. Sans évoquer la science de la nutrition, la publicité parue en octobre 1945 mentionne le poids et la longévité comme de bonnes raisons de substituer le poisson et les légumes à la viande, consommée en excès[110].

À Montréal, le directeur du Service de santé Adélard Groulx dirige un comité local très actif entre 1942 et 1945. Le docteur Gosselin y remplit les fonctions de secrétaire et les deux hommes sont assistés de trois conseillers scientifiques et de deux vice-présidentes, les dames J.P. Lamarche et T.B. Heney, qui supervisent des comités féminins bénévoles. Participant à la campagne canadienne chapeautée par la Division de la nutrition du ministère des Pensions et de la Santé nationale d'Ottawa, avec pour devise « La nourriture pour la santé, la santé pour la victoire », la croisade montréalaise mobilise des médecins, des infirmières, des enseignantes et des bénévoles convaincus de la nécessité d'éduquer la population aux principes généraux d'une saine alimentation[111].

Plusieurs activités de ce comité s'inscrivent dans les structures d'éducation aux mères et aux enfants déjà existantes. Par exemple, les infirmières effectuent de la propagande durant les visites à domicile, aux consultations de nourrissons et lors de l'inspection médicale des élèves. Elles sont préparées à ces tâches par de nouveaux cours sur la nutrition et la cuisine, dispensés par une technicienne embauchée en 1942, Mlle Thérèse Marion[112]. Cette dernière donne également des conférences publiques pour les dames et les jeunes filles. À la consultation des nourrissons, les infirmières font la promotion de l'allaitement, dirigent l'alimentation artificielle lorsqu'elle est utilisée et donnent des conseils sur l'alimentation des enfants, selon leur âge et leur poids[113]. Lors des visites à domicile, elles disent devoir « insister auprès de la mère [...] pour qu'elle prépare elle-même le déjeuner de ses enfants avant leur départ pour l'école[114] ». Elles préconisent aussi la préparation d'un repas chaud tous les midis (ou l'ajout d'une soupe et d'un breuvage chaud si l'enfant mange à l'école) et la confection d'un souper riche en vitamines. Dans le cadre de l'inspection médicale des enfants, elles signalent les cas de dénutrition aux parents et persuadent les mères de consulter un médecin et de suivre des cours de cuisine pratiques. Aux enfants, elles doivent surtout enseigner ce qu'est le bon lait, les convaincre d'en consommer, présenter des causeries, des films, des expositions, des démonstrations et organiser des concours. Le directeur du Service de santé s'attend à ce que les instituteurs et les parents assistent et collaborent à ces activités[115]. Les sous-comités de dames, francophones et anglophones, planifient également des cours publics et des conférences pour lesquels les bénévoles reçoivent une formation par des nutritionnistes. Des organisations comme la Fédération nationale Saint-Jean-Baptiste, le Club Kiwanis, le Club Lion, les Chevaliers de Colomb, le Bureau des œuvres sociales scolaires catholiques, la Société dentaire, la Ligue canadienne de santé, la Croix-Rouge, les Cercles de Fermières et le Women's Canadian Club utilisent tous les médias disponibles pour éduquer la population[116].

Le contexte montréalais est sans doute exceptionnel au Québec : au début de la campagne, le Service de santé de la ville embauche beaucoup de personnel médical et agit déjà dans le domaine de la prévention et de l'éducation à plusieurs niveaux. Ailleurs en province, la situation varie beaucoup selon les structures existantes. Le docteur Sylvestre rapporte l'existence de comités de nutrition locaux actifs dans les villes de Magog, Saint-Hyacinthe, Sorel, Granby, Waterloo, Trois-Rivières, Grand-Mère et Saint-Jean-sur-Richelieu, tandis qu'à Québec et à Sherbrooke, l'organisation est un peu plus lente. En province, des conférences sont données dans les quelque 887 communautés ayant un Cercle des fermières, tandis que les médecins et les infirmières des unités sanitaires de comtés reçoivent de nouveaux cours de nutrition donnés par Jeannine Champoux[117].

La santé par les aliments en temps de paix et en temps de guerre, publié en 1940 sous l'égide de l'Association médicale canadienne (AMC), constitue un document représentatif de la manière dont les experts traduisent les principes nutritionnels en conseils concrets, soit en listes d'épicerie hebdomadaires pour des ménages de différentes tailles. Outre l'AMC, qui a compilé l'information, l'Association canadienne de diététique et les compagnies d'assurance-vie du Canada contribuent à la publication de la brochure, dont les listes sont mises à l'essai dans des familles par l'Association des ménagères canadiennes. Le but de la brochure est énoncé sans ambages : aider les ménagères à sauvegarder la santé de leur famille parce qu'« une bonne santé permet aux travailleurs d'être assidus à l'ouvrage ». Si le bénéfice économique est souligné (« Les heures de travail perdues par la maladie font une brèche dans l'enveloppe de paie »), la motivation principale demeure l'accroissement de la productivité pour l'effort de guerre[118]. Les principaux risques pour la santé évoqués ne sont pas les carences, mais les maladies épidémiques comme la grippe et la tuberculose, frappant plus fréquemment en temps de guerre, lorsque les constitutions sont affaiblies par une diète inadéquate. On perçoit le souvenir de l'épidémie de grippe espagnole de 1918 et la peur de la tuberculose, une cause de décès en recul, mais toujours importante. En conséquence, l'AMC conseille de manger des aliments dits protecteurs, classés en cinq catégories, mais ne donne pas beaucoup d'explications sur leurs fonctions spécifiques dans l'organisme.

L'AMC encourage les ménagères à utiliser les listes d'achat proposées, comprenant des aliments sains et cultivés au Canada[119]. Il s'agit également de les convaincre que le régime préconisé par les experts est accessible à toutes les bourses. Comme nous l'avons vu, les médecins ont fréquemment répété qu'il est possible de bien manger avec un petit budget, sans explicitement exclure la possibilité de manger mieux en dépensant davantage pour la nourriture. Mais dans *La santé par les aliments en temps de paix et en temps de guerre*, ils affirment que même avec des moyens accrus, il est impossible d'obtenir une meilleure nutrition. « Vous ne pouvez pas acheter d'aliments plus nutritifs même en y mettant plus d'argent; vous pouvez simplement acheter une plus grande variété d'aliments plus chers[120] », écrivent-ils en caractères gras.

Cette affirmation est-elle convaincante ? Les listes d'achats proposées et les montants mentionnés permettent d'en douter. Considérons dans le Tableau 6, par exemple, la liste d'épicerie conseillée par l'AMC pour une famille de sept personnes, composée de deux adultes et de cinq enfants âgés de 1 à 10 ans.

Le coût total hebdomadaire pour un ménage de sept personnes est très bas. Pour toutes les tailles de ménage envisagées, l'AMC donne des coûts quotidiens par personne se situant entre 23 et 28 ¢, même lorsque la famille compte des enfants entre 7 et 18 ans, le groupe d'âge avec les plus grands besoins nutritionnels. La principale limite de la liste suggérée par l'AMC est l'absence de plusieurs éléments fréquemment consommés : aucune forme de sucre, pas de confitures, d'aliments en conserve, de céréales à déjeuner, de lard, de shortening, de thé, de café ni de cacao. Nous présumons qu'ils sont inclus dans les 90 ¢ consacrés aux autres aliments et condiments. La quantité de viande et de poisson est aussi très modeste : l'AMC propose un total de 8 livres de viande et deux douzaines d'œufs par semaine pour sept personnes, incluant un homme adulte. Le régime obtenu avec la liste d'achat de l'AMC est peut-être sain selon les critères des experts, mais il constitue une diète frugale certainement moins attrayante qu'ils le prétendent, surtout en raison du peu de viande et de sucre. Ces deux denrées sont généralement appréciées et recherchées non

Tableau 6
Liste d'épicerie suggérée par l'Association médicale canadienne, 1940, pour deux adultes et cinq enfants âgés de 1 à 10 ans

Aliments	*Quantité par semaine*	*Coût par semaine*
Lait	26 pintes	
Fromage	1 ½ lb	
Beurre	3 ½ lb	Produits laitiers : 4,50 $
Pommes de terre	22 lb	
Légumes frais	23 lb	
Légumes secs	1 ½ lb	
Fruits frais	11 lb	
Fruits secs	3 lb	Fruits et légumes : 2,60 $
Viande ou poisson	8 lb	
Œufs	2 douzaines	Viandes et œufs : 1,80 $
Pain	14 pains	
Farine et céréales	7 lb	Pain et céréales : 1,60 $
Autres aliments et condiments		0,90 $
		Total : 11,40 $ (Coût par jour : 0,23 $ par personne)

seulement pour leur valeur nutritive, mais pour leur valeur symbolique, la viande constituant l'élément central d'un « vrai bon repas », et le sucre, l'ingrédient essentiel des gâteaux, biscuits et pâtisseries symbolisant la chaleur du foyer[121].

Plus volumineux, le livre de recettes économiques *Food and the Family Income*, compilées par le comité de nutrition du Service de santé de la Federated Agencies of Montreal, repose sur les mêmes principes que l'intervention relatée par Marion Harlow et les conseils donnés par l'AMC. Cela étonne peu, puisque les membres de ce comité sont les diététiciennes et nutritionnistes Nan O. Garvock, du DDM ; Mildred D. Goodeve, de la Child Welfare Association ; Marion Harlow, du VON ; Elsie G. Watt, du Children's Memorial Hospital ; et Jeannine Champoux, du ministère de la Santé. On y compte également trois médecins, dont Grant Fleming, qui a collaboré avec L.C. Marsh à la réalisation de *Health and Unemployment* dans les années 1930. Soulignons la prédominance des organismes et des individus anglophones dans ce projet, qui ne semble pas avoir mené à une version française du livre[122].

Les options budgétaires présentées dans *Food and the Family Income*, fondées sur le standard du Comité canadien de la nutrition, sont presque aussi restreintes que celles calculées dans *La santé par les aliments en temps de paix et en temps de guerre*. Pour une famille de sept personnes, le coût hebdomadaire d'une épicerie minimalement adéquate se situe entre 12 et 15 $. Des différences sont prévues selon le niveau d'activité de l'homme, la grossesse potentielle de la femme ainsi que l'âge et le sexe des enfants (dès quatre ans, on estime que les fillettes mangent moins que les garçons)[123]. Reprenant le vocabulaire productiviste et les comparaisons entre le corps et la machine, les aliments et le carburant ou les matériaux d'entretien et de construction, selon la fonction, ce livre de recettes dit aux ménagères qu'elles doivent planifier leur budget de manière rationnelle pour combler d'abord les besoins essentiels, notamment en apport d'aliments dits protecteurs. D'autre part, les auteurs de ce texte ne considèrent pas qu'il soit du ressort de la femme d'augmenter les revenus de la famille. La seule contribution féminine reconnue au budget est le travail domestique et les épargnes qu'il permet de réaliser[124]. Cette division théorique des rôles masculins et féminins n'est pas nouvelle, mais sa réaffirmation, durant la Deuxième Guerre mondiale, semble d'autant plus conservatrice que le taux de femmes mariées occupant un emploi croît. Alors que plusieurs d'entre elles recourent sans doute aux céréales à déjeuner, mets en conserve, biscuits et desserts du commerce et sandwichs aux charcuteries[125], *Food and the Family Income* recommande en général de cuisiner davantage.

La propagande de guerre sur l'alimentation ne vise pas que les mères et les ménagères. Dans un document intitulé *Vitalité*, l'abbé Albert Tessier, l'inspecteur des écoles ménagères et Thérèse Marion, la nutritionniste du Service de santé de la Ville de Montréal, guident les instituteurs dans l'enseignement des principes de la nutrition. Victor Doré, le surintendant de l'Instruction publique, et le docteur Jean Grégoire, sous-ministre de la Santé et du Bien-être social, présentent ce document en affirmant des objectifs nationalistes et productivistes clairs. Les enfants sont les « réserves de l'avenir » et doivent « devenir des citoyens complets et parfaits[126] » ; pour connaître le succès, ils doivent être sains. Pour ces raisons, les éducateurs et les éducatrices de la province doivent participer à une campagne d'éducation à laquelle *Vitalité* donne le ton. Pour Albert Tessier et Thérèse Marion, la préservation de la santé, cadeau du Créateur, est un devoir religieux et patriotique rendu plus important par la guerre. Les auteurs légitiment leur discours par une science définie comme sérieuse, solide, non motivée par les profits et universellement reconnue comme vraie. La résistance physique des ancêtres, autrefois vantée, est à leurs yeux une légende contredite par des taux de mortalité infantile catastrophiques. Pour eux, les éducateurs doivent cesser de « glorifier l'heureuse ignorance de nos pères[127] » et écouter les analyses sérieuses, effectuées en laboratoire et admises dans tous les pays civilisés.

Les impératifs de la guerre permettent d'affirmer la nécessité d'éduquer les garçons aussi bien que les filles au sujet de la diète. Distinguant l'étude de l'alimentation de « l'entraînement technique aux diverses préparations culinaires[128] » (un domaine demeurant bel et bien féminin, rassurent-ils), Tessier et Marion croient que les garçons doivent connaître les « lois de l'alimentation[129] » et changer leurs habitudes, car même s'ils ne cuisinent pas, ils prennent des décisions sur leur alimentation. Les garçons doivent développer un corps musclé, vigoureux, endurant, et donner « de la précision à leurs facultés, du mordant à leur esprit » pour devenir « des citoyens solides et éclairés, des citoyens bien au fait de leurs obligations religieuses et nationales et capables, physiquement et intellectuellement, de les remplir avec plénitude[130] ». Si les auteurs n'insistent pas sur la nécessité de former de bonnes mères et de bonnes ménagères capables d'assurer la santé de ces super citoyens, ils soulignent que les arguments esthétiques en faveur d'un meilleur régime convaincront surtout les filles. En outre, l'effet bénéfique d'un bon régime est évoqué différemment selon le genre : les dessins d'Henri Beaulac qui illustrent la brochure montrent des fillettes saines dansant autour d'un arbre, tandis que les garçons jouent au baseball. Les enfants malades présentent des corps difformes et quasi asexués qui flottent par-dessus un œil géant injecté de sang[131].

Pour Albert Tessier et Thérèse Marion, l'école doit aussi atteindre les parents. Les auteurs souhaitent que les instituteurs et les institutrices leur parlent d'aliments à la portée de toutes les bourses. Ils suggèrent d'organiser des semaines de propagande, de puiser dans les médias, de demander les brochures du gouvernement, d'utiliser des exemples concrets et locaux (tirés de l'agriculture et de la vie animale), de référer à la nature et au Créateur. Ils savent que les parents risquent de s'opposer à cette intervention et répondront sans doute que leurs idées de repas coûtent trop cher et demandent trop de temps, mais ils insistent en soulignant la nécessité de protéger chaque corps de la maladie et d'en optimiser les performances de production. Comme au tournant du XIXe et du XXe siècle, la comparaison du corps avec la machine et l'objectif d'en améliorer le rendement au travail dominent dans leurs discours. Le corps humain demeure un temple parfait pour l'âme et l'humain, pour peu que chacun respecte son enveloppe charnelle. Chaque individu devrait tirer tout le potentiel de cette perfection en adoptant des comportements rationnels. Albert Tessier et Thérèse Marion, un prêtre et une nutritionniste, amalgament la religion catholique à des conceptions rationnelles, marquées par l'industrialisation, le capitalisme, le libéralisme et la modernisation, en comparant le corps à un moteur et une usine. L'ordre, la précision, la production, la nécessité de faire appel à un expert pour l'entretien sont évoqués, en même temps que sont mentionnés la chimie, la physique, l'huile, le carburant, les pièces et l'essence[132]. La Figure 12 constitue aussi une métaphore de l'homme-machine, le cœur, l'huile, les cheminées et les engrenages s'intégrant dans une même mécanique.

La propagande de 1939 à 1945 ne mentionne pratiquement jamais la tradition culinaire. L'important est de répondre aux impératifs du présent, et non de conforter une nostalgie du passé. Si la nutrition enseignée est toujours présentée comme une connaissance applicable dans la famille traditionnelle, cela semble davantage un effet des perturbations et des changements perçus depuis le début des années 1930 et accélérés par la guerre, notamment dans le domaine du travail rémunéré féminin. Pour les autorités religieuses et médicales ainsi que pour les élus libéraux, conservateurs et nationalistes enrôlés dans les gouvernements municipal, provincial et fédéral, il est essentiel que, même avec un emploi, les femmes soient conscientes de leur « vrai travail » : cuisiner pour nourrir leur famille. Les discours nutritionnels répondent donc en partie à des anxiétés nationalistes : est-ce que les enfants de la nation deviendront des hommes capables d'affronter ceux des autres pays en cas de guerre ? Des ouvriers productifs permettant de soutenir la croissance économique ? Des femmes fécondes qui auront assez d'enfants pour assurer la croissance démographique ?

Quel est l'impact de l'inspection médicale des écoles, du travail des nutritionnistes et des infirmières sur le terrain ainsi que de la propagande sur les habitudes alimentaires de la population ? Certaines sources primaires et secondaires montrent qu'à partir de la Deuxième

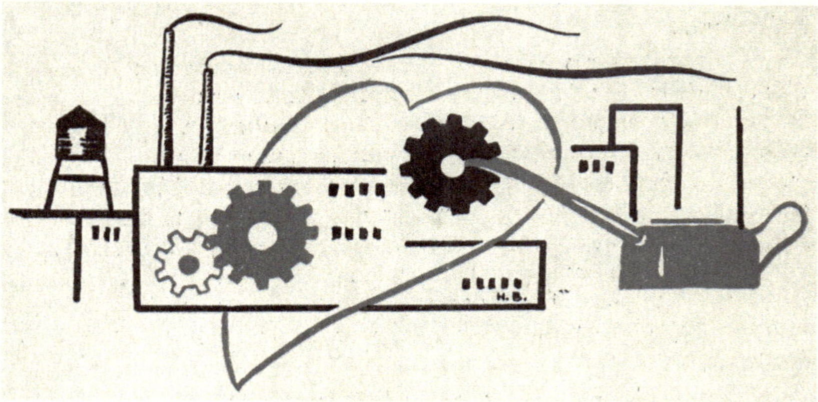

12 Représentation du corps-machine

Guerre mondiale, la diète se diversifie. Selon plusieurs témoignages, cette amélioration s'explique surtout par l'augmentation des revenus. Cependant, l'importance du facteur économique ne signifie pas que les recommandations nutritionnelles n'ont aucun impact. Si les conseils, à eux seuls, parviennent rarement à changer en profondeur la diète d'une large part de la population (hormis dans des interventions personnalisées, comme avec une infirmière-visiteuse du VON ou une nutritionniste du DDM), ils peuvent influencer les choix lorsqu'ils s'ajoutent à de meilleures ressources budgétaires.

Dans une étude réalisée par Thérèse Légaré en 1945, intitulée *Conditions économiques et sociales des familles de Gaspé-Nord*, l'impact des allocations familiales et l'influence de la nutrition apparaissent. Un an après l'émission des premiers chèques, Thérèse Légaré a voulu savoir comment cet argent était utilisé en enquêtant auprès de 115 familles vivant dans un grand dénuement. Les sols de la région sont peu fertiles. L'agriculture est limitée à quelques produits (foin, avoine, pommes de terre) et ne répond pas aux besoins de la population. Les transports sont peu développés, l'économie locale, faible. Plusieurs familles visitées n'ont ni l'eau courante ni l'électricité[133].

Au cours de son enquête, Légaré a interviewé des mères à leur domicile, souvent en présence d'autres membres de la famille et même de voisins et voisines, puisque la présence de la chercheuse pique la curiosité[134]. Une partie du questionnaire porte sur l'alimentation de toute la famille au cours de la semaine précédant sa visite. Celle-ci souligne que, fréquemment, les mères ne se souviennent pas de tout et qu'elle a « dû souvent suggérer des réponses ou procéder par déduction[135] ». Elle conclut néanmoins que 33,9 % des familles se servent des allocations pour mieux se nourrir. Plusieurs mentionnent l'achat de fruits et de lait pour les enfants ; une famille a même choisi d'acheter une vache[136]. Cependant, l'amélioration du régime ne représente pas le principal usage admis par les femmes rencontrées : 62,6 % achètent des vêtements, 20 %, des remèdes ou des toniques, et 10,4 % utilisent les allocations à des fins d'éducation.

Les femmes interviewées peuvent avoir répondu en fonction de leur perception du rôle de l'enquêteuse. Légaré remarque que plusieurs la prennent pour une infirmière, la nommant « garde » et lui posant des questions médicales. D'autres croient qu'elle travaille pour le gouvernement fédéral et qu'elles pourraient perdre leurs allocations si elles ne donnent pas les réponses adéquates. L'enquêteuse sait que cela joue sur les résultats et que les mères peuvent surévaluer la qualité de l'alimentation dispensée. Il est impossible de mesurer à quel point les femmes se sont préparées à sa visite et ont répondu en fonction de leurs pratiques ou de la réponse qu'elles percevaient conforme aux attentes (présumées ou réelles) de l'enquêteuse[137]. Cet aspect de l'enquête de Thérèse Légaré rappelle que la diffusion de conseils sur la nutrition a permis aux individus d'améliorer leur diète en fonction de leur santé, mais que ces connaissances peuvent autant aider à mentir aux experts qu'à bien manger.

L'usage alimentaire des allocations familiales est, comme tout aspect du budget, limité par d'autres besoins et d'autres envies. Les personnes n'utilisant pas les allocations pour l'épicerie priorisent des dépenses différentes, comme les vêtements, et estiment sans doute déjà bien nourrir leur famille. D'ailleurs, la perception de ce que constitue une bonne alimentation continue de varier, notamment selon la classe sociale, même au cours d'une vaste campagne de propagande nationale. Dans son autobiographie *Ma vie comme rivière*, la féministe Simonne Monet-Chartrand se souvient avoir donné des ateliers de nutrition à des femmes de Saint-Henri durant la Deuxième Guerre mondiale, comme des centaines d'autres bénévoles au Québec et au Canada. Pendant ces ateliers, elle suggère la consommation d'épinards et la fabrication de conserves maison. À sa surprise, une des femmes de l'assistance réplique :

> Aie, vous-là, la grande, d'où sortez-vous donc ? De l'université, faut croire. Où voulez-vous que ça pousse icitte des épinards ? Sur les *tracks* du CNR ou sur l'asphalte ? J'en ai déjà acheté une

> fois au marché des épinards ; c'est plein de sable. Faut les laver dans le bain. Moi, je n'ai pas de bain dans mon logement. Et puis ça ne bourre pas le ventre comme du macaroni. On a fait cuire un plein chaudron, mais ça rapetisse tellement qu'on n'en a pas pour trois personnes. Et personne n'en veut. Très peu pour moi vos épinards (rires de la salle). Vous parlez des petits pots. On n'a pas les moyens d'en acheter. Et puis, je vais vous dire ma façon de penser : une mère qui a du cœur ne donne pas à ses bébés cette purée verte écœurante[138].

Pour cette mère de famille ouvrière, être une bonne mère servant de bons repas ne signifie pas la même chose que pour Simonne Monet-Chartrand, fille d'un juge, privilégiée et éduquée au couvent. Il s'agit surtout de mettre sur les tables des mets appréciés, satisfaisants pour le palais et pour l'appétit, sans que cela représente un travail trop lourd à accomplir avec des commodités limitées.

Simonne Monet-Chartrand se sent embarrassée, ridicule et impuissante et doit sortir de la salle. Elle s'est toutefois souvenue de cet événement comme ayant contribué à l'éveil de sa conscience sociale. Cette anecdote montre bien que la nutrition rencontre des résistances, surtout parce qu'elle se bute à d'autres besoins, estimés tout aussi importants par les individus visés par les discours. Ces résistances, reposant sur le genre, la classe, la culture, les mentalités, mais aussi sur des conditions matérielles rendant souvent impossible l'application des conseils sont demeurées en place jusqu'à la fin de la Seconde Guerre mondiale, et sans doute au-delà.

Conclusion

Au milieu des années 1940, beaucoup de femmes connaissent les multiples conseils nutritionnels émis et affirment avoir changé leurs habitudes pour acheter plus de fruits et de lait à leurs enfants. Il demeure difficile de déterminer si ces changements découlent des *Règles alimentaires officielles au Canada*, des cours de cuisine offerts dans les écoles ménagères et les Cercles de Fermières, des conseils des médecins, de l'examen médical des élèves, de la publicité et des nouveaux produits vendus, des allocations familiales, de la hausse des revenus, de la baisse du coût relatif de la nourriture, ou de la diminution de la natalité. Reste qu'entre la fin du XIXe et le milieu du XXe siècle, les Canadiens français changent certaines de leurs habitudes alimentaires. Ils diversifient leur diète, consomment plus de sucre raffiné, de farine blanche, d'aliments en conserve, adoptent les céréales à déjeuner, les soupes en boîte, le macaroni, la crème glacée, les hot-dogs, le bœuf haché et les charcuteries. Ces transformations s'effectuent toutefois à des profondeurs et des rythmes très différents, selon le milieu de vie, le nombre de personnes que compte le ménage, leurs occupations et leurs revenus. D'autre part, les aliments de base que sont le porc, le bœuf, les patates, les fèves et les pois restent populaires. Les changements remarqués montrent que les gens souhaitaient manger des mets plus variés et perçus comme d'une qualité supérieure, mais aussi, cuisiner plus rapidement et plus facilement.

Ces transformations résultent surtout des processus d'urbanisation et d'industrialisation ainsi que de changements comme le développement des transports, la transformation manufacturière et la commercialisation des aliments. Les médecins, les maîtresses d'économie domestique, le ministère de l'Agriculture et les religieuses n'ont pas promu la farine blanche ni les céréales à déjeuner. Leurs conseils ressemblent plutôt à une réaction aux changements économiques et sociaux, à la modernité; quelques médecins déplorent ces habitudes modernes dès les années 1910 et 1920. Leurs discours reflètent peu les perceptions et les aspirations des classes ouvrières et rurales: les habitudes, les goûts, les aspects pratiques et économiques continuent de déterminer bien des aspects des régimes alimentaires.

Cela ne signifie pas que les discours émis par les différents acteurs concernés demeurent sans effets. L'enseignement de la nutrition et son usage dans des campagnes de santé publique contribuent, notamment, à la prise de conscience du lien entre pauvreté, diète inadéquate et mauvaise santé. Ce changement de regard s'effectue progressivement, entre 1900 et 1940, chez des bénévoles, des réformateurs sociaux, des infirmières œuvrant dans des organismes comme le Dispensaire diététique de Montréal et chez des intellectuels de gauche comme Leonard Charles Marsh. Toutefois, jusqu'à la Deuxième Guerre mondiale, les différents niveaux de gouvernement continuent de concentrer leurs politiques sur l'éducation plutôt que sur des mesures soulageant la pauvreté.

Affirmant que l'éducation à la nutrition changera les habitudes alimentaires et permettra d'acheter de meilleurs aliments à moindre coût, les experts, soutenus et embauchés par les grandes villes et les gouvernements provincial et fédéral, intensifient leurs actions éducatives. Ils gagnent en crédibilité et en influence, surtout à partir des années 1920, alors que la nouvelle nutrition procure des connaissances plus précises. Les multiples discours informatifs et argumentatifs diffusés alors constituent une intervention politique visant essentiellement à définir les problèmes alimentaires comme une question individuelle, et non collective, et à promouvoir certaines valeurs auprès des filles et des femmes. Tôt au XXe siècle, le ministère de l'Agriculture du Québec, le département de l'Instruction publique et les bureaux de santé municipaux et provinciaux exercent donc une forme de gouvernance en instruisant les filles et les femmes sur la cuisine et l'alimentation. Médecins, infirmières, nutritionnistes, religieuses, enseignantes et entreprises utilisent tous la nutrition pour inculquer aux femmes des valeurs libérales et modernes sans transformer leur rôle au sein de la famille patriarcale, structure au cœur du nationalisme canadien-français et du conservatisme social et religieux.

Ce projet éducatif se réalise à l'intérieur de rapports de genre et de classe, les émetteurs de recommandations occupant des positions sociales privilégiées. Les hommes, les femmes et les groupes cités parlent au nom de professions médicales, de l'État ou de l'Église, trois structures détenant une certaine autorité sur la conduite des personnes. Les entreprises alimentaires incitent à la consommation et accroissent leurs profits; elles profitent aussi de l'idée que les consommateurs exercent librement des choix individuels et rationnels, une idée aussi promue par la nutrition. La plupart de ces acteurs bénéficient de la préservation d'une féminité conforme aux convictions nationalistes, religieuses et patriarcales traditionnelles. Dans de nombreux discours, la nutrition sert à convaincre les femmes de la valeur et de la nécessité du travail domestique gratuit qu'elles accomplissent pour nourrir les hommes et les enfants dont la nation a besoin pour prospérer et être compétitive. Cet objectif explique le mélange, paradoxal en apparence, d'aspects modernes avec des propos vantant la vie rurale et valorisant une nature féminine présentée comme immuable. La vigueur du nationalisme et l'influence de l'Église catholique dans l'éducation renforcent les côtés les plus conservateurs de l'usage de la nutrition chez les Canadiens français. Si, ailleurs au Canada et en Occident, l'enseignement ménager et l'éducation nutritionnelle constituent aussi une réaction à la modernité, au Québec, cette réaction est particulièrement précoce et vigoureuse, et elle dure jusqu'à la Deuxième Guerre mondiale, sinon au-delà. Cette différence se manifeste aussi dans l'émergence tardive de programmes de formation universitaire en nutrition et en diététique.

La nutrition représente un outil de gouvernance appartenant à un groupe d'experts et de bénévoles provenant des classes sociales supérieures et des professions de la santé. Ces acteurs s'adressent principalement aux classes les plus modestes pour les convaincre de réformer leur régime. La manière dont ces intervenants considèrent les relations entre pauvreté, alimentation et santé dévoile que, jusqu'aux années 1930, ils privilégient l'éducation des filles et des femmes en présumant qu'une fois mieux informées, elles nourriront leur famille adéquatement, peu importe leur situation économique. Si cette éducation responsabilise les individus sur leur santé, elle perpétue un rôle féminin conformiste, et surtout, elle masque des inégalités de classe et de genre qui persistent en matière de santé. Elle justifie également les limites de l'intervention de l'État en matière de santé et d'équité sociale.

Ces politiques éducatives rencontrent de l'opposition. Dès la Première Guerre mondiale, le mécontentement populaire envers le refus du Commissaire des vivres d'imposer un prix plafond sur certains aliments pour contrer l'inflation prouve que beaucoup de gens espéraient que le gouvernement agisse au-delà de la publication de recettes bon marché ou de l'offre de cours de cuisine. D'ailleurs, l'usage de la nutrition permet aussi de contester la pensée dominante au sein de l'État. Dans les années 1920 et surtout 1930, quelques voix affirment qu'en deçà d'un certain niveau de vie, l'éducation aide peu. Les études entreprises à la fin des années 1930 montrent d'ailleurs que les revenus disponibles et le prix de la nourriture continuent à limiter la quantité, la qualité et la variété de la diète. Selon certains, l'État doit d'abord faire en sorte que tous disposent d'un minimum de revenus. L'enchaînement d'une crise économique profonde et d'un conflit militaire mondial contribue à ces débats. L'influence du keynésianisme, la crainte des désordres sociaux, de l'opposition politique de la gauche et la volonté du gouvernement fédéral d'assurer un après-guerre stable et prospère ouvrent la voie à des mesures telles que les allocations familiales.

Cet interventionnisme représente toutefois une exception. Au début des années 1940, les experts de la santé et les instances publiques continuent à promouvoir l'idée selon laquelle l'éducation, la raison et la discipline comptent plus que l'augmentation des revenus dans l'obtention d'une saine diète. L'inspection médicale des écoles, les cours d'économie domestique, la propagande et la production de matériel éducatif comme le *Guide alimentaire canadien* conviennent à l'ordre libéral. Ces mesures sont peu coûteuses, peu contraignantes pour l'État et pour l'industrie et elles ne remettent pas en cause le modèle familial, le système économique et les idéologies dominantes.

À long terme, toutes ces campagnes d'éducation modifient la diète d'une certaine portion de la population : celle qui peut suivre les conseils reçus, qui désire changer ses habitudes pour correspondre à un idéal ou améliorer sa santé, ou encore, celle qui souhaite consommer des aliments et des mets perçus comme bons ou de meilleure qualité. Bien que nous n'ayons qu'effleuré cet aspect, la disponibilité et l'acquisition de différentes technologies ont certainement joué un rôle dans ce changement. Posséder un réfrigérateur et une cuisinière modernes aide à conserver les denrées et à préparer les repas plus rapidement et plus facilement. Habiter près de commerces équipés d'appareils de congélation et de réfrigération, dans des zones desservies par des réseaux de transport permettant un approvisionnement varié contribue à multiplier les choix diététiques possibles. L'addition de plusieurs de ces éléments augmente sans doute l'impact des conseils nutritionnels sur la diète.

La science de la nutrition transforme aussi les conceptions de la cuisine, du corps et de la personne. Les principes d'autocontrôle et de rationalité apparaissent dans l'habitude de se peser ou de suivre un régime amaigrissant, quoique le désir d'atteindre un idéal esthétique constitue une source de motivation peut-être plus fréquente que la santé. La répétition des conseils nutritionnels répand l'idée voulant que le poids, l'apparence et la santé d'une personne dépendent de sa propre volonté et soient le reflet de ses valeurs. Si les discours changent les pratiques, ils modifient surtout les perceptions que les femmes et les hommes ont de leur propre corps, de leur contrôle sur ce corps et de leurs compétences en tant qu'individus, citoyens ou parents.

Les tensions entre une conception individualiste et une vision plus collectiviste des choix nutritionnels existent toujours même si les inquiétudes du présent concernent surtout la suralimentation. L'abondante littérature sur l'épidémie d'obésité et les critiques adressées à l'industrie agroalimentaire exposent des points de vue fort différents sur les liens entre diète et santé ainsi que sur les manières d'aider les gens à manger mieux. Les individus choisissent-ils vraiment ce qu'ils mangent ? Qu'est-ce qui influence leurs habitudes alimentaires ? À quel point l'État doit-il intervenir pour encadrer la production de certains aliments, stimuler leur consommation ou rendre certains choix moins attrayants ? Lorsque leurs produits sont mentionnés parmi les causes de l'obésité, les compagnies comme Coca-Cola, Nestlé et Kraft rétorquent toutes que les consommateurs ont le choix, qu'ils sont informés, qu'ils disposent d'options saines et que personne ne les force à surconsommer. Pourtant, ces mêmes compagnies formulent et promeuvent des produits si attrayants qu'on les dit susceptibles de créer une dépendance. Leur prix, leur grande disponibilité et leurs avantages pratiques augmentent aussi la fréquence à laquelle certains consommateurs les choisissent[1]. En somme, l'idée du libre choix alimentaire fait l'affaire des entreprises qui dominent ce secteur. Paradoxalement, la même idée convient aussi à ceux qui, parmi les nutritionnistes, gagnent leur vie en apprenant aux gens à faire de meilleurs choix pour leur santé, quoique plusieurs nutritionnistes proposent aussi au gouvernement de mettre en place des mesures controversées et plus ou moins coercitives pour tenter d'orienter ces choix, comme des taxes sur des produits identifiés comme de la malbouffe.

Nous croyons que même l'affirmation voulant que les individus ont *tous* et *toujours* le choix de ce qu'ils mangent relève autant des valeurs, des idées et des convictions idéologiques que de la réelle connaissance de ces choix, de la façon dont ils s'effectuent et de leur impact sur la santé. Nous estimons aussi que les débats actuels devraient accorder plus de place à la question de la pauvreté. Dans une émission radiophonique portant sur une éventuelle taxe à la malbouffe, les intervenants évoquaient la difficulté de choisir des aliments sains pour une personne n'ayant que 5 $ à dépenser pour un repas, mais aucune solution discutée ne concernait les raisons pour lesquelles certaines personnes disposent de si peu d'argent pour manger[2]. Dans son rapport intitulé *Les soins de santé au Canada : qu'est-ce qui nous rend malade ?*, l'AMC affirme pourtant que les Canadiens perçoivent la pauvreté comme le principal obstacle à l'atteinte d'une meilleure santé. Elle souligne aussi qu'en 2012, au Canada, 882 188 personnes dépendaient des banques alimentaires[3]. Trois quarts de siècle après les travaux de Marsh, il demeure difficile de convaincre certains acteurs sociaux que les conseils ont une portée très limitée s'ils ne sont pas accompagnés de mesures de lutte à la pauvreté.

Dans la période que nous avons étudiée, certaines personnes ont effectivement beaucoup de choix quant à leur alimentation ; d'autres non. Pour les moins nantis, l'expression « être né pour un petit pain » rend bien le fatalisme ressenti. Conseiller de choisir un petit pain brun au lieu d'un blanc, comme le fait le docteur Aurèle Nadeau, nie aux plus pauvres le droit de préférer le pain blanc. L'idée que tous peuvent effectuer un tel choix de manière libre et rationnelle nie aussi la puissance de toute une culture qui valorise alors le pain blanc. Voilà sans doute la plus grande limite au projet de nourrir la machine humaine de la manière préconisée par les experts et l'État : les individus cultivent des aspirations au sujet de leurs goûts, et ces aspirations n'ont souvent rien à voir avec la santé, la productivité et la rationalité. À la fois infinie, élusive, influencée par la société et la culture, et souvent fort différente des conseils des experts, l'histoire de ces goûts reste, en grande partie, à explorer.

Notes

INTRODUCTION

1 Gabrielle Roy, *Bonheur d'occasion* (Montréal : Boréal, 1993) (édition originale, 1945), 228.
2 *Ibid.*, 328. Dans l'original, on lit « j'avais ».
3 *Ibid.*, 23.
4 Par exemple, lors de la refonte du Guide alimentaire canadien de 2005, certains journalistes ont critiqué le rôle joué par l'industrie agroalimentaire dans sa conception. Voir, entre autres, Paul Wadie, « Feeding Frenzy », *The Globe and Mail*, 12 mars 2005, F1, F8. Aux États-Unis, Michael Pollan a exposé les faiblesses de la science de la nutrition dans *In Defense of Food. An Eater's Manifesto* (New York : The Penguin Press, 2008). Pour sa part, James Struthers a montré comment, dans les années 1930 et 1940, la nutrition a servi à défendre des politiques sociales inadéquates en Ontario, tout comme elle pouvait être utilisée pour critiquer les interventions de l'État. James Struthers, « How Much is Enough ? Creating a Social Minimum in Ontario, 1930–1944 », *Canadian Historical Review*, vol. 72, n° 1 (1991), 39–83. Plus récemment, Krista Walters a montré qu'au Canada, les enquêtes sur la nutrition servaient surtout à discipliner les populations autochtones dans les années 1960–1970. Krista Walters, « A "National Priority" : Nutrition Canada's Survey and the Disciplining of Aboriginal Bodies, 1964–1970 », *Edible Histories, Cultural Politics. Towards a Canadian Food History*, dirigé par Franca Iacovetta, Valerie J. Korinek et Marlene Epp (Toronto : University of Toronto Press, 2012), 433–451.
5 Martin Latreille et Françoise-Romaine Ouellette, de l'Institut national de la recherche scientifique, évoquaient récemment ces craintes dans *Le repas*

familial. Recension d'écrits (Montréal : Institut national de la recherche scientifique - Centre Urbanisation Culture Société, décembre 2008) 25–28. Voir également Jean-Pierre Poulain, *Sociologies de l'alimentation* (Paris : Presses universitaires de France, 2002).

6 Mathieu Robert-Sauvé, « Tous à table ! », *Les diplômés, la revue des diplômés de l'Université de Montréal*, n° 407 (2004), 12–16.

7 Latreille et Ouellette, *Le repas familial*, 31.

8 Nathalie Cooke, « Home Cooking : The Stories Canadian Cookbooks Have to Tell », *What's to Eat? Entrées in Canadian Food History*, (Montréal, Kingston : McGill-Queen's University Press, 2009), 228–244.

9 Charlotte Biltekoff, *Eating Right in America : The Cultural Politics of Food and Health* (Durham, London : Duke University Press, 2013), 35–37, 82–88.

10 Ian McKay, « The Liberal Order Framework : A Prospectus for a Reconnaissance of Canadian History », *Canadian Historical Review*, vol. 81, n° 4 (2000), 624.

11 *Ibid.*, 625.

12 Jean-Marie Fecteau, *La liberté du pauvre. Crime et pauvreté au XIXe siècle québécois* (Montréal : VLB éditeur, 2004), 9, 54, 332.

13 Jean-François Constant et Michel Ducharme, dir., *Liberalism and Hegemony. Debating the Canadian Liberal Revolution* (Toronto : University of Toronto Press, 2009), 6–21. L'accord entre certaines valeurs libérales et le catholicisme a également été exploré par Jean-Marie Fecteau dans *La liberté du pauvre.*

14 Jeffrey L. McNairn, « In Hope and Fear : Intellectual History, Liberalism, and the Liberal Order Framework », *Liberalism and Hegemony. Debating the Canadian Liberal Revolution*, Jean-François Constant et Michel Ducharme , dir. (Toronto : University of Toronto Press, 2009), 71.

15 Charlene D. Elliott, « Big Persons, Small Voices : On Governance, Obesity, and the Narrative of the Failed Citizen », *Journal of Canadian Studies/Revue d'études canadiennes*, vol. 41, n° 3 (2007), 136, 138.

16 *Ibid.*, 143.

17 Michel Foucault, *Dits et écrits, 1954–1988*, tome 4 (1980–1988) (Paris : Gallimard, 1994), 125.

18 Bruce Curtis, « After "Canada" : Liberalism, Social Theory, and Historical Analysis », *Liberalism and Hegemony*, 189.

19 John Coveney, *Food, Morals and Meanings. The Pleasure and Anxiety of Eating* (London, New York : Routledge, 2000), xi–xii, 1–15.

20 Jarrett Rudy, *The Freedom to Smoke. Tobacco Consumption and Identity* (Montréal, Kingston : McGill-Queen's University Press, 2005), 5.

21 *Ibid.*, 148–170.

22 Donica Belisle, « Crazy for Bargains : Inventing the Irrationale Female Shopper in Modernizing English Canada », *The Canadian Historical Review*, vol. 92, nº 4 (2011), 581–606.

23 Antoine Gérin-Lajoie, *Jean Rivard, le défricheur, suivi de Jean Rivard, économiste* (Montréal : Fides, Hurtubise, Leméac, collection Bibliothèque québécoise, 2004) (édition originale, 1862) ainsi que Denise Lemieux et Lucie Mercier, *Les femmes au tournant du siècle. 1880–1940. Âges de la vie, maternité et quotidien* (Québec : Institut québécois de recherche sur la culture, 1989), 68–70.

24 Élise Detellier, « "Bonifier le capital humain". Le genre dans le discours médical et religieux sur les sports au Québec, 1920–1950 », *Revue d'histoire de l'Amérique française*, vol. 62, nºs 3 et 4, 473–499 et Shirley Tillotson, *The Public at Play. Gender and the Politics of Recreation in Post-War Ontario* (Toronto : University of Toronto Press, 2000), chapitres 1 et 6.

25 Carol Lee Bacchi, *Liberation Deferred ? The Ideas of the English-Canadian Suffragists, 1877–1918* (Toronto : University of Toronto Press, 1983).

26 Karine Hébert, « Une organisation maternaliste au Québec. La Fédération nationale Saint-Jean-Baptiste et la bataille pour le vote des femmes », *Revue d'histoire de l'Amérique française*, vol. 52, nº 3, (1999), 1–29.

27 Yolande Cohen, « De la nutrition des pauvres malades : L'histoire du Montreal Diet Dispensary de 1910 à 1940 », *Histoire Sociale/Social History*, vol. 41, nº 81 (2008), 133–163.

28 Catherine Charron, « Le front domestique à la Fédération nationale Saint-Jean-Baptiste : entre crise de la domesticité et promotion de l'enseignement ménager, 1900–1927 », *Histoire Sociale/Social History*, vol. 43, nº 86 (novembre 2010), 345–368.

29 Charlotte Perkins Gilman a probablement été influencée par un article de 1877, de l'entrepreneur immobilier montréalais Roswell Fisher. Celui-ci estimait plus économique et plus productif de construire des logements sans cuisine, pour lesquels un service coopératif et collectif remplacerait les cuisines domestiques. Roswell Fisher, « The Practical Side of Cooperative Housekeeping », *The Nineteenth Century, A Monthly Review*, vol. 2 (avril-décembre 1877), 283–291.

30 Julien Saint-Michel [Éva Circé-Côté], « Question de mirage », *The Labour World/Le Monde ouvrier*, 4 septembre 1926, 1 et « La grève des femmes », *The Labour World/Le Monde ouvrier*, 10 juillet 1919, 1.

31 *Id.*, « Protégeons nos mères de famille », *The Labour World/Le Monde ouvrier*, 28 février 1920, 1.

32 Cynthia R. Comacchio, *Nations are Built of Babies. Saving Ontario's Mothers and Children, 1900–1940* (Montréal, Kingston : McGill-Queen's University Press, 1993) ; Denyse Baillargeon, *Un Québec en mal d'enfants. La médicalisation de la maternité, 1910–1970* (Montréal : les Éditions du remue-ménage, 2004). Le livre de Katherine Arnup, *Education for Motherhood. Advice for Mothers in Twentieth-Century Canada* (Toronto : University of Toronto Press, 1994), est aussi très pertinent sur ce sujet.

33 Il serait irréaliste de résumer ici plus de quarante ans d'historiographie, mais à titre d'exemples, mentionnons la synthèse de Paul-André Linteau, René Durocher et Jean-Claude Robert, *Histoire du Québec contemporain, tome 1, De la Confédération à la crise (1867–1929)* (Montréal : Boréal compact, 1989) et sa suite, par Paul-André Linteau, René Durocher, Jean-Claude Robert et François Ricard, *Histoire du Québec contemporain, tome 2, Le Québec depuis 1930* (Montréal : Boréal compact, 1989) ; celle de John A. Dickinson et Brian Young, *Brève histoire socio-économique du Québec* (Sillery : Septentrion, 2003) et des monographies comme celles de Jarrett Rudy, *The Freedom to Smoke* et de Jean-Philippe Warren, *Hourra pour Santa Claus ! La commercialisation de la saison des fêtes au Québec, 1885–1915* (Montréal : Boréal, 2006).

34 Jean-Philippe Warren, « Petite typologie du moderne au Québec (1850–1950). Moderne, modernisation, modernisme, modernité », *Recherches sociographiques*, vol. 46, n° 3 (2005), 498–503.

35 *Ibid.*, 507–513.

36 Michèle Dagenais, *Faire et fuir la ville. Espaces publics de culture et de loisirs à Montréal et Toronto aux XIXe et XXe siècles* (Québec : Les Presses de l'Université Laval, 2006), 209–241.

37 Tina Loo, « Making a Modern Wilderness : Conserving Wildlife in Twentieth-Century Canada », *The Canadian Historical Review*, vol. 82, n° 1 (2001), 92–121.

38 Terry Crowley, « Madonnas Before Magdalenes : Adelaide Hoodless and the Making of the Canadian Gibson Girl », *Canadian Historical Review*, vol. 67, n° 4 (1986), 520–547 et Barbara Riley, « Six Saucepans to One : Domestic Science vs. The Home in British Columbia », *Not Just Pin Money. Selected Essays on the History of Women's Work in British Columbia*, Barbara K. Lantham et Roberta J. Pazdro, dir. (Vancouver : Camosun College, 1984), 159–181.

39 Ian McKay, *The Quest of the Folk. Antimodernism and Cultural Selection in Twentieth-Century Nova Scotia* (Montréal, Kingston : McGill-Queen's University Press, 1994).

40 Notons par exemple l'usage d'instruments pour sonder l'intérieur du corps malade et pour en mesurer des paramètres, comme la prise de tension artérielle, généralisée à la fin du XIXe siècle sous la pression des compagnies d'assurance, l'utilisation du spéculum, du stéthoscope et la découverte des rayons X. Olivier Faure, « Le regard des médecins », *Histoire du corps*, tome 2, Alain Corbin, dir. (Paris : Les Éditions du Seuil, 2005), 15–50.

41 Christine Detrez, *La construction sociale du corps* (Paris : Les Éditions du Seuil, 2002), 32–37, 43–51.

42 Anne Marie Moulin, « Le corps face à la médecine », *Histoire du corps*, tome 3, Alain Corbin, dir. (Paris : Les Éditions du Seuil, 2006), 17.

43 Detrez, *La construction sociale du corps*, 37.

44 *Ibid.*, 82–83.

45 Voir Comacchio, *Nations are Built of Babies*, 110, 117–118 et « Mechanomorphosis : Science, Management, and "Human Machinery" in Industrial Canada, 1900–1945 », *Labour/Le Travail*, vol. 41 (1998), 35–67.

46 Notre traduction de « first factory of the nation ». Comacchio, « Mechanomorphosis », 52.

47 Anson Rabinbach, *Le moteur humain. L'énergie, la fatigue et les origines de la modernité* (Paris : les éditions La fabrique, 2004).

48 Georges Vigarello, « S'entraîner », *Histoire du corps*, tome 3, Alain Corbin, dir. (Paris : Les Éditions du Seuil, 2006), 171–178 et Élise Detellier, « "Bonifier le capital humain" ».

49 Sur la tradition de l'eau de Pâques, on trouve plusieurs articles sur le sujet dans les quotidiens québécois. Voir par exemple Geneviève Gélinas, « De l'eau de Pâques à l'heure des poules », *Le Soleil*, 2 avril 2010, www.lapresse.ca/le-soleil/actualites/societe/201004/02/01-4266974-de-leau-de-paques-a-lheure-des-poules.php (page consultée le 27 juin 2012) et Pierre Michaud, « Des citoyens perpétuent la tradition de l'eau de Pâques », *Le Rimouskois*, 6 avril 2012, www.hebdosregionaux.ca/est-du-quebec/webapp/sitepages/content.asp?contentid=233462&id=659 (page consultée le 27 juin 2012). Le tabou sur les règles est parfois évoqué sur des blogues culinaires par des commentateurs, surtout au sujet de recettes demandant de fouetter de la crème, faire de la mayonnaise ou monter des œufs en neige. Voir par exemple cuisine-facile.com/trucs_astuces/recette-comment-battre-blancs-neige.html (page consultée le 27 juin 2012).

50 David LeBreton, *Anthropologie du corps et modernité* (Paris : Presses Universitaires de France, 2008) (première édition 1990), 49.

51 À Neuville, en 2010, un festival du maïs comprenait un concours du plus gros mangeur d'épis (Denise Paquin, « Neuville fêtera son maïs et sa certifi-

cation équitable », *Courrier de Portneuf*, 17 août 2010, www.courrierdeportneuf.com/index.asp ?s=detail_actualite&id=129136, page consultée le 27 juin 2012), tout comme le festival du bleuet de Mistassini tient un concours de mangeur de tartes (www.festivaldubleuet.com/profil/missionhistorique.html, page consultée le 27 juin 2012). Les concours de mangeurs de hot-dogs sont aussi fréquents dans les festivals québécois.

52 Comacchio, « Mechanomorphosis », 46, 66.

53 Créée en 1913, cette revue est l'organe officiel de la Fédération nationale Saint-Jean-Baptiste.

54 Publiée de 1920 à 1933, il s'agit de la revue des Cercles de Fermières.

55 Elizabeth Driver, *Culinary Landmarks. A Bibliography of Canadian Cookbooks, 1825–1949* (Toronto, Buffalo, London : University of Toronto Press, 2008).

56 Cette expression ne semble pas avoir d'équivalent en français.

57 *Ibid.*, Introduction, XXV–XXVI.

58 Dans la publicité pour le cacao W. Bakers & Co's, *Le Coin du feu*, vol. 1, nº 5 (mai 1893), 132, on affirme qu'aucun produit chimique, arrow-root, fécule ou sucre n'y est ajouté : il est « absolutely pure ».

59 Publicité pour les produits de la laiterie J.J. Joubert, *La Bonne Parole*, vol. 1, nº 2 (avril 1913), 12.

60 Georges Desrosiers, Benoît Gaumer et Othmar Keel, *Histoire du Service de santé de la ville de Montréal, 1865–1975* (Sainte-Foy : Les Presses de l'Université Laval et Les Éditions de l'IQRC, 2002), 21.

61 Aleck Ostry, *Nutrition Policy in Canada, 1870–1939* (Vancouver : Toronto, University of British Columbia Press, 2006), 3, 14–19, 61.

62 *Ibid.*, 6–7, 27.

63 *Ibid.*, 98–99.

64 *Ibid.*, 25.

CHAPITRE UN

1 Marius Barbeau, *Saintes artisanes, vol. 2 : Mille petites adresses* (Montréal : Fides, 1944), 136.

2 *Ibid.*, 126.

3 *Id.*, *Au cœur de Québec* (Montréal : les éditions du zodiaque, 1934), 53, 55–56, 191–193, 196.

4 *Id.*, « Ce que mangeaient nos ancêtres », *Mémoires de la société généalogique canadienne-française*, vol. 1, nº 1 (janvier 1944), 17.

5 Paul-André Linteau, René Durocher et Jean-Claude Robert, *Histoire du Québec contemporain, tome 1, de la Confédération à la crise (1867–1929)* (Montréal : Boréal compact, 1989), 206.

6 Béatrice Craig, *Backwoods Consumers and Homespun Capitalists: The Rise of a Market Culture in Eastern Canada* (Toronto: University of Toronto Press, 2009).

7 *Ibid.*, 173–178.

8 Linteau, Durocher, Robert, *Histoire du Québec contemporain, tome 1*, 36.

9 Maurice Lemire, « Jean Rivard, le défricheur, et Jean Rivard, économiste », *Dictionnaire des œuvres littéraires du Québec, tome 1, des origines à 1900* (Montréal: Fides, 1980), 410–414; Jean-Charles Falardeau, « Antoine Gérin-Lajoie », *Dictionnaire biographique du Canada en ligne*, www.biographi.ca (page consultée le 14 septembre 2010).

10 Antoine Gérin-Lajoie, *Jean Rivard, le défricheur, suivi de Jean Rivard, économiste* (Montréal: Fides, 2004) (édition originale: 1862), 33.

11 *Ibid.*, 116.

12 Nom donné à une variété de navets.

13 Gérin-Lajoie, *Jean Rivard*, 110, 428.

14 Lemire, « Jean Rivard, le défricheur, et Jean Rivard, économiste », 410–414.

15 Louis Hémon, *Maria Chapdelaine. Récit du Canada français* (Paris: Bernard Grasset, 1924) (édition originale 1916).

16 Rédigé entre 1899 et 1917 et publié à compte d'auteur en 1918.

17 Gilles Dorion, « La Scouine, roman d'Albert Laberge », *Dictionnaire des œuvres littéraires du Québec, tome II, 1900 à 1939* (Montréal: Fides, 1980), 993–998.

18 Voir l'introduction de Pierre Savard à la réimpression de ces travaux dans Charles-Henri-Philippe Gauldrée-Boilleau, et Stanislas Alfred Lortie, *Paysans et ouvriers québécois d'autrefois. Paysan de Saint-Irénée de Charlevoix en 1861 et 1862* et *Compositeur typographe de Québec en 1903* (Québec: les Presses de l'Université Laval, Les cahiers de l'Institut d'histoire, 1968), 9–14. Nous utilisons la réimpression de 1968, mais nous citons Gauldrée-Boilleau et Lortie séparément, avec le titre des œuvres originales.

19 Cécile Dauphin et Pierette Pézerat, « Les consommations populaires dans la seconde moitié du XIXe siècle à travers les monographies de l'École de Le Play », *Annales. Histoire, Sciences sociales*, 30e année, n° 2/3 (mars-juin 1975), 537.

20 Un concept créé par Frédéric Le Play pour décrire les familles françaises vivant dans un terroir plein, défini comme un territoire où il n'y a plus de terres à coloniser. Il considère que ces familles, enracinées dans leur territoire, leur région, sont représentatives de la nation. Lynda Villeneuve, *Paysage, mythe et territorialité. Charlevoix au XIXe siècle: pour une nouvelle approche du paysage* (Sainte-Foy: Presses de l'Université Laval, 1999), 39–40.

21 *Ibid.*, 39–40.
22 Savard, introduction à Gauldrée-Boilleau et Lortie, *Paysans et ouvriers québécois d'autrefois*, 12.
23 Charles-Henri-Philippe Gauldrée-Boilleau, *Paysan de Saint-Irénée de Charlevoix en 1861 et 1862* (Québec : les Presses de l'Université Laval, Les cahiers de l'Institut d'histoire, 1968), 52, 74–75.
24 Villeneuve, *Paysage, mythe et territorialité*, 105.
25 Léon Gérin, *Le type économique et social des Canadiens. Milieux agricoles de tradition française* (Montréal : éditions de l'Action catholique, 1938), 19–20, 35–36.
26 Gauldrée-Boilleau, *Paysan de Saint-Irénée*, 21.
27 *Ibid.*, 27.
28 Allen J. Grieco, « Le repas en Italie à la fin du Moyen Âge et à la Renaissance », *Tables d'hier, tables d'ailleurs. Histoire et ethnologie du repas*, Jean-Louis Flandrin et Jane Cobbi, dir. (Paris : éditions Odile Jacob, 1999), 127–128 ; Jean-Louis Flandrin, « Le repas en France et dans les autres pays d'Europe du XVIe au XIXe siècle », *Tables d'hier, tables d'ailleurs*, 199.
29 Gauldrée-Boilleau, *Paysan de Saint-Irénée*, 48.
30 Conformément à l'usage au Québec, nous utilisons les termes « pomme de terre » et « patate » comme des synonymes. Selon *Le Petit Robert*, l'usage du terme « patate » se serait répandu dans le français parlé québécois dans les années 1840 sous l'influence de l'anglais, où « pomme de terre » se traduit *potato*.
31 Gauldrée-Boilleau, *Paysan de Saint-Irénée*, 34.
32 Maurice Aymard, « Pour une histoire de l'alimentation : quelques remarques de méthode », *Annales. Histoire, Sciences sociales*, 30e année, n° 2/3 (mars-juin 1975), 434–435.
33 Barbeau, *Saintes artisanes, vol.* 2, 87.
34 Dauphin et Pézerat, « Les consommations populaires », 542.
35 Donald Fyson, « Du pain au madère : l'alimentation à Montréal au début du XIXe siècle », *Revue d'histoire de l'Amérique française*, vol. 46, n° 1 (1992), 75–77.
36 Villeneuve, *Paysage, mythe et territorialité*, 161.
37 Allan Greer, *The Patriots and the People. The Rebellion of 1837 in Rural Lower Canada* (Toronto : University of Toronto Press, 1993), 20–21. Après ses recherches dans Charlevoix, conduites entre 1916–1918, Marius Barbeau mentionne aussi que la population conserve des souvenirs d'une époque de disette pas si lointaine. Barbeau, *Au cœur de Québec*, 53.

38 Jason Mark, « Our Daily Bread », *Gastronomica*, vol. 7, nº 4 (2007), 14–16. L'auteur raconte comment, dans une expérience excluant toute machinerie moderne, il a cultivé et récolté le blé avec de grandes difficultés.

39 Gauldrée-Boilleau, *Paysan de Saint-Irénée*, 48.

40 *Ibid.*, 51.

41 *Ibid.*, 35.

42 La seule autre exception est le poisson, les Gauthier achetant un peu de sardines, de hareng et d'autres poissons.

43 Gauldrée-Boilleau, *Paysan de Saint-Irénée*, 49. Voir les statistiques sur les aliments au Canada au www.statcan.gc.ca/ads-annonces/23f0001x/hl-fs-fra.htm (page consultée le 13 octobre 2010).

44 Anne Lhuissier, « Frugality as a Way of Life – French Rural Workers and Food During the Second Half of the Nineteenth Century », *Food and Foodways*, vol. 20, nº 1 (2012), 31–52. L'auteure décrit la diète de plusieurs familles sans mentionner le sucre. Voir aussi Dauphin et Pézerat, « Les consommations populaires », 545.

45 Gauldrée-Boilleau, *Paysan de Saint-Irénée*, 36.

46 *Ibid.*, 28–29.

47 *Ibid.*, 68–70.

48 *Ibid.*, 76.

49 Le père Lortie enseignait la philosophie et la théologie au Petit et au Grand Séminaire de Québec ainsi qu'à l'Université Laval. Il a été formé en Europe et s'est montré sympathique à la cause des ouvriers et très intéressé par les questions sociales. Pierre Savard, « Compositeur typographe de Québec, essai de l'abbé Stanislas-Alfred Lortie », *Dictionnaire des œuvres littéraires du Québec, tome II, 1900 à 1939* (Montréal : Fides, 1980), 265 ; Pierre Savard, « Lortie, Stanislas-Alfred », *Dictionnaire biographique du Canada en ligne*, (page consultée le 21 septembre 2010).

50 Lortie destine son étude à des lecteurs français : il utilise les francs dans le calcul du budget et apporte quelques précisions lexicales, comme une définition des cretons.

51 Pierre Savard fournit des informations différentes concernant l'identité de ce typographe et de sa famille. En 1968, il affirme que le père de famille se nomme Philéas Drolet. Voir son introduction à Gauldrée-Boilleau et Lortie, *Paysans et ouvriers québécois d'autrefois*, 13. Cependant, dans son article sur « Compositeur typographe de Québec » paru dans le *Dictionnaire des œuvres littéraires du Québec*, 265, Savard écrit que le même personnage se nomme Philéas Lortie. Nous avons choisi de suivre la

première source, car Savard y précise comment il a trouvé cette information, et nous utilisons le patronyme Drolet.

52 Lortie, *Compositeur typographe de Québec en 1903*, 83.

53 *Ibid.*, 91. Sur les jours d'abstinence, on peut se demander si les membres de la famille avoueraient ne pas les respecter à un homme d'Église.

54 *Ibid.*, 93–94.

55 *Ibid.*, 103–105.

56 Roger Horowitz, *Putting Meat on the American Table. Taste, Technology, Transformation* (Baltimore : The Johns Hopkins University Press, 2006).

57 Lortie ne spécifie pas s'il s'agit d'aliments frais ou en conserve.

58 Sidney Mintz, *Sweetness and Power. The Place of Sugar in Modern History* (New York : Penguin Book, 1985), 158–182.

59 Dauphin et Pézerat, « Les consommations populaires », 545.

60 Mintz, *Sweetness and Power*, 195.

61 Gouvernement du Canada, *Report of the Royal Commission on the Relations on Capital and Labor in Canada. Evidence, Quebec* (Ottawa : Queen's Printer, 1889), 859–861.

62 Linteau, Durocher et Robert, *Histoire du Québec contemporain, tome 1*, 170.

63 Canada, *Report of the Royal Commission*, 606–610.

64 Barbeau, *Saintes artisanes, vol. 2*, 95.

65 Katherine L. Turner, « Tools and Spaces : Food and Cooking in Working-Class Neighborhoods, 1880–1930 », *Food Chains. From Farmyard to Shopping Cart*, Warren Belasco et Roger Horowitz, dir. (Philadelphia : University of Pennsylvania Press, 2009), 217–232.

66 Lortie, *Compositeur typographe de Québec en 1903*, 85.

67 Bettina Bradbury, *Working Families. Age, Gender, and Daily Survival in Industrializing Montreal* (Toronto : University of Toronto Press, 2007) (première édition, 1993), 93. Jean De Bonville souligne la même réalité dans *Jean-Baptiste Gagnepetit. Les travailleurs montréalais à la fin du XIX*[e] *siècle* (Montréal : Les Éditions de l'Aurore, 1975), 104–111.

68 Le crédit était courant chez les petits épiciers dans les années 1920–1930. Voir Sylvie Taschereau, « L'arme favorite de l'épicier indépendant : éléments d'une histoire sociale du crédit (Montréal, 1920–1940) », *Journal of the Canadian Historical Association/Revue de la Société Historique du Canada*, vol. 4, n° 1 (1993), 265–92 ; Terry Copp, *The Anatomy of Poverty. The Condition of the Working-Class in Montreal, 1897–1929* (Toronto : McClelland and Stewart, 1974), 44–56, et De Bonville, *Jean-Baptiste Gagnepetit*, 53–78.

69 De Bonville, *Jean-Baptiste Gagnepetit*, 100–111 ; 132–135.
70 *Ibid.*, 17.
71 Canada, *Report of the Royal Commission*, 563–567.
72 *Ibid.*, 620–622.
73 *Ibid.*, 664–666.
74 « Coût des choses nécessaires à la vie », *La Gazette du travail*, vol. 1, n° 3, (novembre 1900), 112–113.
75 Paraît en plusieurs parties dans la *Gazette du travail* et dans un rapport de R.H. Coats, *Wholesale Prices in Canada, 1890–1909. Special Report* (Ottawa : Department of Labour, 1910).
76 Coats, *Wholesale Prices in Canada*, 488.
77 *Ibid.*, 484–487.
78 « Prix de détail des articles réguliers de consommation, Canada. Mai 1910 », *La Gazette du travail*, vol. 10, n° 11 (mai 1910), 1410–1411.
79 Dauphin et Pézerat, « Les consommations populaires », 549.
80 Martin Tétreault, « Les maladies de la misère. Aspects de la santé publique à Montréal, 1880–1914 », *Revue d'histoire de l'Amérique française*, vol. 36, n° 4 (1983), 507–526.
81 Denis Goulet, Gilles Lemire et Denis Gauvreau, « Des bureaux d'hygiène municipaux aux unités sanitaires. Le Conseil d'hygiène de la province de Québec et la structuration d'un système de santé publique, 1886–1926 », *Revue d'histoire de l'Amérique française*, vol. 49, n° 4 (1996), 491–520.
82 W. Peter Ward et Patricia Ward, « Infant Birth Weight and Nutrition in Industrializing Montreal », *The American Historical Review*, vol. 89, n° 2 (1984), 337.
83 Une institution fondée par des professeurs en médecine de McGill et des femmes philanthropes.
84 Ward et Ward, « Infant Birth Weight », 338–342.
85 John Cranfield et Kris Inwood, « The Great Transformation : A Long-Run Perspective on Physical Well-Being in Canada », *Economics and Human Biology*, vol. 5, n° 2 (2007), 209.
86 Michael R. Haines, « Growing Incomes, Shrinking People – Can Economic Development Be Hazardous to Your Health ? Historical Evidence from the United States, England, and the Netherlands in the Nineteenth Century », *Social Science History*, vol. 28, n° 2 (2004), 249–270.
87 Denyse Baillargeon, *Un Québec en mal d'enfants. La médicalisation de la maternité, 1910–1970* (Montréal : les Éditions du remue-ménage, 2004) 38.
88 Linteau, Durocher et Robert, *Histoire du Québec contemporain, tome 1*, 206.

CHAPITRE DEUX

1 K.Y. Guggenheim, *Basic Issues of the History of Nutrition* (Jerusalem : Akademia University Press, 1990), 9–19 ; Walter Gratzer, *Terrors of the Table. The Curious History of Nutrition* (Oxford, New York : Oxford University Press, 2006), 36–44.

2 Gratzer, *Terrors of the Table*, 1–8, 16–35.

3 Guggenheim, *Basic Issues*, 21–22.

4 Jusqu'aux années 1930, le lexique de la nutrition change constamment selon les époques et les auteurs. Ainsi, à la fin du XIXe siècle, les lipides se nomment simplement « graisses », les protéines sont désignées sous le terme d'« albumine », et les glucides, d'« hydrates de carbone », d'« aliments carbonés » ou de « carbonhydrates ». Les conventions du lexique se fixent à mesure que la discipline se professionnalise.

5 Mark R. Finlay, « Early Marketing of the Theory of Nutrition : The Science and Culture of Liebig's Extract of Meat », *The Science and Culture of Nutrition, 1840–1940*, Harmke Kamminga et Andrew Cunningham, dir. (Amsterdam, Atlanta : Rodopi Press, 1995), 48–74 ; Gratzer, *Terrors of the Table*, 75–95.

6 Finlay, « Early Marketing of the Theory of Nutrition », 55.

7 James Vernon, *Hunger. A Modern History* (Cambridge, London : The Belknap Press of Harvard University Press, 2007), 89.

8 Dietrich Miles, « Working Capacity and Calorie Consumption : The History of Rational Physical Economy », *The Science and Culture of Nutrition*, 75–96 ; Anson Rabinbach, *Le moteur humain. L'énergie, la fatigue et les origines de la modernité* (Paris : les éditions La fabrique, 2004), chapitre 8.

9 Miles, « Working Capacity and Calorie Consumption », 78.

10 Gratzer, *Terrors of the Table*, 88.

11 Harvey Levenstein, *Revolution at the Table. The Transformation of the American Diet* (Berkeley : University of California Press, 2003) (édition originale, 1988), 73.

12 Vernon, *Hunger*, 85.

13 Rabinbach, *Le moteur humain*, 218–219.

14 Nick Cullather, « The Foreing Policy of the Calorie », *American Historical Review*, vol. 112, n° 2 (2007), 338.

15 *Ibid.*, 342–346.

16 Vernon, *Hunger*, 83–91.

17 Rabinbach, *Le moteur humain*, 221–227.

18 *Ibid.*, 19–47.
19 Gratzer, *Terrors of the Table*, 147–148.
20 John Coveney, *Food, Morals and Meanings. The Pleasure and Anxiety of Eating* (London, New York : Routledge, 2000), 75–76 ; Charlotte Biltekoff, *Eating Right in America : The Cultural Politics of Food and Health* (Durham, London : Duke University Press, 2013), 17–22.
21 Cullather, « The Foreing Policy of the Calorie », 342, Levenstein, *Revolution at the Table*, 56.
22 Levenstein, *Revolution at the Table*, 53.
23 Vernon, *Hunger*, 84–87.
24 Harmke Kamminga, « Nutrition for the People, or the Fate of Jacob Maleschott's Contest for a Humanistic Science », *The Science and Culture of Nutrition, 1840–1940*, 15–47.
25 *Ibid.*, 28.
26 Gratzer, *Terrors of the Table*, 80.
27 Levenstein, *Revolution at the Table*, 46–53.
28 Gratzer, *Terrors of the Table*, 62–63, 109 ; Coveney, *Food, Morals and Meanings*, 81–85.
29 François Rousseau, *L'œuvre de chère en Nouvelle-France. Le régime des malades à l'Hôtel-Dieu de Québec* (Québec : Les presses de l'Université Laval, Les cahiers d'histoire de l'Université Laval, 1983).
30 Huguette Lapointe-Roy, *Charité bien ordonnée. Le premier réseau de lutte contre la pauvreté à Montréal au 19e siècle* (Montréal : Boréal, 1987), 259–260, 264.
31 *Ibid.*, 227, 274–283.
32 La Société de Saint-Vincent de Paul prend sa source dans le renouveau du catholicisme français. C'est à Paris qu'ont été fondées les premières conférences de charité, placées sous le patronage de Saint-Vincent de Paul, dans les années 1830. Éric Vaillancourt, *La Société de Saint-Vincent de Paul de Montréal : reflet du dynamisme du laïcat catholique en matière d'assistance aux pauvres (1848–1933)* (thèse de doctorat, histoire, Université du Québec à Montréal, 2005), 12–26.
33 *Ibid.*, 93–96.
34 Martin Rioux, *150 ans d'action charitable dans le paysage du Grand Montréal : histoire de la Société de Saint-Vincent de Paul à Montréal, 1848–1998* (Montréal : Comité des fêtes du 150e anniversaire du Conseil central de la Société de Saint-Vincent de Paul de Montréal), 4–7.
35 Sortes de soupes populaires où un repas était cuisiné en grande quantité pour être distribué à des gens dans le besoin.

36 Vaillancourt, *La Société de Saint-Vincent de Paul de Montréal*, 186, 223.
37 Rioux, *150 ans d'action charitable dans le paysage du Grand Montréal*, 13.
38 Société de Saint-Vincent de Paul, *La Société de Saint-Vincent de Paul au Canada. 1846–1946 : un siècle de charité* (Québec : Conseil supérieur du Canada, 1947), 84.
39 Congrès des associations de charité et de réforme, *Exposition pour le bien-être des enfants tenue au Manège Militaire, rue Craig, Montréal, octobre 1912 : guide-souvenir* (s.n.), 25.
40 Vaillancourt, *La Société de Saint-Vincent de Paul de Montréal*, 209.
41 *Ibid.*, 170–210.
42 E.F. DeWitt, lettre datée du 10 juin 1879, reproduite dans : Renée Rowan, *Un phare dans la cité. Le Dispensaire diététique de Montréal* (Montréal : Éditions Ordine, 2000), 12 ; E.F. De Witt, lettre datée du 27 janvier 1890, reproduite dans : Renée Rowan, *Un phare dans la cité*, 13.
43 Yolande Cohen, « De la nutrition des pauvres malades : L'histoire du Montreal Diet Dispensary de 1910 à 1940 », *Histoire Sociale/Social History*, vol. XLI, n° 81 (2008), 144.
44 Rowan, *Un phare dans la cité*, 19.
45 Cohen, « De la nutrition des pauvres malades », 145–147.
46 Peter L. Twohig, *Labour in the Laboratory. Medical Laboratory Workers in the Maritimes, 1900–1950* (Montréal, Kingston : McGill-Queen's University Press, 2005), 15, 19, 20, 33–35.
47 Rita Desjardins, « Lachapelle, Séverin », *Dictionnaire biographique du Canada en ligne*, www.biographi.ca (page consultée le 18 mai 2010).
48 Gratzer, *Terrors of the Table*, 202–206.
49 Séverin Lachapelle, *La santé pour tous, ou Notions élémentaires de physiologie et d'hygiène à l'usage des familles, suivies du Petit guide de la mère auprès de son enfant malade* (Montréal : Compagnie d'imprimerie canadienne, 1880), 15, 18.
50 *Ibid.*, 8.
51 *Ibid.*, 17–18.
52 *Ibid.*, 188–194.
53 *Ibid.*, 204.
54 *Ibid.*, 239.
55 *Ibid.*, 238.
56 James C. Whorton, *Crusaders for Fitness. The History of American Health Reformers* (Princeton : Princeton University Press), 5–7 ; 31–35.
57 Séverin Lachapelle et collaborateurs, *Le médecin de la famille, encyclopédie de médecine et d'hygiène publique et privée, contient la description de*

toutes les maladies connues, et les meilleures méthodes de les traiter et de les guérir (Guelph: World Publishing, 1893), VI.

58 *Ibid.*, VI.

59 *Ibid.*, 7, 134–135.

60 David LeBreton, *Anthropologie du corps et modernité* (Paris: Presses universitaires de France, 2008) (première édition 1990), 60–78.

61 Christine Detrez, *La construction sociale du corps* (Paris: Les Éditions du Seuil, collection Points, 2002), 33.

62 Joseph Israël Desroches, *Traité élémentaire d'hygiène privée* (Montréal: typographie W.F. Daniel, 1888), 85.

63 *Ibid.*, 49.

64 *Ibid.*, 49–59.

65 *Ibid.*, 50.

66 Selon le mythe, le vaisseau des Argonautes, l'*Argo*, a été construit par des dieux. Il a servi de véhicule lors de la quête de la toison d'or. Il s'agit d'un vaisseau magique qui se répare de ses avaries sans intervention humaine. Dans le texte, Desroches cite un certain Riant, sans référence précise: « Notre organisme est comme le vaisseau des Argonautes, dont les avaries continuelles, réparées à mesure, ne laissaient plus au retour une seule des parties qui, à son départ, entraient dans sa composition », 48–49.

67 Desroches, *Traité élémentaire d'hygiène privée*, 89.

68 *Ibid.*, 88.

69 *Ibid.*, 94.

70 *Ibid.*, 59.

71 Martin Tétreault, « Les maladies de la misère. Aspects de la santé publique à Montréal, 1880–1914 », *Revue d'histoire de l'Amérique française*, vol. 36, n° 4 (1983), 521–522.

72 Denis Goulet, Gilles Lemire et Denis Gauvreau, « Des bureaux d'hygiène municipaux aux unités sanitaires. Le Conseil d'hygiène de la province de Québec et la structuration d'un système de santé publique, 1886–1926 », *Revue d'histoire de l'Amérique française*, vol. 49 (1996), n° 4, 508.

73 Luc Chartrand, Raymond Duchesne et Yves Gingras, *Histoire des sciences au Québec, de la Nouvelle-France à nos jours* (Montréal: Boréal, 2008), 109–114. Le scepticisme de la population à l'égard de la médecine et de la science s'exprime aussi par l'émeute contre la vaccination pendant l'épidémie de variole de 1885. Tétreault, « Les maladies de la misère », 516.

74 Louis Hémon, *Maria Chapdelaine. Récit du Canada français* (Paris: Bernard Grasset, 1924) (édition originale 1916), 199–228.

75 Marie-Aimée Cliche, « Un risque parmi tant d'autres. L'utilisation des sirops calmants au Québec, 1825–1949 », *Pour une histoire du risque.*

Québec, France, Belgique, Québec, David Niget et Martin Petitclerc, dir. (Presses de l'Université du Québec et Presses universitaires de Rennes, 2012), 139–158.

76 Voir par exemple l'étude basée sur des sources orales britanniques de Lucinda McCray Beier, *For Their Own Good. The Transformation of English Working-Class Health Culture, 1880–1970* (Columbus : The Ohio State University Press, 2008).

77 Mona Gleason, *Small Matters. Canadian Children in Sickness and Health* (Montréal, Kingston : McGill-Queen's University Press, 2013), 46–84.

78 Laura Shapiro, *Perfection Salad. Women and Cooking at the Turn of the Century* (Berkeley : University of California Press, 2009) (édition originale, 1986), 3–31.

79 Caroline Lieffers, « "The Present Time is Eminently Scientific" : The Science of Cookery in Nineteenth-Century Britain », *Journal of Social History*, vol. 45, n° 4 (2012), 936–959.

80 Shapiro, *Perfection Salad*, 35–39.

81 *Ibid.*, 45–58, 69–74, 81.

82 Levenstein, *Revolution at the Table*, 79.

83 Nicole Thivierge, *Histoire de l'enseignement ménager-familial au Québec, 1882–1970* (Sainte-Foy : Institut québécois de recherche sur la culture, 1982), 33–45.

84 *Ibid.*, 45–51.

85 *Ibid.*, 58.

86 Elizabeth Driver, *Culinary Landmarks. A Bibliography of Canadian Cookbooks, 1825–1949* (Toronto, Buffalo, London : University of Toronto Press, 2008), 84–90, 99–101.

87 Élie J. Auclair, *Vie de Mère Caron, l'une des sept fondatrices et la deuxième mère supérieure des Sœurs de la Charité de la Providence, 1808–1888*, (Montréal, s.n., 1908), 85.

88 Marguerite Jean, « Tavernier, Émilie », *Dictionnaire biographique du Canada en ligne*, www.biographi.ca (page consultée le 26 mai 2010).

89 Le biographe de la mère Caron note que dès les débuts de la congrégation, elle cuisinait pour ses consœurs. Occupant le poste de dépositaire, elle devait aussi voir à l'achat des provisions. Durant toute sa vie religieuse, elle a cuisiné des mets simples et quotidiens ainsi que des repas de réception pour hauts dignitaires, en plus de prodiguer des conseils culinaires. De nombreux exemples sont rapportés dans Auclair, *Vie de Mère Caron*, 36, 46, 48–49, 86, 95, 144, 168, 170–171, 217.

90 Marta Danylewycz, *Profession : religieuse. Un choix pour les Québécoises (1840–1920)* (Montréal : Boréal, 1988), 161.

91 Mère Emmélie Caron, *Directions diverses données par la Révérende Mère Caron, supérieure des Sœurs de la Providence, pour aider ses sœurs à former de bonnes cuisinières.* (Montréal, s.n., 1878), 9. Nous citons la mère Caron, mais on retrouve les mêmes conseils, formulés de manière quasi identique, dans *Nouvelle cuisinière canadienne contenant tout ce qu'il est nécessaire de savoir dans un ménage…* (Montréal: C.O. Beauchemin & fils, libraires-imprimeurs, 1879) (édition originale vers 1840).

92 *Directions diverses*, 5, 7.

93 *Ibid.*, 8.

94 *Ibid.*, 12.

95 Benjamin-Antoine Testard de Montigny, *Manuel d'économie domestique* (Montréal: Librairie Saint-Joseph, Cadieux & Derome, 1896), I.

96 *Ibid.*, 3, 7, 16.

97 *Ibid.*, 17–18.

98 *Ibid.*, 19.

99 *Ibid.*, 58–61.

100 Département de l'Agriculture du Québec, *La bonne ménagère: notions d'économie domestique et d'agriculture à l'usage des jeunes filles des écoles rurales de la province de Québec* (province de Québec, vers 1896). Notons que la date de publication est approximative. Le catalogue de Bibliothèque et Archives nationales du Québec et Élizabeth Driver l'estiment à 1900, tandis que, dans son mémoire, Caroline Coulombe la situe en 1896. Caroline Coulombe, *Un siècle de prescriptions culinaires: continuités et changements dans la cuisine au Québec, 1860–1960* (mémoire de maîtrise, études québécoises, Université du Québec à Trois-Rivières, 2002), 151.

101 Driver, *Culinary Landmarks*, XXIV, XXVIII.

102 *La bonne ménagère*, 5–7.

103 *Ibid.*, 14.

104 *Ibid.*, 15, 19–20.

105 *Nouvelle cuisinière canadienne*, 255–270.

106 *La bonne ménagère*, 21–33.

107 *Ibid.*, 14.

108 *Ibid.*, 21, 25.

CHAPITRE TROIS

1 Nous respectons l'orthographe utilisée dans la source, qui inclut un trait d'union.

2 Dans le catalogue de Bibliothèques et Archives nationales du Québec, le guide-souvenir est identifié sous le titre *Exposition pour le bien-être des*

enfants tenue au Manège Militaire, rue Craig, Montréal, octobre 1912: guide-souvenir, mais sur la page couverture du guide en question, l'exposition est nommée *Le bien-être de l'enfant. Exhibition, du 6 au 22 octobre, Montréal 1912*. Nous utiliserons le vocable « exposition pour le bien-être des enfants », mais dans certaines sources, l'événement est parfois désigné par l'autre titre, et les termes « exhibition », « enfance » et « enfant », au singulier, apparaissent en référence au même évènement.

3 Nicole Thivierge, *Histoire de l'enseignement ménager-familial au Québec, 1882–1970* (Sainte-Foy: Institut québécois de recherche sur la culture, 1982), 409–410.

4 *Ibid.*, 29, 40–45, 64–71.

5 *Ibid.*, 97–107.

6 Eleanor Brownridge et Elizabeth Upton, *Canadian Dietitians: Making a Difference, Rejoice in the Past, Reflect for the Future* (Toronto: The Canadian Dietetic Association, 1993), 26–31.

7 Marta Danylewycz, Nadia Fahmy-Eid et Nicole Thivierge, « L'enseignement ménager et les "Home Economics" au Québec et en Ontario au début du XXe siècle. Une analyse comparée », *An Imperfect Past. Education and Society in Canadian History*, J. Donald Wilson, dir. (Vancouver: University of British Columbia Press, 1984), 85.

8 *Ibid.*, 88.

9 Dans les sources et la littérature, on nomme aussi cette institution Les Écoles ménagères provinciales, car il s'agit de sa raison sociale officielle. Dans les sources, nous rencontrons autant le singulier que le pluriel. Toutefois, il n'y a toujours eu qu'une seule École ménagère provinciale à Montréal. Dans la littérature la concernant, il est d'usage d'employer le singulier. C'est ce que nous faisons ici, à l'exception de citations où l'auteur a utilisé le pluriel.

10 Thivierge, *Histoire de l'enseignement ménager-familial au Québec*, 140. La clientèle du cours de cuisine diététique pour les malades est variée: des infirmières de l'Hôtel-Dieu, de Sainte-Justine, du Western Hospital et de la Croix-Rouge les suivent.

11 Anne-Marie Sicotte, *Marie Gérin-Lajoie, conquérante de la liberté* (Montréal: les Éditions du remue-ménage, 2005), 218–219 et Caroline Béïque, *Quatre-vingts ans de souvenirs. Histoire d'une famille* (Montréal: Les Éditions Bernard Valiquette et les Éditions de l'Action canadienne-française, 1939), 252.

12 En 1937, l'EMP est affiliée à l'Université de Montréal et le reste jusqu'en 1959, année où elle ferme ses portes pour être remplacée par l'Institut de nutrition et de diététique.

13 Joséphine Dandurand, *Le Journal de Françoise*, 18 juin 1904, cité par Sicotte, *Marie Gérin-Lajoie*, 9.

14 Béïque, *Quatre-vingts ans de souvenirs*, 246.

15 Catherine Charron, « Le front domestique à la Fédération nationale Saint-Jean-Baptiste : entre crise de la domesticité et promotion de l'enseignement ménager, 1900–1927 », *Histoire sociale / Social history*, vol. 43, n° 86 (novembre 2010), 346–348 ; Yolande Cohen et Hubert Villeneuve, « La Fédération nationale Saint-Jean Baptiste, le droit de vote et l'avancement du statut civique et politique des femmes au Québec », *Histoire sociale / Social history*, vol. 46, n° 91 (mai 2013), 123–125.

16 Charron, « Le front domestique », 360–361.

17 Louise Fradet, « Anctil, Jeanne », *Dictionnaire biographique du Canada en ligne*, www.biographi.ca (page consultée le 22 août 2012).

18 Béïque, *Quatre-vingts ans de souvenirs*, 246.

19 Éva Circé-Côté collabore régulièrement au journal *Le Pays* et s'intéresse de près à la qualité de l'éducation des filles, codirigeant notamment le Lycée des jeunes filles, une école laïque à laquelle le clergé s'est opposé, qui a existé de 1908 à 1910. Andrée Lévesque, *Éva Circé-Côté, libre-penseuse, 1871–1949* (Montréal : les Éditions du remue-ménage, 2010), 78–81, 95–99.

20 « L'école ménagère – maigres résultats », *Le Pays*, 18 juin 1910, 6.

21 Thivierge, *Histoire de l'enseignement ménager-familial au Québec*, 87.

22 *Ibid.*, 103–104.

23 Fradet, « Anctil, Jeanne ».

24 Marie de Beaujeu aurait surtout contribué à la publicité pour l'enseignement ménager en donnant des conférences. Béïque, *Quatre-vingts ans de souvenirs*, 250.

25 Elle prend la relève de Jeanne Anctil en 1927. Béïque, *Quatre-vingts and de souvenirs*, 256.

26 Bibliothèque et Archives nationales du Québec, Vieux-Montréal (BANQVM), Fonds P783, collection de l'Institut Notre-Dame du Bon-Conseil (INDBC), S3, série Antoinette Gérin-Lajoie, contenant 2002-10-005/45, dossier P3/16, *Journal de l'École ménagère Provinciale*, 12-10-1907 au 05-06-1908.

27 Sicotte, *Marie Gérin-Lajoie*, 85, 195–196.

28 Caroline Béïque souligne qu'en renonçant « au plaisir d'avoir sa fille près d'elle », Joséphine Lajoie a fait « le plus grand sacrifice ». *Quatre-vingts ans de souvenirs*, 249.

29 Simone Forster, « L'économie domestique : ringarde ou d'avant-garde ? », Institut de recherche et de documentation pédagogiques de Neuchâtel, www.irdp.ch/breche/educ_me1.htm, (page consultée le 11 juin 2010).

30 *Livret d'enseignement ménager. Méthodologie spéciale à l'usage des normaliennes. Résumé du cours donné à l'École Ménagère de Fribourg (Suisse)* (Province de Québec : ministère de l'Agriculture, 1915).
31 Thivierge, *Histoire de l'enseignement ménager-familial au Québec*, 88–91.
32 BANQVM, Fonds P783, collection de l'INDBC, S3, série Antoinette Gérin-Lajoie, contenant 2002-10-005/42, dossier P3/06, *Journal d'études en Europe*, 1905–1906.
33 BANQVM, Fonds P783, collection de l'INDBC, S3, série Antoinette Gérin-Lajoie, contenant 2002-10-005/43, dossier P3/08, *Physiologie de l'alimentation*, 83–86.
34 BANQVM, Fonds P783, collection de l'INDBC, S3, série Antoinette Gérin-Lajoie, contenant 2002-10-005/43, dossier P3/08, *Physiologie de l'alimentation*, 37–38.
35 BANQVM, Fonds P783, collection de l'INDBC, S3, série Antoinette Gérin-Lajoie, contenant 2007-10-005/44, dossier P3/15, « Analyse de plats ».
36 Ellen H. Richards, assistée de Louise Harding Williams, *The Dietary Computer* (New York : John Wiley and Sons, 1902).
37 BANQVM, Fonds P783, collection de l'INDBC, S3, série Antoinette Gérin-Lajoie, contenant 2002-10-005/42, dossier P3/05, cahier sans titre. Antoinette Gérin-Lajoie y a collé des coupures de presse annonçant les cours de démonstration et donnant le menu planifié à chaque séance.
38 Béïque, *Quatre-vingt ans de souvenirs*, 251.
39 BANQVM, Fonds P783, collection de l'INDBC, S3, série Antoinette Gérin-Lajoie, contenant 2002-10-005/42, dossier P3/05, cahier sans titre et contenant 2002-10-005/45, dossier P3/16, *Journal de l'École ménagère Provinciale*, 12-10-1907 au 05-06-1908.
40 *Id.*, Fonds P783, collection de l'INDBC, S3, série Antoinette Gérin-Lajoie, contenant 2002-10-005/45, dossier P3/16, *Journal de l'École ménagère Provinciale*, 12-10-1907 au 05-06-1908.
41 *Id.*, Fonds P783, collection de l'INDBC, S3, série Antoinette Gérin-Lajoie, contenant 200, 2-10-005/45, dossier P3/16, *Journal de l'École ménagère Provinciale*, 12-10-1907 au 05-06-1908.
42 *Id.*, Fonds P783, collection de l'INDBC, S2, série Marie Gérin-Lajoie, P2/D2, 07 : Association professionnelle des employées de manufacture (1907–1934), Tableau des inscriptions et des présences, cours postscolaires de l'Association professionnelle des employées de manufacture, 1916–1917.
43 *Id.*, Fonds P783, collection de l'INDBC, S2, série Marie Gérin-Lajoie, P2/D2, 07 : Généralités (sur les associations professionnelles de la FNSJB, dont une liste des cours offerts aux associations).

44 Jeanne Anctil, « Éducation domestique (alimentation) », *La Bonne parole*, vol. 1, n° 1 (mars 1913), 4.
45 Une « grosse » correspond à douze douzaines.
46 *Ibid.*, 5.
47 *Id.*, « Éducation domestique (alimentation – suite et fin) », *La Bonne parole*, vol. 1, n° 6 (août 1913), 2–3.
48 *Id.*, *350 recettes de cuisine* (Montréal : Imprimerie H.F. Lauzon, 1915) (première édition, 1912, réédité en 1924).
49 Archives de la Commission des écoles catholiques de Montréal, Procès-verbaux des commissaires, Délibérations 1913–1916 (XII), Séance du 10 février 1914, 93.
50 Amélie DesRoches, *Hygiène de l'alimentation et propriétés chimiques des aliments, suivi d'un cours théorique sur l'art culinaire* (Neuville, s.n., 1912), V. L'auteure affirme : « Il est nécessaire, mesdames, que vous sachiez faire ce que vous ordonnerez », 123 ; et elle propose des menus pour « nos ménages bourgeois », 463.
51 *Ibid.*, V–VIII.
52 *Ibid.*, 4–5.
53 *Ibid.*, VI, 1–3, 124.
54 *Ibid.*, V.
55 *Ibid.*, VII.
56 *Ibid.*, 6.
57 *Ibid.*, 9.
58 Caroline Durand, « Rational Meals for the Traditional Family : Nutrition in Quebec School Manuals, 1900–1960 », *Edible Histories, Cultural Politics : Towards a Canadian Food History*, Franca Iacovetta, Valerie J. Korinek et Marlene Epp, dir. (Toronto : University of Toronto Press, 2012), 109–127.
59 Sur le mouvement anglo-protestant de réforme sociale, voir, entre autres, Mariana Valverde, *The Age of Light, Soap, and Water. Moral Reform in English Canada, 1885–1925* (Toronto : McClelland & Stewart, 1991) et Ramsay Cook, *The Regenerators : Social Criticism in Late Victorian English Canada* (Toronto : University of Toronto Press, 1985). Pour une étude plus précise de la lutte à la tuberculose dans ce contexte, voir Katherine McCuaig, *The Weariness, the Fever, and the Fret. The Campaign Against Tuberculosis in Canada, 1900–1950* (Montréal, Kingston : McGill-Queen's University Press, 1999), 3–36. Chez les catholiques, l'encyclique *Rerum Novarum* du pape Léon XIII, publiée en 1891, officialise le catholicisme social, une autre version de ce courant. Cette encyclique affirme que les différences sociales sont naturelles, mais reconnaît que

même les plus humbles ont droit à un certain minimum, que l'exploitation économique doit être limitée par des lois et que les groupes d'intérêt peuvent s'associer librement pour défendre leurs droits. Le catholicisme social ouvre la voie à la FNSJB, mais aussi à la création de l'École sociale populaire et de syndicats catholiques.

60 *Sixième rapport annuel du Conseil d'hygiène de la province de Québec, pour l'année finissant le 30 juin 1900* (Québec : Charles Pageau, 1900), 82–89.

61 *Vingt-sixième rapport annuel du Conseil supérieur d'hygiène de la province de Québec, pour l'année finissant le 30 juin 1920* (Québec : L.A. Proulx, 1920), 118, 135.

62 Valerie Minnett, *Inside and Outside : Pathology, Architecture and the Domestic Environment at the Montreal Tuberculosis Exhibition, 1908* (mémoire de maîtrise, architecture, Université McGill, 2004), 28–36.

63 *Ibid.*, 32, 40.

64 *Ibid.*, 51.

65 « Child Welfare Exhibition Over », *The Gazette*, 23 octobre 1912, 2.

66 « Le Bien-être de l'Enfance », *Le Devoir*, 4 octobre 1912, 6.

67 F. Pelletier, « Le Bien-être de l'Enfance », *Le Devoir*, 8 octobre 1912, 1.

68 Ligue anti-tuberculose de Montréal, *L'exposition anti-tuberculose, tenue sous le patronage de la Ligue anti-tuberculose de Montréal, programme-catalogue, conférences et expositions*, Montréal, Canada, 18 au 29 novembre 1908, (s.n.) 3–6, pour la liste complète des membres de chaque comité.

69 *Ibid.*, 7–8.

70 *Ibid.*, 11–12.

71 *Ibid.*, 33.

72 *Ibid.*, 13, 30.

73 Congrès des associations de charité et de réforme, *Exposition pour le bien-être des enfants tenue au Manège Militaire, rue Craig, Montréal, octobre 1912 : guide-souvenir* (s.n.), 10, 14.

74 Nous ne savons pas si ce document a existé en français. La seule copie que nous avons vue, retrouvée dans les archives d'Antoinette Gérin-Lajoie, est en anglais. Mais puisque l'exposition était bilingue, il a peut-être été traduit.

75 Charlotte Biltekoff, *Eating Right in America : The Cultural Politics of Food and Health* (Durham, London : Duke University Press, 2013), 18.

76 Congrès des associations de charité et de réforme, *Exposition pour le bien-être des enfants*, 8.

77 « Prix de détail des articles réguliers de consommation, Canada, mai 1910 », *La Gazette du travail*, vol. 10, n° 11, 1411.

78 Montreal Diet Dispensary, *Hints Upon Food and Food Preparation*, exposition pour le bien-être de l'enfant, 1912, 1–2. BANQVM, Fonds P783,

collection de l'INDBC, S3, série Antoinette Gérin-Lajoie, contenant 2002-10-005/50, dossier P3/46, « Brochures : diète, cuisine, alimentation ».

79 Congrès des associations de charité et de réforme, *Exposition pour le bien-être des enfants*, 33.

80 Denyse Baillargeon, *Un Québec en mal d'enfants. La médicalisation de la maternité, 1910–1970* (Montréal : les Éditions du remue-ménage, 2004) 158–165.

81 BANQVM, Fonds P783, collection de l'INDBC, S2, série Marie Gérin-Lajoie, P2/D4, 01, dossier *Assistance maternelle de Montréal (1912–1943)*, document « Ce que coûte un cas à l'Assistance maternelle, après mai 1912 ».

CHAPITRE QUATRE

1 Dietrich Miles, « Working Capacity and Calorie Consumption : The History of Rational Physical Economy », *The Science and Culture of Nutrition, 1840–1940*, Harmke Kamminga et Andrew Cunningham, dir. (Amsterdam, Atlanta : Rodopi Press, 1995), 76.

2 Harvey Levenstein, *Revolution at the Table. The Transformation of the American Diet* (Berkeley : University of California Press, 2003) (édition originale, 1988), 147–149.

3 Walter Gratzer, *Terrors of the Table. The Curious History of Nutrition* (Oxford, New York : Oxford University Press), 2006, 4–8, 31–32.

4 James Vernon, *Hunger. A Modern History* (Cambridge, London : Belknap Press of Harvard University Press, 2007), 90.

5 *Ibid.*, 94–95.

6 Nous traduisons : « Instead of saying one slice of bread, or a piece of pie, you will say 100 calories of bread, 350 calories of pie ». Nick Cullather, « The Foreing Policy of the Calorie », *American Historical Review*, vol. 112, n° 2 (2007), 347–348.

7 Levenstein, *Revolution at the Table*, 138.

8 Stacey J. Barker, *« Save Today What Our Allies Need Tomorrow » : Food Regulation in Canada During the First World War* (mémoire de maîtrise, histoire, Université Carleton, 2003), 98.

9 Mourad Djebabla, « Le Gouvernement fédéral et la diète de guerre proposée et imposée aux Canadiens ou la Première Guerre mondiale et la consommation "patriotiquement responsable", 1917–1918 », *Bulletin d'histoire politique*, vol. 20, n° 2 (automne 2011), 171–172.

10 Nous citons les éditions française et anglaise de cette publication, car la version anglaise est plus facilement accessible à Bibliothèque et Archives Canada et parce qu'il y a quelques différences entre les deux. La version française compte 13 numéros alors qu'il en existe 22 en anglais. Les deux

versions n'ont pas été publiées aux mêmes dates et ne comptent pas toujours le même nombre de pages. Les numéros français semblent, en moyenne, un peu plus longs, et ils paraissent après les numéros anglais, ce qui suggère que les articles en français sont des traductions des textes en anglais. Le même contenu se retrouve souvent dans les deux éditions, mais la version anglaise, parue plus fréquemment, offre un contenu un peu plus abondant.

11 Barker, « Save Today What Our Allies Need Tomorrow », 38.

12 *Ibid.*, 5–6.

13 *Ibid.*, 23 ; Mourad Djebabla, *La confrontation des civils québécois et ontariens à la Première Guerre mondiale, 1914–1918* (thèse de doctorat, histoire, Université du Québec à Montréal, 2008), 24–31.

14 Djebabla, « Le Gouvernement fédéral et la diète de guerre », 178.

15 Barker, « Save Today What Our Allies Need Tomorrow », 151–152.

16 « L'expansion du marché du poisson canadien », *Bulletin canadien des vivres*, n° 1 (20 octobre 1917), 2.

17 « Young Gardeners in Quebec », *Canadian Food Bulletin*, n° 15 (4 mai 1918), 12.

18 « En vue d'élever des cochons. L'exécutif de l'Association de publicité de Montréal définit son plan d'action », *Bulletin canadien des vivres*, n° 8 (11 mai 1918), 13.

19 « La consommation des fruits et des légumes au Canada », *Bulletin canadien des vivres*, n° 1 (20 octobre 1917), 2.

20 Herbert C. Hoover, « Le programme de M. Hoover », *Bulletin canadien des vivres*, n° 1 (20 octobre 1917), 6.

21 « To Popularize Sea Fish. Advertising Campaign for the Province of Quebec », *Canadian Food Bulletin*, n° 2 (19 octobre 1917), 2.

22 Canada Food Board, *Fish Alive-O ! The Diet of Health, Canada's New Wealth* (Ottawa : Canada Food Board, 1918), 2.

23 *Ibid.*, 3.

24 Contrôleur des vivres, *Mangeons du poisson et laissons le bœuf et le bacon pour les soldats au front : préparation, cuisson et service*, (Ottawa : Le contrôleur des vivres, 1917), 1.

25 *Ibid.*, 10, 13.

26 *Ibid.*, 4.

27 *Ibid.*, 16.

28 Commission canadienne des vivres, *Viandes de fantaisie dans des Mets Nouveaux*, (Ottawa : Commission canadienne des vivres, vers 1917–1919), 1.

29 *Id.*, *Recettes pour le pain, qui sauvent la nourriture pour nos soldats et nos alliés*, (Ottawa : Commission canadienne des vivres, juin 1918) 1 ; *id.*,

Recettes pour légumes, (Ottawa : Commission canadienne des vivres, juin 1918), 1.

30 Contrôleur des vivres, *Mangeons du poisson et laissons le bœuf*, 16.

31 « Dans les foyers », *Bulletin canadien des vivres*, n° 9 (11 mai 1918), 1.

32 « Good Work in Montreal. Women's Food Economy Committee is Enthusiastic in Efforts », *Canadian Food Bulletin*, n° 8 (12 janvier 1918), 16.

33 « Campaign in Montreal. Pledge Card Canvas is Being Conducted Vigorously – 500 women are helping », *Canadian Food Bulletin*, n° 9 (26 janvier 1918), 9–10.

34 « Ménagères de Québec. Une campagne en faveur de l'économie des vivres », *Bulletin canadien des vivres*, n° 6 (1918), 18 et « La campagne à Québec. Plus de dix-sept mille personnes ont signé la carte d'engagement », dans *Bulletin canadien des vivres*, n° 8 (11 mai 1918), 18–19.

35 Stephen Ponder, « Popular Propaganda : The Food Administration in World War I », *Journalism and Mass Communication Quarterly*, vol. 72, n° 3 (1995), 541–542.

36 « La campagne à Montréal. Mgr Bruchési exerce son influence en faveur de la conservation alimentaire », *Bulletin canadien des vivres*, n° 7 (7 mars 1918), 19.

37 Djebabla, « Le Gouvernement fédéral et la diète de guerre », 176–177.

38 « La question des vivres », *Bulletin canadien des vivres*, n° 2 (17 novembre 1917), 10.

39 « La campagne à Montréal », 19.

40 « One Ounce of Edible Meat … », *Canadian Food Bulletin*, n° 12 (9 mars 1918), 3.

41 « Une terrible possibilité. Le danger de la famine est réel, dit Sir Edmond Walker », *Bulletin canadien des vivres*, n° 6 (1918), 17.

42 « Mangez des légumes, épargnez le pain », *Bulletin canadien des vivres*, n° 7 (7 mars 1918), 17.

43 Joan Jacobs Brumberg, *The Body Project. An Intimate History of American Girls* (New York : Random House, 1997), 99–104 et les images présentées dans la section non paginée ; Suzanne Marchand, *Rouge à lèvres et pantalon. Des pratiques esthétiques féminines controversées au Québec, 1920–1939* (Montréal : Hurtubise, 1997).

44 Charlene D. Elliott, « Big Persons, Small Voices : On Governance, Obesity, and the Narrative of the Failed Citizen », *Journal of Canadian Studies/Revue d'études canadiennes*, vol. 41, n° 3 (2007), 136.

45 John Coveney, *Food, Morals and Meanings. The Pleasure and Anxiety of Eating* (London, New York : Routledge, 2000), 37–48.

46 Aurèle Nadeau (1871–1946) a terminé ses études en médecine à Montréal en 1893 et a pratiqué auprès d'une nombreuse clientèle dans la région de Québec. Albert Lesage, « Un souvenir. Le docteur Aurèle Nadeau, 1871–1946 », *L'Union médicale du Canada*, vol. 75 (février 1946), 197–201.
47 Nadeau reprend les paroles du Christ lors du sermon sur la montagne selon l'Évangile, les premières phrases débutant par « Heureux les pauvres ». Aurèle Nadeau, *Mangeons moins et mieux* (Ottawa : Commission des vivres, 1918), 3
48 Caroline Durand, « L'alimentation moderne pour la famille traditionnelle : les discours sur l'alimentation au Québec (1914–1945) », *Revue de Bibliothèque et Archives nationales du Québec*, n° 3 (2011), 64.
49 Voir *La Gazette du travail* et R.H. Coats, *Wholesale Prices in Canada, 1890–1909. Special Report* (Ottawa : Department of Labour, 1910) et Canada, *Board of Inquiry into Cost of Living. Report of the Board* (Ottawa : J.L. Taché, 1915), volume 1.
50 Barker, « Save Today What Our Allies Need Tomorrow », 105.
51 Judith Smart, « Feminists, Food and the Fair Price : The Cost of Living Demonstrations in Melbourne, August-September 1917 », *Labour History*, 50 (1984), 113–131 et Levenstein, *Revolution at the Table*, 109–110.
52 Barker, « Save Today What Our Allies Need Tomorrow », 81–82.
53 David Monod, *Store War : Shopkeepers and the culture of mass marketing, 1890–1939* (Toronto : University of Toronto Press, 1996), 133–135.
54 Djebabla, « Le Gouvernement fédéral et la diète de guerre », 175–177.
55 Barker, « Save Today What Our Allies Need Tomorrow », 6, 61, 91–92, 106–118.
56 Terry Copp, *The Anatomy of Poverty. The Condition of the Working-Class in Montreal, 1897–1929* (Toronto : McClelland and Stewart, 1974), 35 et Djebabla, « Le Gouvernement fédéral et la diète de guerre », 175.
57 Dominion Bureau of Statistics, Prices Division, Retail Prices section, *Urban Retail Food Prices, 1914–1959*, (Ottawa : Dominion Bureau of Statistics, 1960).
58 Monod, *Store Wars*, 132.
59 Canada, *Board of Inquiry*, 52.
60 *Ibid.*, 12.
61 *Ibid.*, 17.
62 *Ibid.*, 19, 36–37.
63 *Ibid.*, 53.
64 W.J. Hanna, « Ce que coûterait la réduction des prix », *Bulletin canadien des vivres*, n° 1 (20 octobre 1917), 3.
65 Commission canadienne des vivres, *Viandes de Fantaisie*, 2.

66 *Ibid.*, 1, 4.
67 Bovril, « Épargnez la nourriture », *La Patrie*, 12 novembre 1918, dans Lise Renaud, Caroline Bouchard et collaborateurs, *La santé s'affiche au Québec. Plus de 100 ans d'histoire* (Québec : Presses de l'Université du Québec, 2005), 32.
68 Compagnie d'assurance-vie La Métropolitaine, *Manuel de cuisine de la Compagnie d'assurance-vie Metropolitan Life*, (Ottawa : La Compagnie, 1918), 3.
69 *Ibid.*, 5.
70 Djebabla, « Le Gouvernement fédéral et la diète de guerre », 182.
71 Bibliothèque et Archives nationales du Québec, Vieux-Montréal (BANQVM), Fonds P783, collection de l'Institut Notre-Dame du Bon-Conseil (INDBC), S2, série Marie Gérin-Lajoie, P2/D4, 04, Écoles ménagères provinciales, Lettre signée B. Girard adressée à Marie Gérin-Lajoie, en date du 24 novembre 1916.
72 Georgette LeMoyne, « La cherté de la vie », *La Bonne parole*, vol. 4, n° 4 (décembre 1916), 4–5.
73 Marie Gérin-Lajoie, « Un jardin ouvrier en temps de guerre », *La Bonne parole*, vol. 5, n° 4 (mai 1917), 1 ; Antoinette Gérin-Lajoie, « L'enseignement ménager dans une école primaire », *La Bonne parole*, vol. 5, n° 4 (mai 1917), 2 ; Louise Rivard, « Pour le foyer – l'ordre économise le temps » et Justine Hardel, « Les premiers principes de l'économie ; notre alimentation », *La Bonne parole*, vol. 5, n° 12 (février 1918), 6–7 ; Louise Rivard, « Pour le foyer – menu pour une semaine de mai », *La Bonne Parole*, vol. 6, n° 3 (mai 1918), 7–8.
74 Baillargeon, *Un Québec en mal d'enfants*, 81–92.
75 BANQVM, Fonds P783, collection de l'INDBC, S3, série Antoinette Gérin-Lajoie, P3/16, Journal de l'École ménagère provinciale.
76 Georges Desrosiers, « Joseph-Albert Baudoin (1875–1962) : Professeur d'hygiène », *Canadian Bulletin of Medical History / Bulletin Canadien d'histoire de la médecine*, vol. 10, n° 2 (1993), 254.
77 Charles-Narcisse Valin, « Principes d'alimentation rationnelle », *Bulletin sanitaire*, vol. 15, nos 4–12 (avril-décembre 1915) 60–61, 64–66.
78 Pour une analyse plus détaillée de la conception du corps du docteur Valin, voir Durand, « L'alimentation moderne pour la famille traditionnelle », 63–64.
79 Valin, « Principes d'alimentation rationnelle », 68.
80 Aurèle Nadeau, *La grande erreur du pain blanc* (Province de Québec : ministère de l'Agriculture, bulletin n° 24, 1916), 12.
81 *Ibid.*, 21.

82 *Ibid.*, 4, 5, 11, 21, 22, 24.
83 *Ibid.*, 48–49.
84 Djebabla, « Le Gouvernement fédéral et la diète de guerre », 183.
85 Thivierge, *Histoire de l'enseignement ménager-familial*, 167.
86 *Programme de l'enseignement ménager combiné avec le programme d'études des écoles primaires* (Province de Québec : ministère de l'Agriculture, 1915), 4.
87 *Ibid.*, 4–7.
88 Anctil, *Livret d'enseignement ménager*, 16.
89 *Ibid.*, 14–15.
90 *Art culinaire : différentes manières d'utiliser les restes et quelques recettes culinaires à l'usage des malades* (Saint-Pascal de Kamouraska, s.n., publié pour la partie d'« ens. ménager » des cours abrégés d'agriculture, 1916), 1.
91 *Ibid.*, 2.
92 *Ibid.*, 17.
93 Jeanne Anctil, *350 recettes de cuisine* (Montréal : Imprimerie H.F. Lauzon, 1915) (édition originale, 1912, réédité en 1924), 1.
94 John Varty, « On Protein, Prairie Wheat, and Good Bread : Rationalizing Technologies and the Canadian State, 1912–1935 », *Canadian Historical Review*, vol. 85, n° 4 (2004), 721–753.
95 Jeffrey A. Keshen, *Propaganda and Censorship During Canada's Great War* (Edmonton : The University of Alberta Press, 1996), 52.
96 Site Internet de l'Office national du film du Canada, section « Images of a Forgotten War », www3.nfb.ca/ww1/wartime-film.php ?id=538147 (page consultée le 24 septembre 2014).
97 Barker, « Save Today What our Allies Need Tomorrow », 57–59, pour des exemples de chiffres de consommation alimentaire moyenne.

CHAPITRE CINQ

1 Steven Penfold, « Selling by the Carload : The Early Years of Fast Food in Canada », *Creating Postwar Canada, 1945–1975*, Magda Fahrni et Robert Rutherdale, dir. (Vancouver, Toronto : University of British Columbia Press, 2008), 171.
2 Horace Miner, *St. Denis. A French-Canadian Parish* (Chicago, London : University of Chicago Press, 1963), 154. Dans l'édition que nous citons, Horace Miner écrit le nom du village en utilisant l'abréviation anglaise « St. », sans trait d'union ; dans notre texte, nous nous conformons à l'usage actuel, qui est d'écrire « Saint », mais nous avons laissé l'orthographe originale dans les citations.

3 *Ibid.*, 257.
4 Anthony Winson, *The Industrial Diet: The Degradation of Food and the Struggle for Healthy Eating* (Vancouver, Toronto: UBC Press, 2013), 93–132.
5 Toutes les données des tableaux 2, 3 et 4 proviennent de : Dominion Bureau of Statistics, *Urban Retail Food Prices, 1914–1959*, (Ottawa : Dominion Bureau of Statistics).
6 *Ibid.*, 5. Cela limite la portée de la source : elle révèle les produits ajoutés à la liste, mais pas ceux qui en ont été retirés.
7 Terry Copp, *The Anatomy of Poverty. The Condition of the Working Class in Montreal, 1897–1929* (Toronto: McClelland & Stewart, 1974), 31–32.
8 Elles ont d'abord établi une liste de biens essentiels, en quantité minimum, et relevé le prix de chaque item dans des commerces de quartier. Leur budget est mentionné et utilisé par Copp, *The Anatomy of Poverty*, 31–33 et reproduit à l'annexe A du même ouvrage, 149–158.
9 Copp, *The Anatomy of Poverty*, 155–156.
10 *Ibid.*, 40.
11 Dominion Bureau of Statistics, *Family Income and Expenditure in Canada, 1937–1938. A Study of Urban Wage-Earner Families, Including Data on Physical Attributes* (Ottawa : Dominion Bureau of Statistics, 1941), 5.
12 John Boyd Orr, *Food, Health and Income. Report on the Adequacy of Diet in Relation to Income* (London : Macmilland & Co., 1936).
13 Dominion Bureau of Statistics, *Family Income and Expenditure*, 7–8.
14 Cela inclut le coût d'une glacière et de la glace ou d'un réfrigérateur électrique.
15 Dominion Bureau of Statistics, *Family Income and Expenditure*, 98. La catégorie « household operation » comprend les meubles, tous les articles en tissus (tapis, draps, couverture, etc.), les ustensiles, les chaudrons, les marmites, l'équipement électrique, la cuisinière, la machine à laver et tout ce qui sert à l'entretien ménager, le téléphone, les produits d'hygiène ainsi que l'embauche d'aide domestique.
16 Dominion Bureau of Statistics, *Family Income and Expenditure*, 155.
17 John Boyd Orr, *Food, Health and Income*, 23–30.
18 James C. Whorton, *Crusaders for Fitness. The History of American Health Reformers* (Princeton : Princeton University Press, 1982), 185–195.
19 Aurèle Nadeau, *La santé par les produits de la ferme* (Province de Québec : ministère de l'Agriculture, 1923), 9, 11.
20 *Ibid.*, 23.
21 *Id.*, *Rôle de l'alimentation naturelle chez la jeune mère* (Beauceville : Imprimerie L'Éclaireur, 1920), 2.

22 *Ibid.*, 13.
23 *Ibid.*, 8–11.
24 *Ibid.*, 15.
25 La brochure a été imprimée au moins à trois reprises : en 1922, 1924 et 1926. Mme Alphonse Désilets [Rolande Désilets], *Manuel de la cuisinière économe et pratique* (Province de Québec : ministère de l'Agriculture, service de l'économie domestique, bulletin n° 77, 1926).
26 Rolande Désilets, selon l'usage de son époque, signe « Mme Alphonse Désilets », mais son prénom est mentionné dans Yolande Cohen, *Femmes de parole. L'histoire des Cercles de fermières du Québec, 1915–1990*, (Montréal : Éditions du Jour, 1990), 34.
27 Désilets, *Manuel de la cuisinière économe et pratique*, 3.
28 D'ailleurs, certaines recettes proposées sont « recommandées par les Institutrices officielles en enseignement ménager » ; Désilets, *Manuel de la cuisinière économe et pratique*, 2.
29 L. Gaudreault, « Le manuel de la cuisinière économe et pratique », *La Bonne fermière*, vol. 4, n° 2 (avril 1923), 64.
30 Jeanne Anctil, *350 recettes de cuisine* (Montréal : Imprimerie H.F. Lauzon, 1915) (édition originale, 1912, réédité en 1924).
31 Sœur Sainte-Marie-Vitaline, *Manuel de cuisine raisonnée* (Québec : presses de l'Action sociale ltée, 1926).
32 Désilets, *Manuel de la cuisinière économe et pratique*, 7, 26.
33 *Ibid.*, 14.
34 *Ibid.*, 22.
35 Miner, *St. Denis*, IX. Les conclusions de Miner sur les traits ruraux et traditionnels de la société canadienne-française ont suscité beaucoup de discussions. À ce sujet, voir la préface de l'édition de 1963, dans laquelle il évoque ces débats.
36 Cette source d'information et de divertissement s'ajoute au journal. Presque toutes les familles reçoivent un ou plusieurs journaux, le plus populaire étant *L'Action catholique*. Miner, *St. Denis*, 23–26, 36.
37 *Ibid.*, 42–43, 256. Les chevaux sont encore préférés, car ils peuvent être attelés aussi bien à une charrue qu'à une carriole ou un traîneau, ce qui est essentiel pour se déplacer l'hiver, puisque les chemins ne sont pas déblayés.
38 *Ibid.*, 26.
39 *Ibid.*, 141–143.
40 *Ibid.*, 154.
41 *Ibid.*, 144, 233.
42 *Ibid.*, 247.

43 *Ibid.*, 233–254.
44 *Ibid.*, 286–287.
45 *Ibid.*, 256, 259.
46 Les chapitres suivent des quartiers et des thèmes, sans sous-sections chronologiques, quoique certaines époques précises, comme la crise des années 1930, sont évoquées. De plus, les témoins ont peut-être été imprécis durant les entrevues.
47 Marcelle Brisson et Suzanne Côté-Gauthier, *Montréal de vive mémoire, 1900–1939* (Montréal : Triptyque, 1994), 44.
48 *Ibid.*, 60, 61, 64, 67.
49 *Ibid.*, 20–21.
50 *Ibid.*, 78–79. Pour une description de ces établissements, voir aussi Roger Lemelin, *Au pied de la pente douce* (Montréal : Stanké, 1999) (édition originale, 1944), 135–144.
51 Gabrielle Roy, *Bonheur d'occasion*, (Montréal : Boréal, 1993) (édition originale, 1945), où l'auteure décrit ce genre de restaurant. Le livre de Rose-Line Brasset et Jacques Saint-Pierre, *Plaisirs gourmands, 1885–1979* (Québec : Publications du Québec, 2009) contient de nombreuses photographies de restaurants. Voir, entre autres, celle de la page 154, montrant le casse-croûte du magasin United de Saint-Henri en 1945, très semblable au restaurant du Quinze-cents décrit par Gabrielle Roy.
52 Brisson, Côté-Gauthier, *Montréal de vive mémoire*, 124–126, 130.
53 *Ibid.*, 204, 209–210, 213.
54 Mona Gleason, *Small Matters. Canadian Children in Sickness and Health* (Montréal, Kingston : McGill-Queen's University Press, 2013), 52–55.
55 Denyse Baillargeon, *Ménagères au temps de la Crise* (Montréal : les Éditions du remue-ménage, 1993), 154.
56 *Ibid.*, 155–156.
57 *Ibid.*, 188–192.
58 Lemelin, *Au pied de la pente douce*, 187.

CHAPITRE SIX

1 Certaines de ces compagnies ont été fondées à la fin du XIXe siècle, mais c'est surtout au XXe siècle qu'elles connaissent une grande croissance et que leurs marques deviennent connues, notamment grâce à d'abondantes publicités. Harvey Levenstein, *Revolution at the Table. The Transformation of the American Diet* (Berkeley : University of California Press, 2003) (édition originale, 1988), 151–152.

2 *Id.*, *Paradox of Plenty. A Social History of Eating in Modern America* (Berkeley : University of California Press, 2003) (édition originale, 1993), 14–23.

3 Sally M. Horrocks, « The Business of Vitamins : Nutrition Science and the Food Industry in Inter-War Britain », *The Science and Culture of Nutrition, 1840–1940*, Harmke Kamminga et Andrew Cunningham, dir. (Amsterdam, Atlanta : Rodopi Press, 1995), 242.

4 Levenstein, *Revolution at the Table*, 149–150.

5 Hillel Schwartz, *Never Satisfied. A Cultural History of Diets, Fantasies and Fat* (New York : The Free Press, Macmillan, 1986), 168–171 et Levenstein, *Paradox of Plenty*, 9–12. Au sujet des balances domestiques, voir également les ouvrages de Joan Jacob Brumberg, *Fasting Girls. The Emergence of Anorexia Nervosa as a Modern Disease* (Cambridge : Harvard University Press, 1988) et *The Body Project. An Intimate History of American Girls* (New York : Random House, 1997), 103.

6 Nicole Thivierge, *Histoire de l'enseignement ménager-familial au Québec, 1882–1970* (Sainte-Foy : Institut québécois de recherche sur la culture, 1982), 167.

7 *L'enseignement ménager dans la province de Québec : règlements et programmes* (Province de Québec : département de l'Instruction publique, 1943), 4.

8 Armand Beauregard, « L'art ménager », *École sociale populaire*, n° 129 (1924), 5.

9 *L'enseignement ménager dans la province de Québec : règlements et programmes*, 7–8.

10 Thivierge, *Histoire de l'enseignement ménager-familial au Québec*, 139.

11 Eleanor Brownridge et Elizabeth Upton, *Canadian Dietitians : Making a Difference, Rejoice in the Past, Reflect for the Future* (Toronto : The Canadian Dietetic Association, 1993), 31–32.

12 Marta Danylewycz, Nadia Fahmy-Eid et Nicole Thivierge, « L'enseignement ménager et les "Home Economics" au Québec et en Ontario au début du XXe siècle. Une analyse comparée », *An Imperfect Past. Education and Society in Canadian History*, J. Donald Wilson, dir. (Vancouver : University of British Columbia Press, 1984), 91–92.

13 Service des archives de l'Université de Montréal, Fonds E55, Institut de diététique et de nutrition, contenant 4838, dossier Colloque des diplômés de l'Université de Montréal (tenu les 18 et 19 mars 1966), « L'Institut de diététique et de nutrition. Hier, aujourd'hui et demain », 1.

14 Nadia Fahmy-Eid et al., *Femmes, santé et professions. Histoire des diététistes et des physiothérapeutes au Québec et en Ontario, 1930–1980* (Montréal : Fides, 1997), 38.

15 Edna Guest et Ethel Chapman, *An Experiment in Applied Nutrition for Canadian Communities. Summary Report of the Swift Fellowship* (Toronto : West Toronto Printing House, 1944), 67.
16 Danylewyck, Fahmy-Eid et Thivierge, « L'enseignement ménager et les "Home Economics" », 84.
17 Fahmy-Eid et al., *Femmes, santé et professions*, 83–84.
18 *Ibid.*, 53. La vie de cette association professionnelle semble avoir été de courte durée : Fahmy-Eid signale sa disparition dans les années 1930 et ne semble pas avoir consulté d'archives et de publications émanant de cet organisme. L'Association canadienne de diététique est fondée en 1934 et, en 1952, un nouveau regroupement professionnel québécois, la Corporation des diététistes du Québec, est mis en place.
19 Yolande Cohen, « De la nutrition des pauvres malades : L'histoire du Montreal Diet Dispensary de 1910 à 1940 », *Histoire Sociale/Social History*, vol. XLI, n° 81 (2008), 147.
20 Renée Rowan, *Un phare dans la cité. Le Dispensaire diététique de Montréal* (Montréal : Éditions Ordine, 2000), 21–22. Voir également Cohen, « De la nutrition des pauvres malades », 149–150.
21 Denyse Baillargeon, *Un Québec en mal d'enfants. La médicalisation de la maternité, 1910–1970* (Montréal : les Éditions du remue-ménage, 2004), 40, 65–92.
22 Aurèle Nadeau, *Rôle de l'alimentation naturelle chez la jeune mère* (Beauceville : Imprimerie L'Éclaireur, 1920), 1,13.
23 *Ibid.*, 1, 3, 8.
24 *Id.*, *La santé par les produits de la ferme* (Province de Québec : ministère de l'Agriculture, 1923), 3, 11. Dans *La revue moderne*, on annonce souvent l'eau purgative Riga ; voir par exemple le numéro de décembre 1919, 65.
25 Nadeau, *La santé par les produits de la ferme*, 29–33, 44.
26 *Ibid.*, 12–15.
27 *Ibid.*, 22–55.
28 Par exemple, voir les pages 3 à 7, 16, 19, 26, 29, 31, 39.
29 James C. Whorton, *Crusaders for Fitness. The History of American Health Reformers*, (Princeton : Princeton University Press, 1982), 201–238.
30 Nadeau, *La santé par les produits de la ferme*, 40, 52–53.
31 Yolande Cohen, *Femmes de parole. L'histoire des Cercles de fermières du Québec, 1915–1990* (Montréal : Le jour, 1990), 28, 31, 100. L'auteure explique que le ministère de l'Agriculture informe les femmes de la possibilité de former les Cercles, mais que l'initiative d'en fonder est locale.
32 *Ibid.*, 33–42, 100–107.
33 *Ibid.*, chapitre 8, en particulier 203.

34 Éveline Leblanc, « La femme du cultivateur », *La Bonne fermière*, vol. 1, nº 4 (octobre 1920), 100–101 et Blanche Lajoie-Vaillancourt « Aux bonnes ménagères – la bonne cuisine », *La Bonne fermière*, vol. 3, nº 3 (avril 1922), 47–48.
35 Jean de la ferme, « Un plat merveilleux », *La Bonne fermière*, vol. 7, nº 2 (avril 1926), 57 et Hodgins, « Comment cuisiner un mari », *La Bonne fermière*, vol. 7, nº 3 (juillet 1926), 73.
36 Blanche Lajoie-Vaillancourt, « Hygiène de l'alimentation », *La Bonne fermière*, vol. 3, nº 1 (janvier 1922), 7.
37 Aurèle Nadeau, « Il y a pain et pain », *La Bonne fermière*, vol. 1, nº 1 (janvier 1920), 10–11 et Antoine Désilets, « Revenons au pain brun », *La Bonne fermière*, vol. 3, nº 3 (avril 1922), 48.
38 Lydia Maltais, du Cercle de la Malbaie, « À la bonne ménagère – le pain d'habitant », *La Bonne fermière*, vol. 2, nº 2 (avril 1921), 42–43 et Yolande (Rolande Désilets), « Au salon de Lecture – Pour se bien porter », *La Bonne fermière*, vol. 2, nº 4 (octobre 1921), 105–106.
39 Cyrille Vaillancourt, « Agriculture féminine – Le miel et sa valeur alimentaire », *La Bonne fermière*, vol. 1, nº 1 (janvier 1920), 12; Alice Duval, « Économie domestique – mangeons du poisson », *La Bonne fermière*, vol. 3, nº 3 (juillet 1922), 71; et Ministère de l'Agriculture du Québec, « Mangeons du fromage », *La Bonne fermière*, vol. 5, nº3 (juillet 1924), 64.
40 Mme Irénée Poirier, présidente du Cercle de Montmagny, « Conférence sur le lait », *La Bonne fermière*, vol. 7, nº 2 (avril 1926), 59–60.
41 « L'hygiène du manger », *La Bonne fermière*, vol. 8, nº 2 (avril 1927), 52.
42 « L'économie domestique », *La Bonne fermière*, vol. 9, nº 1 (janvier 1928) et « Pour la ménagère et la fermière », *La Bonne ménagère*, vol. 10, nº 1 (janvier 1929), sections publicitaires non paginées.
43 « Pour la ménagère et la fermière », *La Bonne fermière*, vol. 10, nº1 (janvier 1929), section publicitaire non paginée.
44 Cohen, *Femmes de parole*, 26–43.
45 Eugénie Paré, *Le pain de ménage*, (Province de Québec: ministère de l'Agriculture, bulletin nº 131, 1934), endos de la couverture.
46 *Ibid.*, 10.
47 *Ibid.*, 2.
48 Joseph-Évariste Grisé, *Les conserves*, (Province de Québec: ministère de l'Agriculture, 1930). Cette brochure est éditée à de nombreuses reprises entre 1917 et 1945.
49 *Ibid.*, 2–3.
50 *Ibid.*, 1, 16–17.

51 Édouard Brochu, *Le yoghourt. Méthode de fabrication domestique*, (Province de Québec: ministère de l'Agriculture, 1933), 4. Selon cette source, on fabrique du yogourt seulement depuis 1928 au Québec. Il est surtout consommé à Montréal par des populations issues de l'immigration.
52 *Ibid.*, 4–5 et Whorton, *Crusaders for Fitness*, 219–221.
53 J.H. Lavoie, *La culture potagère au jardin de la ferme et au jardin-ouvrier* (Province de Québec: ministère de l'Agriculture, bulletin n° 115, 1936).
54 *Ibid.*,1–3.
55 Leblanc, *Mangeons plus de légumes*, 3, 5.
56 *Les volailles et les œufs. Recettes culinaires*, (Province de Québec: ministère de l'Agriculture, service de l'économie domestique, bulletin n° 140, 1939), 1, 23.
57 Leblanc, *Mangeons plus de légumes*, 4.
58 Elle a rédigé les premières éditions de *La cuisine raisonnée*, où on retrouve des notions semblables et une même philosophie de l'alimentation, en plus de plusieurs livres d'économie domestique pour les écoles primaires dans les années 1910–1940.
59 Sœur Sainte-Marie-Vitaline, *La cuisine à l'école primaire, théorie et pratique* (Québec: Les presses de l'Action sociale ltée/École normale classico-ménagère de Saint-Pascal, 1922), VI.
60 Congrégation de Notre-Dame (ci-après: CND), *L'économie domestique à l'École primaire Supérieure, 9ème et 10ème années* (Montréal: les presses de l'Action sociale, 1929), XI.
61 Mme Alphonse Désilets [Rolande Désilets], *Manuel de la cuisinière économe et pratique* (Province de Québec: ministère de l'Agriculture, service de l'économie domestique, bulletin n° 77, 1926), 3.
62 CND, *L'économie domestique à l'école élémentaire. 4e, 5e, 6e et 7e années* (Montréal: Congrégation de Notre-Dame, 1942), 26.
63 Sœur Sainte-Marie-Vitaline, *La cuisine à l'école primaire, théorie et pratique*, V; Sœurs grises de Montréal, *Cours d'enseignement ménager: 1ère année.* (Montréal: École ménagère régionale des Sœurs de la charité (Sœurs grises), 1929), préface.
64 CND, *L'économie domestique à l'École primaire supérieure*, 7, 8, 9.
65 Henri d'Arles, dans CND, *L'économie domestique à l'École primaire supérieure*, XV–XIX.
66 Sœur grises de Montréal, *Cours d'enseignement ménager: deuxième année*, (Montréal: École ménagère régionale des Sœurs de la charité (Sœurs grises), 1929), 107.
67 Sœur Sainte-Marie-Vitaline, *La cuisine à l'école primaire, théorie et pratique*, 199.

68 Sœurs grises de Montréal, *Cours d'enseignement ménager : première année*, 77.
69 Charles A. Lamarche, « Le foyer domestique affermi par l'éducation ménagère », *Premier congrès pédagogique provincial d'enseignement ménager. Les 6, 7, 8, 9 septembre 1926 à l'École Normale Classico-Ménagère de Saint-Pascal* (Québec : les presses de l'Action sociale ltée, 1926), 213, 215.
70 CND, *L'économie domestique à l'École primaire supérieure*, 108–109, 112–113.
71 Pour quelques exemples des années 1950, voir Caroline Durand, « Rational Meals for the Traditional Family : Nutrition in Quebec School Manuals, 1900–1960 », *Edible Histories, Cultural Politics : Towards a Canadian Food History*, Franca Iacovetta, Valerie J. Korinek et Marlene Epp, dir. (Toronto : University of Toronto Press, 2012), 115, 117.
72 Sœur Sainte-Marie-Vitaline, *La cuisine à l'école primaire*, 11, 45, 63, 77, 195–197.
73 Sœurs grises de Montréal, *Manuel de diététique à l'usage des écoles ménagères des Sœurs grises de Montréal*, (Montréal : Imprimerie des Sourds-Muets, 1927), 14.
74 *Ibid.*, 22–24.
75 *Ibid.*, 25–28.
76 Sœurs des Saints Noms de Jésus et de Marie, *La cuisine pratique à l'école et dans la famille* (Montréal : Ateliers des sourds-muets, 1936), 5–6.
77 *Ibid.*, 3–7.
78 Sœurs grises de Montréal, *Cours d'enseignement ménager : 3ième année* (Montréal : École ménagère régionale des Sœurs de la charité (Sœurs grises), 1929), 21.
79 *Id.*, *Manuel de diététique*, 20.
80 Sœur Sainte-Marie-Vitaline, *La cuisine à l'école primaire*, 198–199.
81 Le corps humain est aussi parfois comparé aux plantes ou aux animaux, surtout pour dire que si le cultivateur comprend l'importance de bien nourrir ceux-ci, il devrait comprendre qu'il doit faire de même avec sa propre personne. Voir, entre autres, l'avant-propos du père Martin, inspecteur des écoles ménagères, dans Charles-Narcisse Valin, *Hygiène alimentaire à l'usage des écoles ménagères et des familles* (Province de Québec : ministère de l'Agriculture, 1917), 3.
82 Sœur Sainte-Marie-Vitaline, *La cuisine à l'école primaire*, 195, 198.
83 Sœurs grises de Montréal, *Cours d'enseignement ménager : première année*, 76. On retrouve aussi cette comparaison dans les manuels des autres années du cours.
84 CND, *L'économie domestique à l'École primaire supérieure*, 145.

85 Sœurs grises de Montréal, *Cours d'enseignement ménager : première année*, 45.
86 *Id.*, *Manuel de diététique*, 5.
87 Bovril, *La revue moderne* (septembre 1928), 43.
88 General Motors, *La revue moderne* (juin 1929), 3.
89 Joubert, *La revue moderne* (décembre 1931), 39.
90 Bordie and Harvie Limited, *La revue moderne* (juin 1934), 12.
91 Caroline Durand, « L'alimentation moderne pour la famille traditionnelle : les discours sur l'alimentation au Québec (1914–1945) », *Revue de Bibliothèque et Archives nationales du Québec*, n° 3 (2011), 68–72.
92 Schwartz, *Never Satisfied*, 146–157.
93 *Ibid.*, 154.
94 Bibliothèque et Archives nationales du Québec, Vieux-Montréal (BANQVM), Fonds P783, collection de l'Institut Notre-Dame du Bon-Conseil (INDBC), S3, série Antoinette Gérin-Lajoie, contenant 2007-10-005/50, « Brochures », dossier P3/41, « Brochures du Metropolitan Life Insurance Co. – Ottawa ».
95 Commission des écoles catholiques de Montréal, Commission pédagogique du Comité d'hygiène, procès-verbaux, séance du 17 septembre 1934.
96 *Livre de cuisine de la Metropolitan* (Ottawa : Metropolitan Life Insurance Co., 192-?), intérieur de la page couverture.
97 *Ibid.*, 1.
98 *Approvisionnement alimentaire de la famille* (Ottawa : Metropolitan Life Insurance Co., 1928), 1.
99 *Ibid.*, 12.
100 « L'Obésité est dangereuse », *La Revue moderne* (janvier 1934), 13 ; « Qui veut vivre vieux surveille sa ceinture », *La Revue moderne* (mai 1937), 17 ; « Est-ce que je grossis ? », *La Revue moderne* (juin 1938), 17 ; et « Quel poids un civil doit-il porter ? », *La Revue moderne* (septembre 1943), 29.
101 Élise Detellier, « "Bonifier le capital humain." Le genre dans le discours médical et religieux sur les sports au Québec, 1920–1950 », *Revue d'histoire de l'Amérique française*, vol. 62, nos 3–4, 473–499.
102 Albert Tessier et Thérèse Marion, *Vitalité* (Province de Québec : département de l'Instruction publique, ministère du Bien-être social et de la Jeunesse, entre 1941–1944), 23.

CHAPITRE SEPT

1 François Guérard, *Histoire de la santé au Québec* (Montréal : Boréal, 1996), 45–46.

2 John Cranfield et Kris Inwood, « The Great Transformation : A Long-Run Perspective on Physical Well-Being in Canada », *Economics and Human Biology*, vol. 5, n° 2 (2007), 214–216, 218–219.

3 Denyse Baillargeon, *Un Québec en mal d'enfants. La médicalisation de la maternité, 1910–1970* (Montréal : les Éditions du remue-ménage, 2004), 229–283. Pour des statistiques sur la natalité, voir Alison Prentice et collaborateurs, *Canadian Women. A History* (Toronto : Harcourt Brace, 1996), 469–470.

4 J. Ernest Sylvestre et Honoré Nadeau, « Enquête sur l'alimentation habituelle des familles de petits-salariés dans la Ville de Québec », *Canadian Public Health Journal*, vol. 32, n° 5 (mai 1941), 248.

5 Guérard, *Histoire de la santé au Québec*, 65.

6 Katherine McCuaig, *The Weariness, the Fever, and the Fret. The Campaign against Tuberculosis in Canada, 1900–1950* (Montréal, Kingston : McGill-Queen's University Press, 1999), 291.

7 *Ibid.*, 5, 22–23.

8 *Vingt-cinquième rapport annuel du Conseil supérieur d'hygiène de la province de Québec, pour l'année finissant le 30 juin 1919* (Québec : le Conseil, 1919).

9 Georges Desrosiers, Benoît Gaumer, Othmar Keel, *La santé publique au Québec. Histoire des unités sanitaires de comté, 1926–1975* (Montréal : Les Presses de l'Université de Montréal, 1998), 25, 28, 89.

10 *Ibid.*, 135.

11 *Id.*, *Histoire du Service de santé de la ville de Montréal, 1865–1975* (Sainte-Foy : Les Presses de l'Université Laval et Les Éditions de l'IQRC, 2002), 167.

12 Guérard, *Histoire de la santé au Québec*, 47–48.

13 Desrosiers, Gaumer et Keel, *La santé publique au Québec*, 134.

14 *Premier rapport annuel du Ministère de la santé et du Bien-être social pour les années 1935 à 1941* (Province de Québec : le Ministère, 1944), 24–25, 180–181.

15 *Premier rapport annuel du Ministère de la santé*, 36, 37, 183.

16 *Deuxième rapport annuel du Ministère de la santé pour les années 1941, 1942 et 1943* (Province de Québec : le Ministère, 1945), 24, 274.

17 *Deuxième rapport annuel du Ministère de la santé*, 282.

18 Aleck Ostry, *Nutrition Policy in Canada, 1870–1939* (Vancouver, Toronto : University of British Columbia Press, 2006), 105–107 et Ian Mosby, « Making and Breaking Canada's Food Rules : Science, the State and the Government of Nutrition, 1942–1949 », *Edible Histories, Cultural Politics. Towards a Canadian Food History*, Franca Iacovetta, Valerie J.

Korinek et Marlene Epp, dir. (Toronto : University of Toronto Press, 2012), 410–412.

19 James Vernon, *Hunger. A Modern History* (Cambridge, London : Belknap Press of Harvard University Press, 2007), 96–104 et Harvey Levenstein, *Revolution at the Table. The Transformation of the American Diet* (Berkeley : University of California Press, 2003) (édition originale, 1988), 147–149.

20 Vernon, *Hunger*, 117.

21 Nick Cullather, « The Foreing Policy of the Calorie », *American Historical Review*, vol. 112, n° 2 (2007), 354–356.

22 Vernon, *Hunger*, 126.

23 Harvey Levenstein, *Paradox of Plenty. A Social History of Eating in Modern America.* (Berkeley : University of California Press, 2003) (édition originale, 1993), 53–59.

24 Vernon raconte l'histoire d'une mère anglaise morte de faim après s'être privée de nourriture pour ses enfants, rapportée par la presse britannique en 1933 dans *Hunger*, 118–119. Cet événement et sa médiatisation donnent lieux à la « découverte » d'une « Angleterre affamée ».

25 Mosby, « Making and Breaking Canada's Food Rules », 414.

26 Ostry, *Nutrition Policy in Canada*, 99, 104.

27 Vernon, *Hunger*, 125 et Levenstein, *Paradox of Plenty*, 59, 63.

28 Levenstein, *Revolution at the Table*, 112–116.

29 *Aux institutrices de la province de Québec* (Province de Québec : Service provincial d'hygiène, entre 1922 et 1940), 6–8.

30 Jules Constantin, « Alimentation », *Aux enfants des écoles. Pour qu'on aime l'hygiène. Causeries préparées par les inspecteurs régionaux et autres fonctionnaires du Service provincial d'hygiène* (Québec : Service provincial d'hygiène, 1922), 77–78.

31 Hector Palardy, *Causeries sur l'hygiène* (Chicoutimi : Syndicat des Imprimeurs du Saguenay, 1922), 4–9, 24–26, 31–32.

32 La théorie organiciste compare la société à un supra-organisme dans lequel opèrent les lois de la sélection naturelle. L'élaboration de cette théorie, aussi connue sous le vocable de « darwinisme social », est l'œuvre du philosophe anglais Herbert Spencer (1820–1903). Cette représentation de la société se retrouve sous diverses formes un peu partout en Occident à la fin du XIXe siècle et au début du XXe siècle.

33 Palardy, *Causeries sur l'hygiène*, 28.

34 *Ibid.*, 155–160.

35 Le docteur Plouffe a reçu un cachet de 420 $ de la part de la Commission des écoles catholiques de Montréal. Commission des écoles catholiques de

Montréal (CECM), collection « Santé – Comité d'hygiène, 1928–1936, Correspondance », Victor Doré, *Lettre à Adrien Plouffe* (22 juin 1935). Cette collection contient également des programmes d'évènements où ces saynètes ont été jouées, en 1932 et 1933.

36 CECM, collection « Santé – Comité d'hygiène, 1928–1936, collection de saynètes », Adrien Plouffe, *Deux blanches majestées contre la tuberculose* (vers 1932). Ces documents ne sont pas paginés.

37 *Id.*, *La vie en bouteilles*, saynète (vers 1932).

38 *Id.*, *Ces demoiselles babillent*, saynète (vers 1932).

39 *Id.*, *La vie en bouteilles*, saynète (vers 1932).

40 *Id.*, *La maman en retard et les enfants à la page*, saynète (vers 1932).

41 CECM, collection « Comité de l'enseignement de l'hygiène – Procès-verbaux, correspondances et rapports ». Cité de Montréal, Service de santé, Division de l'hygiène de l'enfance, *Inspection médicale des écoles, I. Organisation et fonctionnement*, Circulaire au personnel (16 février 1937), 1.

42 Gaumer, Desrosiers et Keel, *Histoire du Service de santé de la ville de Montréal*, 94.

43 Comité d'enquête sur l'hygiène à Montréal, *Enquête sur les activités en hygiène publique* (Montréal : The Metropolitan Life Insurance Company, octobre 1928), 95.

44 CECM, collection « Comité de l'enseignement de l'hygiène – Procès-verbaux, correspondances et rapports », *Procès-verbal* (26 novembre 1930), 1.

45 CECM, collection « Comité de l'enseignement de l'hygiène – Procès-verbaux, correspondances et rapports », Cité de Montréal, Service de santé, Division de l'hygiène de l'enfance, *Inspection médicale des écoles, I. Organisation et fonctionnement*, Circulaire au personnel (16 février 1937), 2.

46 CECM, collection « Comité de l'enseignement de l'hygiène – Procès-verbaux, correspondances et rapports », S. Boucher, Directeur du Service de Santé, *Entente entre la Commission scolaire catholique et le service de santé, pour établir une étroite collaboration dans l'inspection médicale des écoles* (18 mai 1929).

47 CECM, collection « Comité de l'enseignement de l'hygiène – Procès-verbaux, correspondances et rapports », Cité de Montréal, Service de santé, Division de l'hygiène de l'enfance, *Inspection médicale des écoles, V. Examen physique périodique*, Instructions au personnel concernant la procédure à suivre (29 janvier 1937), 1.

48 CECM, collection « Comité de l'enseignement de l'hygiène – Procès-verbaux, correspondances et rapports », Cité de Montréal, Service de santé, Division de l'hygiène de l'enfance, *Inspection médicale des écoles, I.*

Organisation et fonctionnement, Circulaire au personnel (16 février 1937), 2–3.

49 CECM, collection « Comité de l'enseignement de l'hygiène – Procès-verbaux, correspondances et rapports », S. Boucher, Directeur du Service de Santé, *Entente entre la Commission scolaire catholique et le service de santé, pour établir une étroite collaboration dans l'inspection médicale des écoles* (18 mai 1929), 4

50 CECM, collection « Comité de l'enseignement de l'hygiène – Procès-verbaux, correspondances et rapports », *Procès-verbal* (23 septembre 1933), 2 et Cité de Montréal, Service de santé, Division de l'hygiène de l'enfance, *Inspection médicale des écoles, V, Examen physique périodique*, Instructions au personnel concernant la procédure à suivre (29 janvier 1937), 3.

51 « La pesée – Table des poids et tailles pour garçons », reproduite dans : Valéry Colas, « La Crise, les écoliers et l'accès au lait », *Cap-aux-Diamants*, n° 71 (automne 2002), 35.

52 Taliaferro Clark, Edgar Sydenstricker et Selwyn D. Collins, « Weight and Height as an Index of Nutrition », *Public Health Reports*, vol. 38, n° 2 (12 janvier 1923), 40.

53 CECM, collection « Comité de l'enseignement de l'hygiène – Procès-verbaux, correspondances et rapports », *Procès-verbal* (23 septembre 1933), 2 et Cité de Montréal, Service de santé, Division de l'hygiène de l'enfance, *Inspection médicale des écoles, V, Examen physique périodique*, Instructions au personnel concernant la procédure à suivre (29 janvier 1937), 12–13.

54 Robert Gagnon, *Histoire de la Commission des écoles catholiques de Montréal* (Montréal : Boréal, 1996), 145.

55 *Deuxième rapport annuel du Ministère de la santé*, 24.

56 CECM, collection « Comité de l'enseignement de l'hygiène – Procès-verbaux, correspondances et rapports », *Procès-verbal* (10 mars 1930), 1 et Gagnon, *Histoire de la Commission des écoles catholiques de Montréal*, 142.

57 Denyse Baillargeon, « Une opposition regrettable : l'inspection médicale des écoliers à Montréal, 1920–1960 », à paraître dans les actes du colloque *Modernité, citoyenneté, déviances et inégalités : pour une analyse comparative des difficultés du passage à la modernité citoyenne* (Cordoue : s.n., 27–29 avril 2006), 435.

58 CECM, collection « Comité de l'enseignement de l'hygiène – Procès-verbaux, correspondances et rapports », *Procès-verbal* (26 novembre 1930), 2.

59 *Ibid.*, 3.

60 Gagnon, *Histoire de la Commission des écoles catholiques de Montréal*, 142 et Colas, « La Crise, les écoliers et l'accès au lait », 35.

61 CECM, collection « Comité de l'enseignement de l'hygiène – Procès-verbaux, correspondances et rapports », *Procès-verbal* (15 juin 1931), 1.
62 Format équivalent au quart d'une pinte, ou à 284 millilitres.
63 CECM, collection « Comité de l'enseignement de l'hygiène – Procès-verbaux, correspondances et rapports », *Procès-verbal* (29 octobre 1931), 3.
64 CECM, collection « Comité de l'enseignement de l'hygiène – Procès-verbaux, correspondances et rapports », *Procès-verbal* (18 novembre 1932), 2–4.
65 CECM, collection « Comité de l'enseignement de l'hygiène – Plan général – Service des études, recherche et programmes – Matière d'enseignement : hygiène (généralités, 1877–1947) » ; Yvonne Deschênes, Service des archives, « Sommaire des décisions du comité d'hygiène et de la Commission pédagogique concernant l'hygiène » (9 juin 1932), 3–4.
66 « Prix de détail des aliments, épiceries, combustible, éclairage et loyer, au Canada, au début de mai 1931 », *Gazette du travail*, vol. 31, n° 6 (juin 1931), 745.
67 CECM, collection « Comité de l'enseignement de l'hygiène – Procès-verbaux, correspondances et rapports », *Procès-verbal* (19 juin 1933), 3 et rapport annexé.
68 Gagnon, *Histoire de la Commission des écoles catholiques de Montréal*, 144–145.
69 Leonard Charles Marsh (avec la collaboration de Grant Fleming et de Chesley Frederick Blockler), *Health and Unemployment, Some studies of their relationships* (Oxford : Oxford University Press, 1938), 50.
70 « Coût moyen des aliments principaux par province », *La Gazette du travail*, vol. 36, n° 6 (mai 1936), 487.
71 Renée Rowan, *Un phare dans la cité. Le Dispensaire diététique de Montréal* (Montréal : Éditions Ordine, 2000), 22, 52–53, 89–90 et Yolande Cohen, « De la nutrition des pauvres malades : L'histoire du Montreal Diet Dispensary de 1910 à 1940 », *Histoire Sociale/Social History*, vol. XLI, n° 81 (2008), 153–158.
72 Yolande Cohen, *Femmes philanthropes. Catholiques, protestantes et juives dans les organisations caritatives au Québec* (Montréal : Les Presses de l'Université de Montréal, 2010), 131.
73 Marion Harlow, « Improving Nutrition via the Family Budget », *Canadian Public Health Journal*, vol. 32, n° 9 (septembre 1941), 459–460.
74 *Ibid.*, 461–462.
75 Pour des détails sur la fondation de la LSR, ses membres fondateurs et ses liens avec la Cooperative Commonwealth Federation, voir Michiel Horn, *The League for Social Reconstruction : Intellectual Origins of the Democratic Left in Canada, 1930–1942* (Toronto : University of Toronto

Press, 1980). Voir en particulier la page 67, pour le moment où Marsh devient membre de la LSR.

76 Le professeur Grant Fleming enseignait la santé publique et la médecine préventive à la Faculté de médecine de McGill. Il était également membre du Comité de nutrition du Service de santé de la Federated Agencies of Montreal. Leonard Charles Marsh est un économiste britannique aux intérêts socialistes, qui a enseigné à la London School of Economics et effectué des recherches pour Sir William Beveridge avant d'être embauché à McGill.

77 Marlene Shore, *The Science of Social Redemption. McGill, the Chicago School, and the Origins of Social Research in Canada* (Toronto: University of Toronto Press, 1987), 224, 227, 261–273.

78 Plusieurs propositions de Marsh sont, en tout ou en partie, mises en pratique par le gouvernement canadien, dont les allocations familiales universelles. Dominique Marshall, *Aux origines sociales de l'État-providence* (Montréal: Les Presses de l'Université de Montréal, 1998), 49.

79 Hommes adultes sans emploi, adolescents, enfants, bébés et quelques familles recevant l'aide d'organisations charitables. Les échantillons sont majoritairement masculins: seuls les nourrissons et les membres de 25 familles faisant l'objet d'une étude plus profonde comptent des sujets féminins. Marsh ne justifie pas ce choix, mais, en ce qui concerne les hommes adultes, c'est sans doute la disponibilité des sujets qui l'a déterminé, puisqu'ils ont été contactés dans des refuges et des soupes populaires pour célibataires et avec l'aide d'une agence d'aide s'adressant aux pourvoyeurs.

80 Marsh, *Health and Unemployment*, XXI, 22.

81 *Ibid.*, XXIII.

82 *Ibid.*, 26–28.

83 *Ibid.*, 46. Ce groupe témoin compte 1107 ouvriers examinés dans le cadre d'une enquête sur la tuberculose.

84 *Ibid.*, 51–62.

85 Échantillon de 270 garçons fréquentant le YMCA et la Montreal Boys' Association, 97.

86 Marsh, *Health and Unemployment*, 105.

87 *Ibid.*, 141. Dans son ouvrage, il emploi les mesures impériales, que nous avons converties en mesures métriques.

88 *Ibid.*, 159.

89 *Ibid.*, 155.

90 *Ibid.*, 158.

91 Un anticommunisme inscrit dans les lois québécoises en 1936. Andrée Lévesque, *Virage à gauche interdit. Les communistes, les socialistes et leurs ennemis au Québec, 1929–1939* (Montréal: Boréal, 1984), 121–151.

92 A.E. Grauer, *Public Health. A Study Prepared for the Royal Commission on Dominion-Provincial Relations* (Ottawa, 1939), 24.
93 Marshall, *Aux origines sociales de l'État-providence*, 25–82 sur les groupes demandant cette mesure et leurs arguments, et les pages 109, 146–149, 174–175, 198–200 sur leur usage.
94 Sur l'ambivalence face à la participation féminine à l'effort de guerre en dehors du front domestique : Ruth Roach Pierson, *« They're Still Women After All » : The Second World War and Canadian Womanhood* (Toronto : McClelland and Stewart, 1986), 129–168.
95 Mosby, « Making and Braking Canada's Food Rules », 410–412, 416–417.
96 *Ibid.*, 421, citation de l'article « Nutrition Campaing », *Saturday Night*, vol. 58, n° 17 (2 janvier 1943), 1.
97 Edna Guest et Ethel Chapman, *An Experiment in Applied Nutrition for Canadian Communities. Summary Report of the Swift Fellowship* (Toronto : West Toronto Printing House, 1944), 5–6, 14–15.
98 Nous traduisons : « Good nutrition is essentially a problem for the individual person and the individual family ». Guest et Chapman, *An Experiment in Applied Nutrition*, 12.
99 Pour plusieurs exemples de cette iconographie, voir Marc H. Choko, *Affiches de guerre canadiennes. 1914–1918, 1939–1945* (Laval : Éditions du Méridien, Groupe Communication Canada, 1994).
100 Caroline Durand, « L'alimentation moderne pour la famille traditionnelle : les discours sur l'alimentation au Québec (1914–1945) », *Revue de Bibliothèque et Archives nationales du Québec*, n° 3 (2011), 66.
101 Mosby, « Making and Braking Canada's Food Rules », 421–426.
102 James Struthers, « How Much is Enough ? Creating a Social Minimum in Ontario, 1930–1944 », *Canadian Historical Review*, vol. 72, n° 1 (1991), 69, 82–83.
103 J. Ernest Sylvestre et Honoré Nadeau, « Enquête sur l'alimentation habituelle des familles de petits-salariés dans la Ville de Québec », *Canadian Public Health Journal*, vol. 32, n° 5 (mai 1941), 241–242.
104 *Ibid.*, 247–248.
105 Gaston Gosselin, « L'alimentation en temps de guerre », *L'Union médicale du Canada*, vol. 72 (octobre 1942), 1043–1044.
106 *Ibid.*, 1035. Les italiques sont dans le texte original.
107 *Ibid.*, 1034.
108 *Ibid.*, 1045.
109 Adélard Groulx, « La campagne d'alimentation à Montréal », *L'Union médicale du Canada*, vol. 72 (août 1943), 925.

110 Série de publicités intitulées « Si Séraphin vivait », Commission des prix et du commerce en temps de guerre, *La revue moderne* (août 1945), 4 ; (septembre 1945), 24 ; (octobre 1945), 50.
111 Adélard Groulx, « L'enseignement de la nutrition dans un service municipal de santé », *L'Union médicale du Canada*, vol. 74 (février 1945), 174–179.
112 *Id.*, « La campagne d'alimentation à Montréal », 927.
113 *Id.*, « L'enseignement de la nutrition dans un service municipal de santé », 176.
114 Probablement parce que plusieurs enfants se servent des céréales à déjeuner tout seuls, le docteur ajoute : « Le meilleur travail social à faire serait d'arriver à convaincre les mères de se lever et de donner à déjeuner à leurs enfants. Nous devrions pouvoir y arriver par voie d'éducation ».
115 *Groulx, « L'enseignement de la nutrition dans un service municipal de santé »*, 177–178.
116 *Id.*, « La campagne d'alimentation à Montréal », 926 ; « L'enseignement de la nutrition dans un service municipal de santé », 178–179 et Guest et Chapman, *An Experiment in Applied Nutrition*, 11–12.
117 Guest et Chapman, *An Experiment in Applied Nutrition*, 67–69.
118 *La santé par les aliments en temps de paix et en temps de guerre. Ce que les médecins canadiens suggèrent comme repas sains et peu coûteux* (Toronto : Association médicale canadienne, 1940). Ces informations et citations sont imprimées au dos de la brochure.
119 *Ibid.*, 2, 5.
120 *Ibid.*, 6.
121 Amy Bentley, *Eating for Victory. Food Rationing and the Politics of Domesticity* (Urbana : University of Illinois Press, 1998), 85–113.
122 Nous n'en avons pas retracé d'exemplaire dans les bibliothèques québécoises dans *Culinary Landmarks. A Bibliography of Canadian Cookbooks, 1825–1949* (Toronto, Buffalo, London : University of Toronto Press, 2008) ; Elizabeth Driver ne mentionne pas de version française non plus.
123 Nutrition committee of the Health Service of the Federated Agencies of Montreal, *Food and the Family Income. Low Cost Recipes* (Philadelphie : J.B. Lippincott, 1941, deuxième édition révisée), 11.
124 *Ibid.*, 6–7.
125 Dans ce livre, des sandwichs sont proposés, mais seulement dans la section « The lunch box », 66–67.
126 Albert Tessier et Thérèse Marion, *Vitalité* (Province de Québec : département de l'Instruction publique, ministère du Bien-être social et de la Jeunesse, entre 1941 et 1944), 1.

127 *Ibid.*, 3–6.
128 *Ibid.*, 11.
129 *Ibid.*, 11.
130 *Ibid.*, 12.
131 *Ibid.*, 13, 15, 20.
132 *Ibid.*, 19–23.
133 Thérèse Légaré, *Conditions économiques et sociales des familles de Gaspé-Nord*, Documents du Centre de recherches du Service social (document 1) (Québec : Université Laval, Faculté des Sciences sociales, mai 1947), chapitres 1 à 4.
134 *Ibid.*, 8–9.
135 *Ibid.*, 91.
136 *Ibid.*, 132–135.
137 *Ibid.*, 91, 132.
138 Simonne Monet-Chartrand, *Ma vie comme rivière. Récit autobiographique, tome 2, 1939–1949* (Montréal : les Éditions du remue-ménage, 1982), 274–275.

CONCLUSION

1 Michael Moss, *Salt, Sugar, Fat. How the Food Giants Hooked Us* (Toronto : McClelland & Stewart, 2013).
2 *Médium large*, émission du mardi 20 août 2013, Ici Radio-Canada, ici.radio-canada.ca/emissions/medium_large/2014-2015/chronique.asp?idChronique=308578 (page consultée le 4 octobre 2014).
3 Association médicale canadienne, *Les soins de santé au Canada : qu'est-ce qui nous rend malades ?*, Rapport des assemblées publiques de l'Association médicale canadienne (juillet 2013), 9.

Index